TRAITÉ

DES

FIÈVRES PERNICIEUSES

INTERMITTENTES.

TRAITÉ

DES

FIÈVRES PERNICIEUSES

INTERMITTENTES.

PAR J. L. ALIBERT, Médecin de l'Hôpital Saint-Louis, membre de la Société de l'École et de celle de Médecine de Paris, de la Société Médicale d'Émulation, associé de l'Académie royale de Médecine de Madrid, de l'Académie des Sciences de Turin, de la Société des Sciences physiques de Gottingue, du Collége royal de Médecine de Stockholm, &c.

TROISIÈME ÉDITION,
revue, corrigée et augmentée.

Medicus, curatione febrium, ut aiunt methodice institutâ, se gerit ut inspector morbi et minister naturæ, curatione verò per Kinam-Kinam, se gerit ut arbiter morbi et instaurator naturæ.

TORTI.

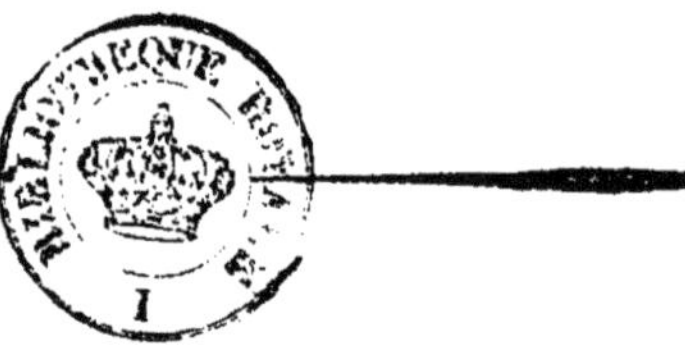

DE L'IMPRIMERIE DE CRAPELET.

A PARIS,

Chez CRAPART, CAILLE et RAVIER, Libraires, rue Pavée S. André-des-Arcs, n° 12.

AN XII = 1804.

A

PH. PINEL,

COMME un hommage qui lui est dû, pour les progrès qu'il a fait faire à la Médecine.

J. L. ALIBERT.

AVERTISSEMENT.

De quelque prix que soient à mes yeux les travaux déjà publiés sur les Fièvres pernicieuses intermittentes, par des hommes justement célèbres, je pense qu'on peut ajouter encore à leurs découvertes, et sur-tout disposer dans un meilleur ordre les faits nombreux qu'ils ont recueillis. Dans cette matière, ainsi que dans presque toutes celles dont traite notre art, il est une multitude de points de doctrine qui ont eté oubliés, d'autres qui ont été mal vus, ou trop peu approfondis. L'unique moyen de les éclairer est de procéder à la recherche des phénomènes par la voie de l'analyse. Cette méthode, qu'Hippocrate et les plus grands maîtres de l'antiquité, suivoient en quelque sorte à leur insu et par la seule impulsion de leur génie, dont Galien sur-tout avoit pressenti la nécessité, et dont on développe si bien les principes dans les Ecoles de Médecine de Paris et de Montpellier; cette méthode, dis-je, doit être le secret des praticiens observateurs, comme elle a été le secret de quelques philosophes modernes, qui ont tant agrandi le domaine des sciences.

Celui qui aspire à bien ordonner ses idées, ne se bornera donc pas à fixer attentivement chaque élément de la maladie, avant d'en étudier l'ensemble; il apprendra à séparer habituellement, par la pensée, les affections primitives qui s'unissent pour s'offrir simultanément à ses regards, et s'exercera ensuite à rassembler les symptômes de divers ordres, pour en former des affections complexes ou composées. Telle est du moins la voie que j'ai cru devoir suivre, lorsque je me suis livré à l'étude des Fièvres pernicieuses intermittentes.

Persuadé en outre qu'il faut exposer

les vérités d'une science dans le même ordre qu'on les a conçues, je ne me suis pas contenté d'imiter les naturalistes, qui notent avec exactitude tous les attributs des objets qu'ils veulent faire connoître. J'ai placé le tableau des pernicieuses intermittentes sporadiques, avant celui des mêmes fièvres épidémiques, parce que celles-ci se déclarent ordinairement avec un appareil de symptômes plus compliqués. J'ai ensuite abrégé en quelque manière les observations déjà faites, ou plutôt j'en ai donné le résultat dans ce que j'ai dit sur le caractère, le diagnostic et le pronostic de ces maladies. J'ai passé de-là à la théorie des causes dont il est naturel que l'on s'enquière, quand on a attentivement considéré les effets. J'ai tracé, enfin, les règles de traitement qui doivent se déduire des phénomènes bien constatés et de l'expérience réitérée des praticiens.

Cette manière simple de procéder

dans les différentes recherches que s'impose notre esprit, me paroît aussi la plus lumineuse. Elle découle d'ailleurs des loix propres de notre organisation. La médecine ne cessera d'être discréditée, que lorsque les hommes qui la cultivent auront recours à cette méthode rigoureuse qui assigne à chaque fait observé le rang et la valeur qu'il doit avoir; qui sépare avec sévérité les faits exactement démontrés des faits douteux, et même des faits qui ne sont que vraisemblables, et où la seule analogie conduit. Alors seulement l'art qui peut devenir le plus utile, sera aussi le plus respecté.

AVANT-PROPOS.

Lorsque je publiai, il y a environ quatre années, mes premières recherches sur les Fièvres pernicieuses intermittentes, mon unique but étoit d'offrir à l'école savante où j'avois puisé l'instruction, un foible témoignage de ma gratitude et de mon zèle; et j'étois loin d'espérer, je l'avoue, que j'aurois autant de lecteurs en si peu de temps. J'ai attribué, sans doute, cette faveur inattendue, plutôt à la nature de mon sujet, qu'à la manière dont il est traité; mais je n'en ai pas moins été averti, qu'en livrant pour la troisième fois mon ouvrage à l'impression, je devois le rendre plus digne du suffrage qu'on a bien voulu lui accorder.

J'y ai fait en conséquence plusieurs additions importantes, parmi lesquelles je compte principalement l'indication de plusieurs variétés non encore admises par les médecins, et fondées sur le résultat de mon expérience particulière, ou sur des observations éparses et comme isolées dans les livres de l'art. Le propre de ces fièvres étant de se masquer sous une multitude de formes différentes, rien n'est plus nécessaire que de signaler leurs nombreuses métamorphoses, pour qu'on ne puisse se méprendre sur leurs funestes effets. Je ne doute pas, du reste, que ceux qui viendront après moi n'ajoutent un jour aux faits que j'ai rassemblés, comme j'ai ajouté moi-même à ceux que j'ai trouvés consignés dans les ouvrages de mes prédécesseurs. Les sciences ne s'achèvent que par les travaux réunis des observateurs qui se succèdent dans la durée des siècles; et il n'est pas donné à un seul homme d'approfondir entièrement un point quelconque des connoissances humaines.

Dans cette édition de mon livre, ainsi que dans les précédentes, j'ai eu le soin de m'abstenir de ces raisonnemens théoriques, auxquels il n'est que trop ordinaire que l'on s'abandonne, lorsqu'on traite des sujets d'une aussi haute importance. Je n'ignore pas combien l'usage des hypothèses a été pernicieux dans la démonstration des vérités qui appartiennent aux sciences physiques. Le spectacle des erreurs commises par quelques hommes, d'ailleurs très-recommandables, est une leçon continuelle pour les écrivains de notre art, qui leur impose la plus scrupuleuse réserve; et depuis que Bâcon, Locke et Condillac nous ont transmis de si utiles préceptes sur la manière d'interpréter la nature, on n'est plus excusable, ce me semble, lorsqu'on se laisse entraîner par cette curiosité, toujours inquiète, de notre esprit, qui le porte sans cesse à dépasser les limites des perceptions de nos sens, et à se perdre dans le vague des conjectures. Si je me suis permis en conséquence, de rendre raison de plusieurs des symptômes qui caractérisent essentiellement les Fièvres pernicieuses intermittentes, c'est en ne partant que de quelques faits généralement constatés par une multitude d'expériences : je veux parler de ceux qui tiennent à la théorie actuelle de la sensibilité et de l'irritabilité. Ces faits seuls, d'après mon opinion, doivent servir à l'explication des autres; c'est en cherchant leur liaison, c'est en étendant convenablement leurs rapports, qu'on peut arriver à une bonne théorie médicinale, et pénétrer la nature des causes sans nombre qui altèrent le systême de l'organisation et de la vie.

En exposant ma manière d'envisager les symptômes des Fièvres vulgairement connues sous le nom de pernicieuses intermittentes, j'ai dû pareillement rendre compte des motifs qui m'avoient déterminé à les rapporter à l'ordre naturel des névroses. Persuadé de l'utilité des classifications nosologiques, je pense qu'il faut employer de préférence celles qui éclairent véritablement l'art de guérir. La meilleure distribution sera, sans contredit, celle qui sera fondée d'après la connoissance d'un plus grand nombre d'affinités et de rapports des maladies entre elles. J'entends par-là que les médecins doivent tendre à introduire, dans la disposition méthodique de nos affections morbifiques, la même perfection que les botanistes portent aujourd'hui dans celle des végétaux. Ils doivent, à leur exemple, ne plus recourir à ces expressions fausses de *chaînes*, de *séries*, dont on a usé jusqu'à présent pour rapprocher des objets qui s'avoisinent par leurs qualités ou leurs attributs. Ces expressions, en effet, ne sont point conformes à leur manière d'être dans la nature. Les maladies, ainsi que les plantes, n'existent point les unes à la suite des autres; elles se touchent et se répondent de toutes parts par une foule d'analogies et de similitudes, en sorte que souvent deux affections placées aux deux extrémités d'un cadre nosologique, ont des points de contact qu'il est avantageux de rechercher. Ce n'est pas, du reste, ici le lieu d'exposer, dans toute leur étendue, les idées qui me sont propres sur le meilleur mode de classification nosologique, idées que je me propose de reproduire ailleurs avec les développemens dont elles sont susceptibles.

Je passe à ce que j'ai dit dans ce Traité, non sur les causes premières, dont l'étude me paroît presque toujours vaine et superflue, mais sur les causes directes, dont la connoissance est si profitable pour prévenir les ravages des Fièvres pernicieuses intermittentes, lorsquelles règnent épidémiquement dans un pays. J'ai donné beaucoup de latitude à l'histoire des influences marécageuses, parce que les ouvrages où cette matière se trouve discutée, sont incomplets et insuffisans. Les progrès rapides de la chimie pneumatique, les travaux de plusieurs physiciens sur l'eudiométrie depuis quelques années, ont dû nécessairement montrer beaucoup de lacunes dans le traité même de Lancisi, qui est encore le meilleur qu'on ait publié sur un objet aussi important d'hygiène publique.

Tout le monde sait que le quinquina est le seul remède que l'on puisse opposer efficacement aux Fièvres pernicieuses intermittentes. J'avois peu insisté d'abord sur l'histoire physique de cette écorce, parce que je n'avois rien à ajouter aux faits contenus dans nos livres de matière médicale. Mais depuis ce temps j'ai eu occasion de puiser de nouvelles lumières dans les entretiens particuliers de M. Zéa, dont l'amitié m'est aussi honorable que précieuse ; et j'ai pu enrichir mon ouvrage des recherches que l'illustre M. Mutis a continuées pendant plus de trente-cinq années à Santa-Fé de Bogota, ce pays tant vanté par le célèbre Smith, et que la nature a comblé de ses dons. Que ne devons-nous pas attendre encore des savans de tous les pays, lorsque la paix aura fait renaître les communications fraternelles, et qu'il se sera établi entre les différentes nations de l'Europe un commerce libre de travaux et de gloire! L'Espagne sur-tout est singulièrement propre à hâter les progrès des sciences par la nature de son sol, favorisé du soleil, et où il seroit facile d'acclimater les plus précieuses productions de la terre; par l'heureuse position de ses colonies; et enfin, par le génie particulier des Espagnols, singulièrement porté à l'observation et aux découvertes.

Il faut l'avouer, il ne manquoit à ce peuple intéressant que des encouragemens, et on doit tout espérer de ses ressources, depuis que des ministres éclairés et pleins d'ardeur pour l'avancement des sciences naturelles, apprécient dignement le mérite et les talens (1). On doit particulièrement

(1) Que ne devra-t-on pas au zèle si éclairé de M. Cavallos, dont le ministère honore tant la nation espagnole? Les journaux de France ont rendu depuis long-temps un hommage bien mérité à MM. Alonso et Moreno, qui, tous deux, aiment avec passion l'histoire naturelle, et la cultivent avec un grand succès.

attendre beaucoup de ces expéditions savantes que l'on fait actuellement dans toutes les possessions espagnoles, et notamment de celle qui est dirigée par M. Mutis, dont l'Europe entière attend impatiemment les ouvrages.

Comme rien n'est plus essentiel que de bien distinguer les diverses espèces officinales de quinquina, dans l'application que l'on en fait à la cure des Fièvres pernicieuses intermittentes, on ne sauroit assez vivement desirer l'exportation de cette écorce salutaire de Santa-Fé de Bogota. On s'étonne en effet qu'elle ait totalement disparu du commerce, après avoir été autant recommandée par les académiciens de Paris et de Londres. J'ai été moi-même à portée d'éprouver son efficacité en me servant des échantillons que M. Zéa, dont je me plais à citer le nom dans cet ouvrage, a bien voulu me remettre; et j'aurois étendu davantage mes essais, si j'en avois eu une plus grande quantité. Combien ne seroit-il pas à desirer que beaucoup d'autres médecins pussent avoir les mêmes avantages que moi (1) !

Quant à ce qui concerne la dernière partie de mon ouvrage, où j'établis les règles qui doivent diriger constamment le médecin dans le traitement des Fièvres pernicieuses intermittentes, je n'ai presque rien ajouté à ce que j'en avois dit dans ma première édition, parce que la méthode curative de ces fièvres est à-peu-près parvenue à sa perfection par l'expérience et les longs travaux

(1) La science doit un grand hommage de gratitude à M. d'Hervas, conseiller de S. M. C. le roi d'Espagne, qui n'a rien négligé pour répandre ce quinquina en France, et pour favoriser les expériences. Cette exportation seroit du reste un grand bienfait pour l'Europe ; car le quinquina étant très-abondant à Santa-Fé de Bogota, et plus à notre portée, on a calculé qu'il reviendroit à un quart même du prix de celui qu'on nous apporte du Pérou. On prétend que ce sont ces mêmes avantages qui l'ont fait proscrire du commerce espagnol, sous le vain prétexte qu'il n'est point utile à la médecine, malgré que l'expérience journalière dépose en faveur de ses vertus.

travaux de mes prédécesseurs, et qu'on peut aujourd'hui transiger en quelque sorte sur ce point de doctrine avec la précision exacte et rigoureuse du calcul.

Si j'avois mis en œuvre tous les matériaux qui me restent, j'aurois pu sans doute offrir au public un ouvrage bien plus volumineux; mais j'ai aspiré sur-tout à ne rien écrire qui ne fût utile; et à l'exemple de certains hommes, dont je m'honore de suivre les traces, j'ai vu mon sujet se resserrer par l'effet d'une longue méditation. Heureux, s'il n'y a rien encore à retrancher de mon livre, et si je suis parvenu à être aussi court qu'il le falloit et que je l'ai désiré! Cette concision austère et philosophique, qui néglige, pour ainsi dire, les mots pour ne s'occuper que des choses, et que j'ai tant ambitionnée dans le cours de cet ouvrage, a été le partage des plus célèbres observateurs. Elle peut seule avancer les progrès de cette grande et sublime science, que les Grecs appeloient divine, à laquelle ils dressèrent des autels : honneurs qu'elle mérita surtout du temps d'Hippocrate, et qu'elle obtiendra encore parmi nous, si les efforts unis de plusieurs savans pour lui rendre l'éclat qu'elle a perdu, ont tout le succès qu'on peut en attendre dans un siècle aussi éclairé que le nôtre.

TABLE DES CHAPITRES

CONTENUS DANS CET OUVRAGE.

CHAPITRE PREMIER.

CHAPITRE II.

CHAPITRE III.

CHAPITRE IV.

CHAPITRE V.

CHAPITRE VI.

APPENDICE

ARTICLE VI.

FIN DE LA TABLE DES CHAPITRES.

TRAITÉ
DES
FIÈVRES PERNICIEUSES
INTERMITTENTES.

CHAPITRE PREMIER.

Faits relatifs à l'histoire des Fièvres pernicieuses intermittentes.

I. PEU de maladies sans doute, constatent mieux le pouvoir de la médecine et la certitude de ses moyens, que les fièvres qui font le sujet de ce Traité. Mais rien n'est généralement plus difficile à démêler que leur véritable caractère au milieu de leurs anomalies et des formes innombrables qu'elles revêtent. Aussi les plus anciens maîtres de l'art ont-ils imparfaitement connu leur nature, et totalement ignoré le mode de traitement qui leur convient.

II. C'est aux modernes qu'étoit réservée la

gloire de saisir et de discerner la marche propre d'une affection qui, jusqu'à eux, s'étoit dérobée à l'œil attentif de tant d'habiles observateurs (1). Parmi ceux qui en ont fait l'objet spécial de leurs méditations, Mercatus, Héredia, Morton, occupent un rang honorable. Dans des temps plus modernes, Torti, Wer-

(1) Quoique les anciens n'aient point approfondi l'histoire des fièvres pernicieuses intermittentes, il paroît pourtant qu'elles ne leur étoient pas tout-à-fait inconnues. C'est à tort que Morton s'est attribué la gloire de les avoir observées le premier, lorsqu'il a dit : *Operæ pretium duxi exempla aliquot hujusmodi febrium, quas nuperrime observavi, seligere, scriptis mandare atque publici juris facere. Atque equidem hoc pensum eo lubentiùs aggredior, quia nemo adhuc (quantum scio) hoc subjectum tractavit, cujus cultura ad praxim medicinalem promovendam maximi momenti mihi esse videtur.* Sans parler ici de Salius Diversus, de Ludovicus Mercatus, de Michaël Heredia, qui avoient précédé l'auteur dans cette carrière, on peut assurer qu'Hippocrate et Cælius-Aurelianus chez les Grecs, Avenzoar, Averroës et Avicenne chez les Arabes, avoient indiqué ces fièvres dans leurs ouvrages. Mais ce qu'on ne peut véritablement disputer aux modernes, c'est d'avoir en quelque sorte créé le traitement des pernicieuses intermittentes, qui n'ont été combattues avec quelque efficacité que depuis Morton et ses successeurs. Il est peu de découvertes en médecine qui aient été plus manifestement utiles à l'humanité.

lhof, Lautter, Senac, Cleghorn, Medicus, Comparetti, en ont donné une connoissance plus exacte et plus approfondie. Le premier de ces derniers sur-tout, s'éclairant du flambeau de l'analyse, a su isoler les symptômes majeurs, qui, dans quelques circonstances, impriment à la maladie une sorte de physionomie particulière, et a signalé avec sagacité ses principales métamorphoses. Mais à l'époque actuelle des progrès de la médecine d'observation, son livre ne suffit point à la science. Dans cette matière intéressante, de nouveaux faits ont donné lieu à de nouveaux apperçus. Torti, d'ailleurs, a terni l'éclat et la vérité de ses immortelles descriptions, par une théorie hypothétique, qui doit nécessairement faire place aux notions plus rigoureuses et plus exactes de la physiologie expérimentale de nos jours.

III. On sait que le célèbre praticien de Modène a présenté la fièvre pernicieuse intermittente sous divers points de vue, que l'œil du médecin instruit ne pourroit trop s'exercer à découvrir et à bien distinguer. Ainsi, par exemple, dans le premier cas il se manifeste des vomissemens bilieux et un flux de ventre véhément, semblable, tantôt à celui du cholera-morbus, tantôt à celui de la dyssenterie; dans le deuxième cas, c'est un flux hépatique, ou quelquefois noirâtre; dans le troisième, il y a cardialgie avec des efforts inutiles pour rejeter les matières contenues dans l'estomac; dans le quatrième, une sueur abondante, qui n'apporte aucun soulagement; dans le cinquième, ce sont des syncopes réitérées; dans le sixième, c'est un froid continu qui augmente par degrés et qui n'est point suivi de chaleur; dans le septième cas enfin, c'est une affection soporeuse grave, et qui diffère peu de l'apoplexie. A ces variétés de la fièvre pernicieuse intermittente, toutes connues de Torti, je joindrai celle qui est décidée par la prédominance d'un délire tranquille, et dont j'ai été à même de vérifier l'existence d'après les premières observations du professeur Pinel; celle qui est marquée par une irritation spéciale de la membrane muqueuse du poumon et des fosses nasales; celle qui est caractérisée par les symptômes d'ictère intermittent; enfin celle qui est signalée par une éruption exanthématique, éruption qui suit régulièrement la marche et l'exacerbation des paroxysmes. Ce dernier cas s'est offert à mon observation dans l'intérieur de l'hôpital Saint-Louis.

IV. Je ne pense pas d'ailleurs qu'il faille autant restreindre, à l'exemple de Torti, le nombre des pernicieuses ainsi signalées par un symptôme majeur et prédominant. D'après les descriptions fidèles qui nous ont été transmises par Morton et quelques autres médecins, dont le témoignage est authentique, on ne sauroit douter que cette fièvre ne puisse se masquer encore sous d'autres affections aussi redoutables. On l'a vue dans plusieurs cas simuler la pleurésie ou le rhumatisme; on a vu des douleurs néphrétiques intolérables, des attaques d'épilepsie, des convulsions, des céphalalgies violentes, des gênes considérables dans les organes de la respiration; dans un cas même, tous les accidens de l'hydrophobie, caractériser périodiquement les paroxysmes, et ne disparoître qu'avec eux. Les faits divers qu'on a recueillis suffisent sans doute pour qu'on soit fondé à en faire, non des espèces, mais des variétés nouvelles.

V. Afin de procéder avec ordre, et n'introduire dans cet écrit que le langage clair, rigoureux et précis des sciences physiques, je vais les décrire successivement telles qu'elles s'offrent à l'observateur dans les lieux et les hôpitaux où elles règnent. J'exposerai ensuite ce que l'on peut avancer aujourd'hui de plus certain sur leur nature, leur diagnostic, leur pronostic et sur les causes qui concourent à leur production. Je terminerai enfin par établir les règles positives qui doivent en diriger le traitement.

ARTICLE PREMIER.

Fièvre pernicieuse intermittente cholérique ou dyssentérique.

VI. Cette fièvre a été manifestement connue d'Hippocrate, lorsqu'il parle de l'influence pernicieuse de l'automne sur la production des cholera-morbus, et des fièvres intermittentes qui acquièrent un mauvais caractère. J'ai eu occasion de voir cette variété de la pernicieuse intermittente dans une épidémie funeste qui ravageoit un hôpital; mais le malade mourut dans l'accès même où je le vis pour la première fois.

Elle est le plus ordinairement tierce, selon la remarque de Torti, et il est excessivement rare qu'elle affecte un autre type. Son début est caractérisé par des vomissemens bilieux ou des déjections de même nature, d'une couleur verte-porracée, qui se déclarent avec abondance.

A ces vomissemens, à ces déjections, viennent se joindre des anxiétés et des ardeurs de l'estomac, une petite sueur autour du front, le hoquet, une voix aiguë comme glapissante, quelquefois rauque. La langue est sèche et aride, l'urine épaisse et rouge, la respiration anhéleuse et pénible. Les yeux sont caves, le pouls est petit et foible, les extrémités sont froides et livides ; on y observe, en un mot, tous les phénomènes dont s'accompagne le cholera-morbus. La pernicieuse intermittente diffère néanmoins de cette dernière affection, en ce que son symptôme prédominant a plus d'intensité encore, et que, pour me servir de la comparaison de Torti, ce symptôme suit le mouvement et le période de la fièvre, comme l'ombre suit le corps. L'auteur que je viens de citer donne l'histoire de trois malades atteints d'une tierce cholérique qui a constamment présenté ce caractère. Dans un cas seulement la matière des vomissemens et des déjections étoit très-peu abondante, et ne s'échappoit qu'avec beaucoup d'efforts.

Je rapprocherai de ces faits une observation consignée dans l'excellent ouvrage de Comparetti (*Riscontri medici delle febbri larvate, &c.*). Cet auteur a suivi les traces d'Hippocrate. La marche analytique des anciens médecins grecs brille dans ses écrits. Une femme septuagénaire d'un tempérament bilieux et sanguin, d'une habitude de corps grêle, d'une stature élevée, d'une fibre molle, d'un esprit vif, avoit éprouvé des douleurs vives à l'estomac, avec gonflement du même organe, et à l'utérus, malgré qu'elle n'eût jamais été grosse : cette femme avoit eu aussi des chagrins et des affections tristes.

En 1789, au printemps, elle fut attaquée d'une colique qui se manifesta à l'hypocondre gauche, qui occupa ensuite l'hypocondre droit. On combattit cette colique par la saignée, par l'usage de l'huile de graine de lin, les fomentations sur le ventre, des clystères émolliens ; et ensuite, pendant l'intermission des douleurs, elle prit du quinquina en lavemens, et en fit pareillement usage à l'intérieur.

La colique disparut graduellement, mais il resta pendant l'été une légère douleur à la vessie et au foie; elle éprouva aussi une certaine difficulté de rendre les urines et les excrémens, accidens qui réclamèrent les soins d'un médecin.

Au commencement d'octobre, ayant mangé à souper des herbes, il se manifesta, durant la nuit, un vomissement très-considérable, avec évacuation abondante par les selles. La malade ressentoit des horripilations vagues ; elle passa une nuit fort inquiète, et dans un état de torpeur.

Le premier jour, au matin, Comparetti fut appelé; il trouva le pouls petit, peu fréquent et foible, quelquefois inégal, la chaleur douce, le cholera-morbus persistant toujours, l'urine rouge et terne, la langue humide et nette, le ventre un peu tendu. Pendant la visite de Comparetti, il survint une défaillance, une syncope, avec respiration haute, les yeux fermés, quelques mouvemens convulsifs des bras. Cet état dura pendant quelques minutes, et il y avoit un changement remarquable dans la face, qui étoit devenue pâle et comme cadavéreuse, avec perte de la parole, et abolition totale des sens internes. On apprit qu'elle avoit essuyé une autre attaque pendant la nuit, et que dans le premier moment, elle éprouvoit un resserrement aux tempes, aux mâchoires, et qu'elle se trouvoit dans l'impuissance de parler. Cette sensation pénible descendoit et montoit à différens intervalles, puis passoit aux muscles du col et du thorax, et traversoit de derrière en devant; ensuite elle se manifestoit aux jambes: enfin il y succédoit une lassitude générale. Dans cette circonstance on eut recours au vinaigre, et à quelque substance excitante appliquée aux narines; ensuite on prescrivit une mixture avec le diascordium, la liqueur anodyne minérale, l'eau distillée de cerise et de tilleul, qu'elle prit pendant la journée. Le soir on ajouta la décoction de quinquina avec la liqueur anodyne

Le second jour la fièvre revint avec douleur dans les membres et autres parties; les défaillances furent plus fréquentes pendant la nuit; elle fit usage de la mixture et de la décoction de quinquina tour-à-tour. La chaleur se développa. Le vomissement se calma, ainsi que le flux de ventre. Le matin le pouls étoit mol, un peu rare et foible. Au commencement de la défaillance il s'embarrassoit, disparoissoit, et puis se relevoit. Dans le cours de la journée il y eut plusieurs attaques. Le choléra diminuant, la quantité de l'urine augmentoit.

Le troisième jour, tout-à-coup la fièvre anticipa de plusieurs heures. Mouvemens convulsifs le soir et la nuit. Décoction de quinquina avec le sirop de pavot blanc.

Le quatrième jour, au matin, il y avoit une rémission manifeste; mais les défaillances existoient, de manière que dans le cours de vingt-quatre heures on en compta dix. On substitua au sirop le laudanum liquide de Sydenham, et l'eau de citron distillée. Il y eut du repos.

Le cinquième jour, la fièvre revint le matin par anticipation, avec le pouls moins petit et moins mol. Les accidens furent moindres; elle passa la nuit en continuant la décoction de quinquina.

Le sixième jour, la fièvre revint de même au matin; les défaillances cessèrent, le froid augmenta, ainsi que la fréquence du pouls et la châleur, qui bientôt se modéra. La nuit fut tranquille.

Le septième jour il n'y eut point d'accès; il parut une sueur partielle, avec une urine copieuse.

Les jours suivans il y eut cessation de la fièvre, ensuite récidive sans le choléra, mais il subsistoit encore des défaillances, des spasmes à la poitrine et aux jambes. On reprit l'usage du quinquïna sous diverses formes. Enfin la fièvre disparut.

Quelque temps après, la douleur à l'hypocondre droit se réveilla; cette douleur, semblable à une morsure de chien, étoit si forte, que la malade étoit obligée de tenir les jambes dans un état de rétraction. Au toucher on sentoit un gonflement, une tension, une dureté à la région antérieure du foie. On fit des fomentations; on administra des clystères. La malade prit de l'huile et de la magnésie avec du quinquina. Pendant les attaques spasmodiques elle tenoit les mains plongées dans l'eau froide, ce qui la soulageoit un peu.

Dans les différentes vicissitudes de la fièvre, et des autres affections qui eurent lieu pendant tout le cours du printemps, la malade eut une évacuation copieuse par les selles, qui, produisant une prostration de forces, et une langueur des organes vitaux, faisoit craindre une issue mortelle. Dans ces circonstances, le quinquina seul avec le diascordium eut du succès. Ce remède calma la fièvre et la trop grande abondance des excrétions.

Enfin, on substitua la décoction de camædris, de verveine et d'autres plantes amères et apéritives, auxquelles on ajouta la fumeterre, &c. On s'en tint ensuite à cette dernière plante, en observant le régime le plus exact. Dans le même mois on eut recours au bouillon de vipère et de grenouille. A l'usage de ce remède on joignit l'application d'un emplâtre émollient et résolutif sur l'hypocondre. Néanmoins la douleur dans cette partie cessa, les forces se relevèrent, et la malade entra en pleine convalescence.

D'autres fois le période fébrile s'accompagne d'un flux comme dyssentérique ; c'est-à-dire que les matières rendues sont muqueuses et sanguinolentes. Leur expulsion se fait avec un ténesme et des épreintes intolérables. Leur âcreté est telle, qu'on diroit qu'elles corrodent le rectum. L'estomac est tourmenté de vives douleurs, comme si ses membranes étoient arrachées ou déchirées.

Torti a pourtant remarqué que le plus communément cette espèce d'évacuation est suivie de moins de danger que la première que nous avons décrite. La fièvre, quoique paroissant plus intense, est en quelque sorte ici moins concentrée.

On peut lire, dans l'ouvrage de cet auteur, l'observation d'une double tierce pernicieuse, avec excrétion continuelle d'une mucosité sanguinolente, semblable à celle de la dyssenterie : il y avoit néanmoins cette différence, que l'excrétion avoit lieu aussi par la voie du vomissement, ce qui n'arrive pas dans cette dernière maladie, et que, quoique les intestins ne fussent pas exempts de tranchées, le siége principal des souffrances étoit dans l'estomac.

On peut rapporter à la pernicieuse intermittente cholérique, l'exemple cité par Fernel, d'une fièvre véritablement pernicieuse, quoique les circonstances n'en soient que très-brièvement détaillées (1). Un homme à la fleur de l'âge, et accoutumé à la bonne chère, avoit été sujet depuis long-temps à une évacuation quotidienne de bile. Cette évacuation se supprima tout-à-coup et fut remplacée par une

(1) *De sed. intermitt. lib. 4, cap. 11.*

vive cardialgie, accompagnée de vomituritions et de fortes quintes de toux. Il éprouva ensuite pendant quelque temps des frissons analogues à ceux qui se manifestent dans les intermittentes tierces ordinaires, mais beaucoup plus violens, et se répétant par intervalles durant la journée, sans être suivis d'aucun autre symptôme. Quinze jours environ s'étant écoulés, la fièvre se déclare avec le type déjà énoncé, et le malade succombe dès les premiers accès. A l'ouverture du cadavre on trouva à-peu-près une livre de bile verte épanchée principalement autour des cavités du foie.

Au surplus, si l'on a égard au *cholera-morbus*, considéré comme indépendant de la fièvre pernicieuse intermittente, aucune affection peut-être n'a été décrite avec des couleurs plus vraies, plus énergiques, dans les épidémies d'Hippocrate; et parmi les modernes, Bianchi sur-tout a profondément médité la doctrine des anciens à ce sujet. (*Hist. hep. tom 1. p. 595.*)

ARTICLE II.

Fièvre pernicieuse intermittente hépatique ou atrabilaire.

VII. Quoique cette variété ait été observée chez des individus robustes qui ont résisté à ses atteintes, le plus communément elle doit être considérée comme mortelle, si on n'applique à temps et à propos les moyens de l'art. Le symptôme prédominant qui la constitue est un flux de ventre copieux et fréquent, semblable à de la lavure de chair, et désigné sous le nom de flux *hépatique* par les anciens. Il se manifeste d'abord sans aucune incommodité bien fâcheuse en apparence pour le malade; mais il conduit bientôt à une prostration extrême du système des forces. Le pouls devient petit et foible; la voix est aiguë, et parfois éteinte. Il y a un refroidissement notable du corps et des extrémités. Le malade a une telle propension à la défaillance, qu'elle a lieu toutes les fois qu'il veut se lever du lit. Les fonctions de l'entendement néanmoins sont sans altération. (Voyez *la cinquième et la sixième observation de Torti, lib. 4, cap. 1.*)

Quelquefois la matière des excrétions est un sang noirâtre, tantôt liquide et tantôt concret, tantôt moitié coagulé, tantôt moitié dissous. Si cette déjection, mentionnée souvent par Hippocrate, et appelée vulgairement *atrabilaire*, est excessive et réitérée, elle est accompagnée bientôt des symptômes les plus alarmans, tels que l'oblitération du pouls, la froideur et la lividité des membres, la face hippocratique, &c. (Voyez *la septième et la huitième observation de Torti, lib. 4, cap. 1.*)

Les recueils des observateurs contiennent beaucoup d'exemples de fièvres intermittentes hépatiques. Raimond-Restaurand en cite une qu'il combattit par l'administration du quinquina, à une époque où ce médicament étoit encore peu répandu (1).

ARTICLE III.

Fièvre pernicieuse intermittente cardialgique.

VIII. Il paroît que les fièvres cardialgiques ont été observées par les anciens. Hippocrate, *De morbis popularibus,* a décrit de semblables accès, comme Comparetti en a très-bien fait la remarque.

Le symptôme de cardialgie, qui signale cons-

---

(1) De l'usage du china-china pour la guérison des fièvres, 1680.

tamment cette fièvre se déclare communément au début de l'accès, lorsque le malade est encore dans le frisson, ou lorsque la chaleur commence. Alors le malade éprouve un sentiment de mordication à l'orifice de l'estomac, avec des vomissemens ou des nausées; il est sujet à de fréquentes lipothymies. Son pouls est presque insensible; sa vue est plùs ou moins obscurcie; sa face est pâle, cadavéreuse; ses tempes sont affaissées, &c. Ce sentiment de mordication, qui constitue le principal caractère de la fièvre, est quelquefois si violent, qu'il arrache des cris et de profonds gémissemens au malade. Torti parle d'une femme chez laquelle ce symptôme de cardialgie s'étoit accru à un tel point, qu'il lui sembloit que son estomac étoit mordu et rongé par des chiens. (Voyez *sa neuvième observation, lib. 4, cap. 1.*)

C'est à la fièvre pernicieuse intermittente cardialgique qu'il faut rapporter la fièvre dite *syncopale*, par Forestus, et que ce médecin habile observa chez une femme en 1563 (1). Les paroxysmes qui suivoient le période de la tierce, caractérisés par un pouls petit, rare, des urines

(1) *De febrib. intermitt. lib. 3, obs.* XXIX, *nam priùs in ventriculo ipsa valdè conquerebatur.*

crues, &c. ne tardèrent pas à se manifester tous les jours, et dès-lors une douleur excessive se fit sentir à l'estomac. Forestus a recueilli quelques autres faits analogues à ce dernier.

On trouve dans une Dissertation latine d'Aurivill (1), l'exemple d'une fièvre pernicieuse intermittente cardialgique, qui fut heureusement arrêtée par le quinquina. Le premier accès ressembloit à ceux d'une fièvre intermittente ordinaire, excepté qu'il y avoit peu de sueur. Le jour suivant, jour de l'intermission, grande foiblesse. Le troisième accès, débutant par un léger frisson, fut plus alarmant; il se termina par une très-petite sueur, et le quatrième jour il n'y eut point d'apyrexie. Le cinquième jour la fièvre avança. Le malade, au lieu du froid, n'éprouva que des frissonnemens, auxquels la chaleur succédant, il fut saisi d'un sentiment violent de constriction, dont on rapporta le siége à la région inférieure de la poitrine, à cause de la suffocation qui menaçoit à chaque instant sa vie. D'ailleurs, prostration des forces; défaillances; grandes anxiétés; tristesse sombre; distorsion des yeux et trouble de la vue; nausées et vains desirs de vomir, ou rejec-

(1) *Dissert. de febrib. intermitt. Malign.* 1765.

tion d'un peu de matière bilieuse; douleurs intercurrentes de l'ischion, qui se répandoient sur presque tout le côté. Le sang tiré par la saignée n'avoit rien d'extraordinaire; l'urine, après un accès très-grave, étoit trouble, noirâtre, fétide; on voyoit une pellicule à sa surface, et elle déposoit un sédiment blanc. Le même auteur rapporte un second exemple de cette variété de la fièvre pernicieuse, remarquable par la nature de la cause qui l'a produite : nous aurons occasion d'en parler dans le cours de ce Traité.

L'ouvrage de Comparetti contient une observation de fièvre intermittente cardialgique. Cette observation a été faite sur un homme âgé d'environ quarante-cinq ans, d'un tempérament bilieux et d'une complexion forte, point sujet aux maladies. Dans le mois d'août, en 1786, il se transporta, pour la première fois, à Trieste, par mer; ayant ainsi resté quelques jours dans un air très-variable, il perdit en partie l'appétit et le sommeil : ses urines couloient difficilement.

Il partit de là avec la fièvre, et s'en retourna également par mer; le passage fut de deux jours : pendant ce temps, le malade éprouvoit un froid continuel, ainsi qu'une sensation de resserrement et de constriction à la région de l'estomac. Il arriva à Venise, où on lui fit prendre quelques boissons nitrées.

Le troisième jour, aussi-tôt qu'il fut rendu chez lui, il prit, de son propre mouvement, de la casse, de l'eau, avec le suc de limon, un pédiluve. La nuit se passa dans l'insomnie; l'urine continua d'être peu abondante.

Le quatrième jour au matin, le pouls étoit tendu; la douleur cardialgique étoit plus incommode. On ouvrit la veine du bras et du pied; cette saignée ne procura aucun soulagement : il prit peu de nourriture dans le jour, mais but beaucoup d'eau avec le suc d'orange. Le soir, le pouls étoit encore contracté, un peu fréquent, peu de chaleur : on prescrivit, et il prit une émulsion d'huiles d'amandes douces, avec la semence de pavot blanc; il passa la nuit, comme la précédente, avec veille, la douleur de l'estomac persistant, l'urine rare et rouge.

Le cinquième jour au matin, on donna du petit-lait clarifié avec le tartrite acidule de potasse, lequel excita médiocrement les déjections alvines. A midi, le pouls devint plus petit et plus serré, avec peu de fréquence et peu de chaleur. Le soir, le pouls étoit plus souple, plus mol et moins fréquent; peu de nausées et de soif; la langue paroissoit un peu blanche et sale. Il continua d'éprouver la douleur, et d'avoir les urines rares.

Le sixième jour, il prit le matin une potion de manne, avec l'eau de citron distillée ; augmentation de la soif, grands borborygmes du ventre, selles liquides, urines plus rares et plus colorées, malgré que le malade ait pris beaucoup de boisson. Le soir, le pouls étoit beaucoup plus développé et plus fréquent ; la douleur de l'estomac augmenta, la face devint rouge, céphalalgie ; l'état de rêve se changea en une somnolence inquiète ; rêve, loquacité.

Le septième jour au matin, intensité alarmante dans les phénomènes. La figure étoit noirâtre et difforme, les yeux fermés, la respiration difficile et laborieuse, le coucher oblique, le pouls foible, la chaleur diminuée, la langue desséchée et tremblante, l'urine presque noire. On eut recours au quinquina, à la dose de huit grammes (deux gros), dans l'eau, et on réitéra plusieurs fois son administration. Le soir, le pouls étoit plus fréquent et moins mol, la chaleur plus prononcée, la douleur à l'estomac cessée : la prise du quinquina produisit peu de repos durant la nuit, mais commença à provoquer un peu l'urine et la sueur.

Le huitième jour, il y avoit rémission des

principaux symptômes; toutes les excrétions étoient augmentées, le pouls moins foible, plus régulier et moins fréquent, la respiration libre, la peau plus chaude et plus molle, la langue plus humide, l'urine copieuse et citrine. On continua le quinquina à la même dose toutes les deux heures. Le matin, il ne parut aucun signe de nouvel accès; le soir, grande rémission de fièvre et de symptômes. La nuit fut calme.

Le neuvième jour, la fièvre cessa; l'appétit commença, et le malade entra en convalescence: il prit le quinquina deux fois le jour pendant quelque temps; il n'y eut aucune récidive.

Je puis aussi citer l'exemple d'une fièvre cardialgique dont fut attaquée une jeune fille de seize ans, logée près d'un égoût voisin de la rue du Four, à Paris. Les accès de cette fièvre, d'abord méconnue et traitée par des purgatifs, étoient marqués par une cardialgie vive et souvent intolérable, une respiration laborieuse et inégale, des anxiétés extrêmes. Un des élèves du professeur Pinel, qui logeoit dans la même maison, reconnut le caractère de cette fièvre, qui fut d'abord supprimée en donnant le quinquina à la dose de quatre grammes (deux gros), dans l'intervalle des accès. Ils se renouvelèrent encore huit jours après, et ils furent de nouveau guéris à l'aide du même remède, secondé par des doses réitérées d'un vin généreux.

ARTICLE IV.

Fièvre pernicieuse intermittente diaphorétique.

VII. Elle est regardée comme étant éminemment insidieuse, sans doute parce qu'elle se déclare sans aucune apparence funeste, par des tremblemens et des frissons, auxquels il succède de la chaleur et des sueurs précoces, qui semblent devoir la juger au premier aspect. Mais le danger de la fièvre croît réellement, à mesure que ces sueurs deviennent plus abondantes et plus générales. L'organe cutané paroît être dans un état complet d'atonie. Tous les pores ouverts laissent échapper une sueur épaisse, visqueuse, souvent froide, qui pénètre jusques dans l'intérieur des matelas. Le malade se fond et se résout, pour ainsi dire, en liquide. Ce symptôme ne se déclare dans quelques circonstances que sur le déclin de l'accès, et n'en est pas pour cela moins pernicieux. En général, le pouls est fréquent, petit et foible; la respiration est anhéleuse; tout le système des forces est dans la langueur; il n'y a que les facultés intellectuelles qui n'éprouvent aucune lésion : le malade se sent peu à peu anéantir.

L'ouvrage de Rivière contient une observation de cette variété de la fièvre pernicieuse intermittente, qui mérite d'être rappelée (1). Un homme étoit occupé à quelque ouvrage dans son jardin, lorsqu'il fut saisi d'une douleur grave et subite à la région épigastrique. Ne pouvant se tenir debout, il se rendit dans sa maison, qui n'étoit qu'à une très-petite distance, et se coucha. La fièvre ne fut pas d'abord très-violente; mais le lendemain, son corps fut couvert d'une sueur abondante et spontanée, qui appaisa les douleurs du diaphragme. Cette sueur qui inondoit le malade, et qui alloit toujours en augmentant, ne céda à aucun moyen; les forces s'éteignirent peu à peu, et la mort survint, sans qu'aucun autre symptôme eût donné lieu de la prévoir.

Il seroit, du reste, difficile de donner un tableau à-la-fois plus détaillé et plus fini de la fièvre dont il s'agit, que celui qu'en a retracé l'illustre médecin de Modène, d'après les symptômes qu'il avoit lui-même éprouvés, et sur lesquels il avoit profondément médité. Elle avoit débuté par deux paroxysmes légers, et qui n'avoient rien d'alarmant. Ce ne fut que

(1) Observ. comm. XXVIII.

vers la fin du troisième, qu'une sueur copieuse commença a se manifester sur la poitrine, les bras, le col et le front; il supporta d'abord assez bien cette évacuation, mais il éprouva soudainement une douleur si atroce dans les cuisses, qu'il lui sembla qu'elles étoient coupées transversalement et d'un seul coup. Cette sensation se continua un certain temps; les autres organes d'ailleurs n'étoient point altérés; l'entendement étoit parfaitement sain, le pouls étoit bon, le visage et les yeux ne s'éloignoient pas de l'état naturel, et cependant il croyoit sentir l'approche de la mort. Les souffrances néanmoins se calmant peu à peu, la sueur s'accrut, et avec elle la fièvre; le pouls devint petit et fréquent, les forces s'affaissèrent : ces symptômes firent des progrès. Il se manifesta des anxiétés, et une chaleur ardente à la région précordiale; mais rien n'étoit plus laborieux pour lui que le sommeil, auquel succédoient des tremblemens, des inquiétudes et un malaise inexplicables; aussi évitoit-il soigneusement de dormir.

Sur le déclin de cette fièvre, qui dura onze jours, et qui fut efficacement combattue par le quinquina, le malade ne se levoit de son lit qu'avec la plus grande difficulté. Il ressentoit un poids dans ses jambes, comme si elles eussent été recouvertes de plomb, ce qui lui faisoit craindre une rechûte, qui eut effectivement lieu après sa première sortie. Mais la fièvre ayant pris d'abord le type de double-tierce sous-continue, sans être accompagnée de sueurs ni d'aucun symptôme prédominant, acquit peu à peu un caractère aigu, et céda aux remèdes convenables.

Il est à remarquer que, quoique le malade fût radicalement guéri depuis quelques mois, et qu'il se fût déjà livré à la chasse et à d'autres exercices laborieux, il ne pouvoit néanmoins appuyer ses pieds sur le pont de sa voiture, sans que la douleur excessive qu'il avoit ressentie dans le milieu des cuisses, dès le troisième paroxysme de la fièvre, ne se renouvelât; ce qui le contraignoit à placer continuellement ses jambes dans une position horizontale.

L'exactitude presque minutieuse avec laquelle Torti a noté jusqu'aux moindres symptômes qui lui étoient survenus, doit nous convaincre que, pour arriver à une connoissance parfaite du diagnostic, tout doit être scrupuleusement recueilli dans l'observation des maladies (1).

---

(1) *Cæterum nil magis ad veritatem axiomatum conducit, quam exacta, ac prorsus austera symptomatum*

Sauvages rapporte dans sa Nosologie, qu'il a eu occasion de voir deux fois cette fièvre (1). Le premier cas a été observé sur un homme de quarante ans, d'un tempérament mélancolique. Il éprouvoit de deux jours l'un des sueurs si abondantes, qu'on étoit forcé de le changer de linge jusqu'à neuf fois par nuit. Il étoit continuellement dans un état de moiteur. Le malade résista à la purgation, et à la saignée qu'on lui administra mal-à-propos. Le sujet de la deuxième observation étoit une femme. La fièvre étoit accompagnée d'anxiétés, de boulimie, et d'une foiblesse extrême; la sueur étoit de huit heures; le moindre refroidissement provoquoit le retour des paroxysmes tous les jours.

Je ne dois point omettre de parler ici d'une fièvre intermittente comateuse, d'abord guérie par le quinquina, à la dose de trente-deux grammes (une once), puis renouvelée le douzième jour sous la forme de diaphorétique, avec tous les symptômes décrits par Torti, et supprimée de nouveau par le même remède,

---

omnium ut ut minimorum, ut ut vilium, ac penè inutilium in morbo observatorum descriptio. Baglivi. prax. med. lib. 11, fol. 176.

(1) *Nosolog. méthod. tom. 1, class. 2, Tritœoph. typh. fol. 335.*

suivant la notice que m'en a donnée le professeur Pinel. Cet exemple d'une fièvre qui, suivant les nosologistes, devroit être rapportée à deux espèces différentes, fait bien voir que les différentes formes que prennent les fièvres pernicieuses, ne tiennent point à un caractère spécifique et constant, mais à de simples variétés.

ARTICLE V.

Fièvre pernicieuse intermittente syncopale.

VIII. On a vu que dans les variétés déjà décrites, il pouvoit se manifester accidentellement des défaillances; mais dans celle-ci elles sont un symptôme essentiel et primitif. Le moindre mouvement paroît les provoquer; il suffit pour cela que le malade veuille se tourner d'un côté, ou qu'il veuille mouvoir le bras ou la main. Il a besoin d'être constamment soutenu par des odeurs stimulantes. Aucune partie du corps n'est spécialement affectée; le malade languit sans aucune cause manifeste; la nature semble à chaque instant se refuser au travail des fonctions; le pouls est petit, déprimé, fréquent; le front et le col sont baignés de sueur; les yeux sont caves, troublés, etc.; la prostration des forces est universelle. Tous ces symptômes sont généralemcnt très-dangereux, quoique l'intermission soit assez tranquille.

Rivière parle d'une femme atteinte d'une double-tierce, caractérisée par des lypothimies réitérées qui faisoient craindre pour sa vie (1). La fièvre, combattue par les cordiaux, ne fut ni mortelle, ni de longue durée.

Rien ne prouve mieux combien les secours de l'art, habilement administrés, peuvent être efficaces dans les cas même les plus désespérés de cette affection, que l'observation d'une intermittente syncopale, traitée par Torti, et dont on peut lire les détails dans son ouvrage (2). Lorsqu'il fut appelé, le malade étoit couché, sans mouvement; la face étoit plombée et cadavéreuse; les yeux demi-fermés, ne laissoient voir que le blanc; la respiration étoit stertoreuse; les pulsations du pouls étoient inégales et à peine perceptibles. Les syncopes avoient constamment prédominé. Je n'ai vu qu'un cas malheureux de fièvre pernicieuse syncopale, où les défaillances entraînèrent le malade à la mort, parce qu'on avoit méconnu le véritable caractère de la maladie, et négligé l'administration du quinquina.

---

(1) Observ. XXXVI. Cent. 4.

(2) *Therap. spec. lib. 4, cap. 11, fol. 319.*

ARTICLE VI.

Fièvre pernicieuse intermittente algide.

IX. Il survient quelquefois un froid continu qui, loin de s'évanouir et d'être remplacé par de la chaleur, se prolonge et occupe la plus grande partie du paroxysme. Indépendamment de ce symptôme primitif, le malade éprouve de la soif, des anxiétés ; il pousse des plaintes ; sa voix est entrecoupée, sa langue âpre ; son urine abondante et claire, ou d'un rouge foncé et en petite quantité ; son aspect est cadavéreux ; plusieurs de ces symptômes persistent quelquefois durant le temps de l'intermission.

On lit dans le recueil de Rivière, l'histoire d'une femme très-avancée en âge, qui éprouvoit tous les jours les accès d'une fièvre algide (1). Le refroidissement universel qui caractérisoit ces accès, duroit douze ou quinze heures. L'intermission n'étoit jamais parfaite, et la prostration des forces étoit considérable, à cause d'une lienterie opiniâtre qui compliquoit cette affection. Ces symptômes, combattus par les toniques, cédèrent le onzième jour.

(1) Obs. LVI. Cent. 4.

Cette même fièvre est quelquefois observée à la Salpêtrière. La portière de cet hospice, âgée d'environ trente-six ans, en a été manifestement atteinte. Au premier accès, froid des pieds et extrême prostration des forces. Au deuxième, augmentation du froid, qui se propagea jusqu'au-dessus des genoux. Le troisième paroxysme eût été probablement mortel, si le professeur Pinel n'eût profité de l'intermission, pour arrêter la fièvre en faisant prendre à la malade une dose convenable de quinquina et de l'excellent vin de Bordeaux (1).

Un fait absolument analogue a été observé plus récemment encore dans le même hospice. Une femme âgée de soixante-deux ans fut saisie tout d'un coup, sans avoir éprouvé aucun symptôme précurseur, d'un froid glacial des pieds et des mains, avec perte de sentiment.

---

(1) Le professeur Pinel fut d'autant moins trompé sur le caractère pernicieux de cette fièvre, qu'il avoit vu un semblable fait chez un homme avancé en âge, dans une campagne aux environs de Montpellier. Le froid des pieds seulement caractérisa le premier accès; le deuxième fut marqué par le froid des parties et de la jambe en même temps; le troisième par celui de toutes les extrémités inférieures. Le malade succomba au quatrième paroxysme, faute d'avoir pu se procurer le quinquina nécessaire pour supprimer la fièvre.

Après les quatre premiers accès de cette algide, qui avoit pris le type de double-tierce, le froid des pieds monta jusqu'aux genoux, celui des mains s'étendit jusqu'au coude : l'abattement fut alors plus considérable. Dans l'intervalle du quatrième au cinquième accès, le quinquina fut administré à la dose de huit grammes (deux gros), en y mêlant six décigrammes (douze grains) de cannelle en poudre, pour augmenter son efficacité, et en secondant son action par quelques doses de vin d'absinthe. L'accès suivant fut celui d'une fièvre tierce bénigne, qui se soutint encore six jours en diminuant par degrés : elle disparut enfin par le seul usage continué du vin d'absinthe (1).

(1) On ne doit point, à l'imitation de certains observateurs (Heredia, *De febr. pernic. tom. 1.* Sauvages, *Nosol. méthod. tom. 1.*), ranger parmi les pernicieuses, commme étant primitives et essentielles, la fièvre épiale de Galien (*De inæq. intemp.*), et la lypirienne du même auteur. De ces deux affections, la première doit incontestablement être rapportée à l'algide intermittente (*Gorræi deffinit.*), n'étant que la modification de son phénomène principal ; la deuxième peut en dépendre dans quelques circonstances ; mais elle est le plus souvent, ou un accident particulier de la *meningo-gastrique*, portée au plus haut degré ; ou le produit d'une inflammation

M. Lanoix, médecin instruit autant que modeste, et doué d'une sagacité rare pour l'observation, a recueilli deux faits de Fièvre intermittente algide, durant le cours de l'épidémie qui ravagea plusieurs communes de l'arrondissement de Pithiviers, sur la fin de l'an X, et dans les premiers mois de l'an XI. Je m'empresse de les consigner ici, d'après la communication qu'il m'en a faite.

---

interne (Vallésius 4e *controv. cap.* 23). Quelques auteurs ont noté cette dernière comme un symptôme de la fièvre continue maligne. *Ma ciò, che sembrami più notabile in questa sorte di febbri, si è, che alcune volte membri estremi dell' indisposto sembrano quasi gelati, nell' alto stesso ove le viscere avampano di caldo* (Aless. Pascoli. *Dell. febbr. theor. et prat.*).

Il faut pareillement regarder comme une sous-variété de l'algide intermittente, la fièvre désignée le plus communément par les anciens sous le nom de *querquera*, et sur laquelle ils ont tant discuté (Apulée, *Apolog. c.* I.). (Arnobe, *l.* I.). (Aulugelle, *n°. A.* XXX, *c.* I.). (Lucilius, *Fragm. satyr.*). (Plaute, *Fragm. frivol.*). Cette affection, qui a la plus grande analogie avec les précédentes, est marquée à la fois par des frissons, des chaleurs et des tremblemens considérables ; elle prend le plus ordinairement le type des quartes. On peut consulter à ce sujet une dissertation très-curieuse insérée dans la collection des thèses d'Allemagne, et qui a pour titre : *Comment. de febr. querquera ex antiquitate erutâ.*

Première observation : Le nommé Dumain, jardinier, âgé de 65 ans, après quelques accès de fièvre tierce ordinaire, et après quelques jours d'une convalescence douteuse, éprouva un frisson violent; tout-à-coup ses extrémités devinrent froides; il perdit connoissance, s'agita dans son lit, sa figure devint cadavéreuse, une sueur froide la couvrit, ses yeux restèrent à demi-ouverts; déglutition impossible, langue sèche et d'un rouge brun, respiration libre, pouls concentré et à peine sensible, urines supprimées.

On croyoit le malade mort. M. Lanoix fut appelé sur-le-champ. Il le trouva dans l'état qu'on vient de décrire. Le malade sortit néanmoins de ce premier accès au bout de douze heures; la chaleur des extrémités se rétablit un peu, la connoissance revint; mais la voix étoit si foible, qu'on ne pouvoit entendre le malade, qui se trouvoit dans un accablement extrême: il y eut une intermission de dix heures.

Les quatre accès suivans furent marqués par les mêmes symptômes et par le froid glacial des extrémités; cependant le cinquième accès fut moins long et sans perte de connoissance. La fièvre coupée au sixième accès: rétablissement de la chaleur animale aux extrémités; ensuite, accès de fièvre tierce simple, comme précédemment ; convalescence de quatre mois. Le malade n'avoit presque pas le sentiment du froid qu'il éprouvoit, tant il étoit foible, et tant les fonctions intellectuelles étoient abattues. Le quinquina, donné à fortes doses, combiné avec la confection hyacinthe; les potions avec l'éther vitriolique, les frictions sur la colonne vertébrale avec la teinture de cantharides et le camphre, l'application réitérée des vésicatoires, préservèrent ce malheureux, qui, comme on le voit, étoit condamné à une mort prochaine.

Deuxième observation. Mademoiselle Venard l'aînée, âgée de soixante-cinq ans, même ardeur que Dumain au moment de l'accès, froid excessif des extrémités, figure cadavéreuse, pouls insensible, battemens de cœur, foible dévoiement fétide et excessif, perte de connoissance, oblitération de la mémoire, insensibilité absolue, langue noire et sèche, urines rares. M. Lanoix vit cette demoiselle au troisième accès. Les assistans lui attestèrent que depuis le premier accès elle n'avoit plus recouvré la chaleur des extrémités, et que ce froid glacial existoit encore dans l'intervalle des accès. Il s'en assura par lui-même, et fut convaincu de la vérité du rapport de ceux qui la soignoient. Les accès continuèrent malgré tous les stimulans intérieurs et extérieurs. Vers le huitième, l'état intermittent disparut, et fut remplacé par un appareil de symptômes adynamiques, qui mirent la vie de la malade en danger : elle fut soustraite à la mort par le courage qu'elle eut de prendre le quinquina à forte dose, et tous les stimulans extérieurs qu'on avoit prescrits.

ARTICLE VII.

Fièvre pernicieuse intermittente soporeuse.

X. Le symptôme d'assoupissement dont cette pernicieuse s'accompagne, survient tantôt dans le commencement, tantôt dans l'augmentation du paroxysme. Il s'accroît, décline et disparoît avec la fièvre. L'intermission néanmoins est souvent marquée par une sorte de propension au sommeil. Presque toujours il y a lésion ou même oblitération complète de la mémoire. Le malade oublie soudain ce qu'il vient de demander. Si on lui donne le vase à uriner, il ne se souvient plus de l'usage qu'il vouloit en faire, et se rendort. Quelquefois il balbutie, altère les mots en les prononçant, ou les emploie l'un pour l'autre, comme si sa langue étoit paralysée. Lorsque l'affection comateuse a fait des progrès, le malade devient insensible aux plus forts excitans, tels que les vésicatoires, les ventouses, &c. à l'application même du feu. Le danger est communément d'autant plus grave, que l'assoupissement est plus profond. Le hoquet sur-tout est un symptôme sinistre, et lorsqu'il se manifeste, le malade succombe vers le troisième ou le quatrième accès.

Toutes les soporeuses observées par Werlhof, étoient du genre des tierces, les unes simples, les autres doubles (1); le carus avoit lieu le plus communément le cinquième jour, depuis l'invasion; quelquefois il survenoit plus tard. Le pouls étoit fréquent chez le plus grand nombre de malades. Il fut constamment très-lent chez l'un d'eux, durant l'espace de neuf jours, époque à laquelle la mort survint. Hors du paroxysme, il étoit naturel chez quelques-uns; chez d'autres il étoit dur et intermittent.

Les malades, d'ailleurs, absolument privés de la faculté de sentir et de se mouvoir pendant le paroxysme, ne donnoient des signes apparens de vie que par l'acte de la respiration. Cette fonction s'exécutoit chez plusieurs d'entre eux avec des hoquets et une sorte de ronflement, qui est un des signes principaux

(1) *Observ. de febrib. fol. 14.*

auxquels les auteurs ont recours pour distinguer le carus de la vraie apoplexie. Le malade dont Eugalenus, cité par Werlhof, décrit l'accès, résistoit à tous les moyens d'excitation. Il entr'ouvroit parfois ses paupières, et les refermoit soudain; quelquefois aussi ses yeux étoient demi-fermés, ou ils restoient ouverts, mais immobiles et sans le sentiment de la vision. Ces symptômes revenoient et cessoient avec les paroxysmes de la fièvre. Les sens étoient obtus dans l'intermission.

En général l'affection carotique devenoit meurtrière à mesure que les accès se multiplioient. Elle fut mortelle pour plusieurs dès les premiers temps de son invasion; elle fut quelquefois accompagnée de catalepsie, d'envies fréquentes et pénibles d'uriner, de mouvemens convulsifs, &c.

Rembert Dodonæus cite deux faits d'une fièvre intermittente avec assoupissement (1). Il observe fort bien que ce symptôme paroît et disparoît avec elle, et qu'il ne faut songer à y remédier que dans le temps de l'intermission. *Si etenim tempore paroxysmi pleraque temere tententur, non raro in ipsâ accessione æger deficit.* Dans l'un de ces cas la

(1) *Exemp. medic. observ. fol. 7 et 8.*

mémoire a resté long-temps lésée après la convalescence.

Charles Pison a aussi tracé une description très-circonstanciée de la fièvre pernicieuse intermittente soporeuse, sous le nom de *parapoplexie*, ou de fièvre *tritæophie* comateuse (1). Un homme âgé de 63 ans, fut pris dès le matin, et dans un temps froid, d'un frisson avec de grandes lassitudes, une soif véhémente et le trouble de la vue. Sa face devint rouge et presque livide, les urines étoient abondantes, mais ténues et limpides comme de l'eau claire : ces symptômes durèrent tout le jour. A l'approche de la nuit, somnolence, état de torpeur et de stupeur, perte de mouvement, taciturnité, perte de la mémoire, sorte de démence. Le malade ouvroit et fermoit tour-à-tour les yeux, ne parloit que lorsqu'on l'interrogeoit, disant un mot pour l'autre, s'avançant la tête baissée et le dos voûté, se mettant à table, ne prenant que d'une main mal assurée les alimens, les jetant sur la nappe au lieu de les mettre sur son assiette, ne pouvant boire comme à l'ordinaire, à cause de la difficulté et de la lenteur de la respiration, et gardant un silence inaccoutumé durant le repas, &c.

---

(1) *Select. observ. et consil. &c. fol. 78.*

S'étant levé de table, à peine pouvoit-il se tenir debout; sa marche étoit lente; il tenoit son chapeau dans sa main, contre son habitude, le laissoit tomber par terre, et quand on le lui avoit rendu, il falloit l'avertir de le placer sur sa tête, &c.

Pendant que tous ceux qui l'environnoient étoient dans le plus profond étonnement, il s'éveille et revient à lui, mais ne se rappelle rien de ce qui lui est arrivé. Alors le pouls est développé, fréquent et inégal; soif vive, état d'inquiétude pendant le reste de la nuit.

Le jour suivant il se manifesta des sternutations violentes avec toux et enrouement; la fièvre s'affoiblit ensuite pour renaître le jour d'après. Augmentation du pouls, extrémités froides; urine toujours copieuse, mais claire; enfin, chaleur considérable, &c. La fièvre garda ce caractère jusqu'au quinzième jour.

Dans l'une des rechutes qu'éprouva le malade, il y avoit une telle lésion du mouvement, que le malade paroissoit cataleptique toute la journée dans son lit.

L'accès le plus fort fut remarquable par un grand refroidissement des extrémités, par la perte de la mémoire, le délire, l'émission involontaire des urines, des insomnies, la perte de la voix et des sens; le malade étoit devenu si lourd, que ses domestiques le remuoient avec la plus grande peine. Sa déglutition étoit empêchée, et il étoit insensible à tous les stimulans, à l'action même des ventouses. Respiration fréquente et difficile; le pouls, qui étoit d'abord développé et rénitent, étoit petit, fréquent et inégal; visage enflammé, effusion de larmes; durée de symptômes, depuis midi jusqu'à neuf heures du soir, apparition d'une abondante sueur. Le malade revint ensuite à lui, reconnut les assistans, répondit aux questions qu'on lui fit, mais il ne tarda pas à être saisi d'une chaleur plus violente. Le matin du jour suivant le malade se plaignit d'une douleur vive dans les fesses, où se forma un abcès gangréneux, et il ne put résister au quatrième accès, qui l'emporta.

La fièvre pernicieuse intermittente soporeuse est la plus commune à l'hospice de la Salpêtrière; mais elle ne s'y montre pas ordinairement avec ce degré d'intensité, que Torti et Werlhof ont retracé dans leurs descriptions. On n'y remarque pas généralement cette insensibilité profonde aux stimulans extérieurs, cette interception de la vue, de l'ouïe et des autres sens, cette petitesse du pouls, ces traits du visage hippocratique, ces accidens nerveux, qui caractérisent éminemment les affections de ce genre, observées par ces deux célèbres médecins. Plusieurs cas néanmoins ont paru dignes d'être comparés avec les tableaux qu'ils nous ont transmis. M. Richerand, mon ami et mon collègue, qui s'est si bien distingué dans l'Ecole de médecine de Paris, conserve l'histoire d'une intermittente carotique, très-curieuse dans ses détails. Les deux côtés du corps présentoient des symptômes différens; le droit étoit affecté de paralysie, le gauche étoit cataleptique. Parmi les nombreux exemples de cette fièvre, qui se sont offerts à nos yeux, nous nous bornons à exposer le suivant.

La nommée Morand, sexagénaire, éprouva, dans la soirée du 27 fructidor de l'an VI, un violent frisson, suivi d'un chaud brûlant, ce qui la détermina à se rendre dans une des salles de l'infirmerie. Les trois accès qui succédèrent furent marqués par les mêmes symptômes; mais le premier vendémiaire, le paroxysme se déclara par un froid intense, dont la durée fut d'une heure et demie environ; le délire survint, et fut bientôt suivi de l'état soporeux. La respiration étoit stertoreuse, la langue aride et brunâtre, le pouls irrégulier et foible; la chaleur de la peau excessive, mais n'augmentant point par le toucher, comme dans la fièvre bilieuse; les sueurs étoient accablantes, et la prostration des forces extrême.

Le 2 du mois, point de rémission; le soir il y eut une exacerbation marquée par la perte de connoissance, des déjections involontaires, des soubresauts de tendons, des mouvemens convulsifs des lèvres; l'haleine étoit fétide, la face décomposée, et le carus plus profond.

Le 3, mêmes phénomènes, auxquels vint se joindre la paralysie des extrémités.

Le 4 au matin, l'accès duroit encore; les symptômes étoient cependant légèrement diminués, car la malade pouvoit remuer les mains; elle répondoit à quelques questions, quoique d'une manière vague; elle avaloit plus facilement l'eau vineuse qu'on lui administroit: la chaleur étoit moins vive, la rémission devint un peu plus sensible, au point qu'entre deux et trois heures après midi, on put donner huit grammes (deux gros) de quinquina, et appliquer deux forts vésicatoires aux jambes. La nuit il y eut des selles copieuses, et la malade fut un peu soulagée.

Le 5, vers les six heures du matin, il y eut un frisson suivi de chaleur, mais sans délire et sans assoupissement. La langue auparavant sèche et glabre, commença à s'humecter vers sa pointe et sur ses bords. Il survint pourtant des maux de tête et des lassitudes extrêmes dans tous les membres. Quelques taches gangréneuses se manifestèrent aux plaies des vésicatoires.

Le 6, symptômes gastriques, bouche mauvaise, céphalalgie, sentiment douloureux dans l'épigastre, soif vive. Le soir, refroidissemens vagues, remplacés par des chaleurs et des sueurs. Les escarres des ulcères commencèrent à se détacher ; le fond des plaies étoit pâle, blafard, peu animé ; les extrémités furent affectées d'un commencement d'œdématie.

Le 7, le 8, le 9 ; le 10, jusqu'aux 15 inclusivement, état douteux, grand affoiblissement, vives douleurs dans les plaies des jambes, pansées avec la poudre de quinquina ; absence du sommeil.

Le 16, sentiment de colique avec évacuation des matières séreuses, extrêmement fétides, pouls petit et misérable ; ulcérations étendues au coccix, résultant du coucher continuel en supination. Ces ulcérations exigeant des pansemens fréquens, la malade fut transportée dans les salles de chirurgie, où elle mourut par le dévoiement colliquatif, que tous les fortifians ne purent arrêter.

Qui peut méconnoître, dans cette observation, une sub-intrante comateuse? N'est-ce point au moment où la rémission, plus marquée, permit de placer le quinquina avec espoir de quelque succès, que ce fébrifuge fut administré? Mais comme le caractère sub-intrant de la fièvre n'avoit pas permis de le donner plutôt, et que la prostration du systême rendoit le danger imminent, on y joignit le vésicatoire, dont l'action est communément certaine et prompte. La fièvre a véritablement été supprimée; et si, dans la suite de sa convalescence, cette femme épuisée par l'âge et des infirmités antécédentes, a succombé, on n'en doit pas moins reconnoître l'effet avantageux qu'a eu l'administration de l'écorce du Pérou. Ce cas est l'exemple d'une crise parfaite, suivie de la mort de la malade, qui, trop épuisée, n'a pu en quelque sorte ressaisir la vie.

Nous ajouterons aux divers faits que nous venons de rappeler, celui d'une double-tierce avec état comateux, que le professeur Pinel a fait insérer dans le n° 32 de la *Gazette de Santé*, 1785. Le sujet de l'observation est un jeune homme de seize ans, qui s'étoit rendu de Paris à Corbeil, où étoit sa maison de campagne. La fièvre préluda par des frissons violens, et par un froid intense, qui se faisoit spécialement sentir dans les jambes. Elle avoit lieu pendant la nuit. Les plus grands accès étoient marqués par le délire, par une vive chaleur et par beaucoup d'agitations. Durant les petits accès, mêmes symptômes, mais à un moindre degré.

Le huitième accès commença à être seulement caractérisé par l'affection carotique; dès-lors les accidens ne marchèrent plus qu'en augmentant de violence, à compter du jour où l'assoupissement s'étoit manifesté. Le sixième jour, depuis cette même époque, l'accès fut on ne peut plus grave: froid invincible des jambes et des cuisses, aspect cadavéreux, insensibilité profonde. Le lendemain cependant, retour de la chaleur, et libre exercice des sens. Le professeur Pinel ayant été appelé, déclara que l'écorce du Pérou, qu'on avoit donnée jusqu'à ce moment en apozême, étoit insuffisante pour arrêter la fièvre; il fit administrer ce même remède en poudre, à la dose de quarante-huit grammes (une once et demie). Le paroxysme suivant n'eut pas lieu, et la nuit fut assez tranquille. Le lendemain le malade ne se plaignoit que d'une grande foiblesse; on le soutint par des bouillons restaurans et par quelques cuillerées de bon vin. Sa convalescence fut longue; mais il se rétablit parfaitement. On eut recours aux bains pour dissiper quelques douleurs et des crampes, que le malade ressentoit dans le gras des jambes, qui le fatiguoient lorsqu'il vouloit marcher.

Nous avons eu occasion d'observer la fièvre pernicieuse intermittente soporeuse à l'hôpital Saint-Louis, chez le nommé Pierre-Charles Genevière, âgé de seize ans. Au début de l'accès, frissons considérables avec tremblemens, douleurs dans les membres, état de spasme de muscles grands pectoraux ; ensuite respiration difficile et laborieuse, légère carpologie, soubresauts de tendons, pouls très-fréquent, mais petit, face décomposée, langue tremblante et retirée en arrière, pupilles dilatées, état de stupeur, nulle réponse aux questions qu'on lui faisoit, déjections involontaires des matières fécales et des urines. Cet état dura pendant plus d'une heure ; ensuite chaleur brûlante avec sécheresse de la peau, face colorée, pouls développé et fréquent, état soporeux très-prononcé. L'accès se prolongea bien avant dans la nuit ; enfin, les symptômes disparurent jusqu'au deuxième paroxysme, qui arriva le troisième jour, à la même heure ; mêmes accidens, avec une tendance singulière au sommeil. Heureuse administration du quinquina dans l'intervalle du deuxième au troisième accès, et suffocation du caractère pernicieux de la fièvre. J'observai ce fait dans tous ses détails avec M. Magendie, élève très-distingué des hôpitaux civils de Paris.

ARTICLE VIII.

Fièvre pernicieuse intermittente délirante.

XI. Nous croyons qu'on peut nommer ainsi cette variété où s'observe un délire qui en est le symptôme primitif, et qui suit, avec une sorte de régularité, le début, l'augmentation et le déclin des paroxysmes. C'est ce que nous avons eu occasion de remarquer chez une femme âgée de soixante-huit ans, dans l'une des salles de l'hospice de la Salpêtrière. Chaque accès de cette fièvre, qui prit le type de tierce, fut manifestement caractérisé par le trouble des fonctions intellectuelles. Des accidens secondaires, tels que des sueurs, l'émission involontaire des urines, la soif ardente, la chaleur de la peau, &c. subirent une multitude de variations. Les jours d'intermission, la malade se trouvoit très-bien ; elle ne conservoit aucun souvenir de ce qu'elle avoit éprouvé la veille. Cette fièvre s'affoiblit graduellement par le quinquina dans l'espace d'un mois. M. Landré-Beauvais, médecin-adjoint du même hospice, qui observe avec autant de sagacité que de zèle, m'a également communiqué un fait qui se rapproche beaucoup de celui que je viens de citer.

Nous sommes d'autant plus portés à admettre cette variété nouvelle de la fièvre pernicieuse intermittente, qu'elle a été constatée plus récemment encore par deux observations du professeur Pinel, absolument semblables. Dans ces deux derniers cas, même lésion très-grave de la faculté de la mémoire, même foiblesse du pouls dans le premier temps de l'accès, même relâchement du sphincter de la vessie, qui donnoit lieu à une évacuation involontaire de l'urine, mais seulement durant le frisson. Les malades s'agitoient continuellement pour sortir de leur lit; le paroxysme se terminoit sans sueurs, et par une sorte d'assoupissement. Cette fièvre a également cédé à l'emploi du quinquina, à la dose de huit grammes (deux gros), en secondant son efficacité par le vin d'absinthe.

Torti, du reste, a aussi relaté dans son ouvrage, l'exemple d'une double-tierce où le délire prédominoit. *Huic nullum erat valdè formidandum peculiare symptoma præter delirium aliquod, cum remittente tamen febre evanescens* (1). Nous aurons occasion de repar-

(1) *Therap. spec. lib. 4, cap. 6, fol. 426.*

ler de ce fait, lorsque nous en serons aux fièvres pernicieuses intermittentes qui tendent au type de continuité.

Il faut regarder comme une sous-variété de la précédente, la fièvre pernicieuse intermittente avec délire frénétique, dont Lautter rapporte une observation.

Le sujet de cette histoire est un homme de cinquante ans, d'un tempérament sec, enclin aux maladies aiguës et aux toux catarrhales, principalement en hiver; cet homme ayant été, le 25 janvier de 1761, long-temps exposé à l'action d'un froid rigoureux, eut vers le soir un tremblement général, auquel succéda une grande fièvre, accompagnée de beaucoup de chaleur, de toux fréquentes, de prostration bien marquée des forces.

Le 26 janvier au soir, fièvre sans frisson qui la précédât, chaleur, soif, toux. Le malade se fit saigner. Le sang se couvrit de cette croûte que l'on nomme *inflammatoire*.

Le lendemain 27, le malade passa assez bien la journée; mais le soir, tous les symptômes plus haut énoncés reparurent, seulement avec moins d'intensité que la veille.

Le 28 janvier, le soir, après le coucher du soleil, l'accès fut d'une violence extrême; chaleur brûlante, rêve, fureur, délire, anxiétés de la poitrine, toux extrêmement fatigante. Le malade se fit saigner; peu de temps après, on fit appeler Lautter; il trouva le malade avec une fièvre violente, dans le délire, sans sueur, avec une soif ardente, la langue blanche, sèche, tremblante : ne pouvant obtenir des renseignemens suffisans pour l'aider à déterminer le caractère de la fièvre, il fut obligé d'attendre des symptômes plus caractéristiques, il se contenta de donner pour boisson une décoction d'orge avec de l'oxymel et du nitre, et une décoction pectorale, afin de calmer l'intensité de la toux; il fit appliquer les épispastiques à la plante des pieds.

Le lendemain 29, le malade se sentoit un peu mieux, la fièvre et la toux étoient moindres, l'expectoration se faisoit avec facilité; la matière de l'expectoration étoit abondante, épaisse et comme ayant subi une sorte de coction; la respiration ne différoit pas de celle d'un homme bien portant; cependant, voyant que l'urine laissoit déposer un sédiment briqueté, le médecin fit de nouvelles questions au malade, ainsi qu'à ceux qui l'avoient entouré depuis le commencement de cette affection; il en obtint les renseignemens que nous avons déjà exposés; ce qui lui fit soupçonner une fièvre rémittente, observant le type de tierce doublée :

cependant, comme le paroxysme de la veille avoit été peu marqué, il attendit celui qui devoit suivre, pour acquérir une certitude plus entière. Ce paroxysme fut beaucoup plus violent que Lautter ne l'avoit prévu; car une chaleur subite ayant commencé à se manifester, le malade tomba dans un délire complet; il se leva du lit, et seroit sorti de la chambre, sans l'opposition des personnes qui se trouvoient à temps pour l'en empêcher; il les reconnoissoit, les maltraitoit, se mettoit dans une colère telle qu'il tomboit de fatigue; puis il se relevoit, il frappoit de côté et d'autre, crioit; il passa dans cet état toute la nuit et le jour suivant; son extérieur étoit le même que celui que l'on observe dans les accès de la frénésie; son pouls, loin d'être dur et plein, n'avoit que de la foiblesse et de la vîtesse; comme la rémission étoit prochaine, on ne pratiqua point de nouvelle saignée; on attacha le malade, afin qu'il ne pût sortir de son lit; on appliqua de forts épispastiques aux jambes; on prescrivit quatre-vingt-seize grammes (trois onces) de sirop diacode; le malade en prit une de suite; il devoit prendre la seconde le soir, au cas que le délire subsistât toujours : lorsque ce délire auroit cessé, il devoit prendre seize grammes (une demi-once) d'extrait de quinquina, délayé dans de l'eau de citron, et édulcoré avec ce même sirop diacode. Le délire dura tout le jour; et quoique l'on donnât le soir le sirop diacode, comme il avoit été prescrit, ce symptôme persévéra pendant tout le cours de la nuit; c'étoit le moment du retour de l'accès qui avoit continué d'être moindre; malgré cela le délire fut d'une violence extrême. Enfin, le premier jour de février, quelques instans après que sa femme lui eut fait prendre la dernière once de sirop diacode, ses yeux commencèrent à se fermer, et il dormit paisiblement l'espace de deux heures. Ce fut dans cet état que Lautter le trouva; le malade s'éveilla pendant qu'il étoit encore auprès de lui, parla quelques minutes avec bon sens, mais retomba bientôt dans un délire si grave, qu'on pouvoit à peine le retenir dans son lit: comme on avoit à craindre ce jour-là le retour de l'accès, qui avoit continué d'être plus fort, et qu'il eût été possible que le malade pérît pendant sa durée, on prescrivit l'extrait de quinquina à la dose de quatre cuillerées à toutes les heures. Jusqu'alors on n'avoit pu déterminer le malade à en prendre; mais à force de menaces, de promesses, etc. Lautter parvint à lui faire prendre les quatre premières cuillerées; il prescrivit ensuite trente-deux grammes (une once) de sirop diacode avec vingt gouttes de laudanum liquide de Sydenham; et quoique le malade pût tomber dans un profond sommeil, il recommanda de le réveiller pour lui faire prendre toutes les heures sa dose de quinquina. Après avoir pris ce remède assoupissant, le malade cessa de délirer; il ne s'endormit pas, mais il devint calme, et put prendre dans la soirée tout ce qui restoit de l'extrait de quinquina; l'exacerbation qui suivit fut à peine sensible, du moins en comparaison des précédentes; la chaleur, la soif furent moindres; il toussa beaucoup, mais expectora avec une grande facilité; il eut peu de délire, et pendant la nuit il eut quelques heures d'un sommeil tranquille.

Le 2 février, il avoit peu de fièvre; sueur assez peu marquée avec un délire à peine sensible; il étoit extrêmement abattu par tout ce qu'il avoit éprouvé. On prescrivit encore le quinquina, mais à de plus longs intervalles; un opiate pour le soir, et de temps en temps de l'excellent bouillon, et pour boisson du petit-lait et un peu de vin; la nuit suivante, le malade dormit paisiblement, plus d'exacerbation, plus de délire, et dans peu de jours, devenu convalescent, il ne lui resta qu'une grande débilité dans le système des forces, un affoiblissement de la mémoire, un peu de toux.

Lautter prescrivit une tisane pectorale et un régime analeptique (1).

Le médecin Lanoix a recueilli deux observations de fièvre pernicieuse intermittente avec délire, pendant le cours de l'épidémie de Pithiviers : elles méritent de trouver place à la suite de celles que je viens de citer. *Première observation.* Marie Gombaud, garde-malade, âgée de quarante-cinq ans, ayant d'abord éprouvé quelques accès de fièvre intermittente bénigne, éprouva un matin un frisson qui dura pendant cinq heures. Après le frisson, délire, gesticulations, ris et pleurs alternatifs, figure rouge et animée, langue d'un rouge brun au milieu, et bordée de deux bandelettes jaunes, soif vive ; à chaque verre de boisson, vomissemens affreux d'une bile verte et porracée, resserrement spasmodique de l'épigastre, désigné machinalement par la malade ; respiration gênée, pouls serré et petit, urines rares et limpides, anxiétés, soupirs ; paroxysme de dix-huit heures, terminé par un assoupissement profond. Après l'accès, oubli de ce qui s'étoit passé ; vomissemens calmés, mais nausées fréquentes ; respiration libre, pouls dévéloppé, sueurs abondantes, légère altération de la mémoire,

(1) *Hist. medic. bienn. morbor. rural. Casus* XXIV.

aux quatre autres accès, mêmes symptômes, avec délire constant; au sixième, langue plus noire et plus sèche; accès de vingt-quatre heures, plus d'apyrexie, altération générale des traits de la figure, vomissemens et nausées remplacés par un dévoiement fétide et bilieux, peau brûlante et sèche, pouls intermittent, délire sourd, soubresauts dans les tendons, hoquet, mort au seizième jour de la maladie.

Deuxième observation. Chevillard Cordier, âgé de quarante-huit ans; invasion précédée par des douleurs de tête affreuses, par une dyspepsie qu'on attribuoit à l'état d'hypocondrie où il étoit depuis quinze mois : tout-à-coup frisson violent pendant quarante-huit heures; bientôt désordre dans les idées, impuissance de se lever malgré sa volonté, figure rouge, respiration anhéleuse, anxiétés, pouls concentré, soif vive, nausées, urines limpides; cessation de l'accès après neuf heures, accablement extrême; cessation du délire, apyrexie, oubli de ce qui s'étoit passé pendant l'accès : cinq autres accès semblables, avec un délire constant: sixième accès coupé par le quinquina uni à l'opium. Il n'est pas inutile d'ajouter que plusieurs semaines après, la dyssenterie est venue se joindre aux fièvres régnantes : elle a sévi principalement contre les enfans, lesquels affoiblis déjà par les accès de fièvre long-temps prolongés, sont devenus la plupart hydropiques par l'impossibilité de leur faire suivre un traitement quelconque, et ont péri victimes de cette nouvelle complication.

ARTICLE IX.

Fièvre pernicieuse intermittente péripneumonique ou *pleurétique*.

XII. Morton avoit fréquemment observé ce masque particulier de la fièvre pernicieuse intermittente. Ce grand médecin cite, entr'autres, l'exemple d'un homme qui fut pris un matin d'un violent frisson, et d'une douleur si intense dans la région de la plèvre et des poumons, que la respiration en étoit pour ainsi dire interceptée; un froid universel s'étoit répandu sur tous les membres du malade; la foiblesse étoit extrême, le pouls étoit petit et formicant. Malgré ces symptômes, Morton crut devoir remédier à l'état spasmodique du système par la saignée du bras; il eut aussi recours à des fomentations, à des linimens appropriés. Mais comme d'après la nature et le retour des paroxysmes, il n'avoit pas tardé à reconnoître le caractère pernicieux de la fièvre déguisée sous les apparences d'une péripneumonie, il fit du quinquina la base principale de son traitement, qui fut couronné du succès (1).

Je placerai ici deux autres faits qu'on trouve consignés dans l'ouvrage de Lautter (2). Un ouvrier de Luxembourg, âgé de trente ans, d'un tempérament sec, étant occupé à battre le blé, fut saisi d'abord d'un frisson, ensuite d'un froid violent, auquel succédèrent une courte chaleur et une soif intense; le symptôme principal étoit une douleur excessive au côté gauche, qui gênoit considérablement la respiration. Forcé d'abandonner son travail, il alla se mettre dans son lit; la fièvre persista à-peu-près dix-huit heures dans le même état, et il y eut enfin une rémission sensible; le surlendemain au matin, le malade se trouva mieux encore. Quoiqu'il fût un peu foible, que le point de côté persévérât, et qu'il restât sans doute un peu de fièvre, il se remit à l'ouvrage; mais vers le soir, tous les accidens reparurent, il regagna sa maison et son lit. Lautter fut appelé; il trouva le malade avec une fièvre très-considérable; le pouls étoit dur, la respiration étoit douloureuse, pénible et presque éteinte; le point de côté étoit très-aigu; il n'y avoit ni toux, ni

(1) *Historia XXI.*

(2) *Hist. medic. bienn. morb. rural., &c. Casus V et IX.*

efforts pour la provoquer. D'après l'histoire de la maladie, le médecin reconnut aussi-tôt une fièvre pernicieuse intermittente, marquée par le symptôme qui prédomine dans la pleurésie; ne pouvant de suite attaquer de front cette fièvre, parce que l'exacerbation étoit alors à son plus haut degré de vigueur, il s'occupa de tempérer la violence des accidens; il fit tirer du bras situé au côté affecté dix onces de sang, qui se couvroit de la croûte phlogistique; il fit appliquer sur la partie douloureuse un cataplasme émollient, qu'on avoit soin de renouveler. Intérieurement, il administra une décoction d'orge avec l'oxymel simple et le nitre, &c.: le malade fut soulagé, sa respiration devint plus facile, le point de côté diminua; la nuit cependant se passa dans l'insomnie, avec une chaleur et une soif excessives.

Le jour suivant, le pouls eut, à la vérité, moins de fréquence, il ne fut pas dur; il y eut cependant beaucoup de fièvre; la douleur de côté persista; l'urine très-rouge déposa un sédiment briqueté, les symptômes étoient très-adoucis; mais comme ils n'avoient pas cessé, on continua l'usage des précédens remèdes. Le soir, le malade retomba totalement dans son premier état: le lendemain au matin, il n'y avoit encore aucun changement notable, excepté que la douleur aiguë du côté droit disparut pour un instant, mais elle ne tarda pas à reprendre son siége; l'urine n'avoit pas changé depuis la veille, la peau étoit toujours froide, &c. Lautter reconnut bientôt le caractère pernicieux de la fièvre; il profita de la rémission pour administrer trente-deux grammes (une once) de quinquina dans l'espace de vingt-quatre heures; le redoublement qui suivit fut très-modéré; et en continuant d'administrer la même substance, le malade fut radicalement guéri.

Une femme sexagénaire, ayant le corps très-échauffé à la suite d'un violent exercice, s'exposa imprudemment à la fraîcheur de la soirée; elle éprouva un froid suivi d'une chaleur véhémente. Une douleur forte du côté droit, s'étendoit jusqu'à l'épine du dos; une toux sèche et fréquente en augmentoit la vivacité; la respiration étoit courte et laborieuse, la nuit qui succéda fut sans sommeil. Lautter fut appelé; il trouva le pouls très-agité, plein et dur; la langue étoit blanche, sèche. Ne doutant plus de la présence d'une pleurésie, il fit tirer du sang au bras du côté affecté, et poser un cataplasme émollient sur le lieu douloureux; le sang qui sortit de la veine, se couvrit de la croûte inflammatoire. Les symptômes s'adoucirent

Le même jour, à une heure après midi, le frisson reparut avec un léger froid ; la chaleur de la fièvre, la toux, la douleur, &c. augmentèrent ; le pouls étoit aussi plein et aussi dur qu'auparavant ; on pratiqua en conséquence une deuxième saignée, et le sang présenta encore la croûte phlogistique. Il y eut une rémission dans les symptômes de la fièvre. Le lendemain au soir, le frisson recommence, la douleur, la chaleur, la toux, &c. augmentent considérablement ; ce qui rendit la nuit très-laborieuse à la malade.

Le jour d'après, il y eut une rémission ; l'après-midi, l'exacerbation débuta de nouveau par un frisson. On se contenta de renouveler l'application des cataplasmes, et d'administrer des boissons rafraîchissantes. On cessa de recourir à la saignée, parce que les forces étoient entièrement tombées, et parce que, d'après la marche de l'affection et le sédiment abondant de l'urine, il n'étoit pas difficile de reconnoître une fièvre double tierce rémittente, revêtue du masque de la pleurésie. Lautter donna trente-deux grammes (une once) d'une mixture de quinquina à prendre avant le retour du paroxysme, qui étoit très-prochain. La nuit suivante, la malade ressentit seulement une grande chaleur ; mais la toux et le point de côté n'augmentèrent point; le jour d'après, le remède fut continué, et il survint à peine une ombre d'exacerbation. Par l'emploi réitéré du quinquina, la malade ne tarda pas à être tout-à-fait rétablie.

Cette même variété de la fièvre pernicieuse intermittente, a été observée à Paris dans les premiers mois de l'an IX. Un jeune étudiant en médecine en fut frappé après une application forcée à des travaux anatomiques. Nous n'en rapporterons ici que les principaux phénomènes. Une douleur sourde occupoit d'abord tout le système pulmonaire, et gênoit considérablement la respiration; cette gêne augmentoit sur-tout par l'état de somnolence auquel le malade se sentoit continuellement porté, au point que redoutant la suffocation, il avertissoit les assistans de l'empêcher de dormir. Sur la fin de la fièvre, la douleur changea de siége, et se fixa spécialement à la partie latérale de la poitrine. Parmi les autres symptômes qui se manifestèrent, les plus remarquables furent une sensibilité extrême de l'ouïe et de l'odorat. Cette affection fut efficacement combattue par le vin et le quinquina.

ARTICLE X.

Fièvre pernicieuse intermittente rhumatismale.

XIII. Un teinturier, après avoir été exposé plusieurs fois au froid, avoit éprouvé, à la suite, une douleur rhumatismale qui se faisoit sentir tantôt à une partie, tantôt à une autre. Cette douleur étant devenue atroce, il fit appeler Morton. Ce médecin ayant observé que les urines du malade étoient très-rouges; qu'exposées à l'air elles laissoient déposer un sédiment briqueté; ayant appris de plus que ces douleurs étoient périodiques, et qu'à leur retour, il y avoit une sorte d'exacerbation, toutes ces circonstances lui firent conjecturer l'existence d'une fièvre intermittente cachée sous une forme rhumatismale; une saignée, un vomitif, et sur-tout l'usage du quinquina, à la dose de quatre grammes (un gros) toutes les quatre heures, et continué pendant seize heures, firent disparoître le spasme rhumatismal, rendirent les urines et l'appétit à leur état naturel; il ne resta qu'un air de stupéfaction, sans doute causé par le laudanum que Morton avoit entremêlé à son traitement; le malade en fut délivré par l'application des vésicatoires; la douleur rhumatismale ayant reparu quatorze jours après, elle céda, comme cela s'observe communément, à la saignée et au quinquina (1).

ARTICLE XI.

Fièvre pernicieuse intermittente néphrétique.

XIV. Une veuve d'une constitution robuste, avoit depuis quelques années une affection hystérique; elle éprouvoit aussi des douleurs néphrétiques qui revenoient à de longs intervalles, et avoit même rendu quelques calculs de rein; à l'âge de quarante ans, elle eut une suppression qui dura un an. Vers la fin de ce laps de temps, elle éprouva aux lombes des douleurs cruelles; elle avoit des spasmes dont elle ne pouvoit rapporter le siége à aucun endroit bien fixe; on la traita, mais en vain, tantôt pour sa suppression, tantôt pour ses douleurs néphrétiques. Comme les douleurs augmentoient d'intensité, que même les extrémités étoient devenues froides, on se décida à appeler Morton. Ne présumant pas quelle pouvoit être la véritable cause de cette affection, tous les remèdes qu'il administra ne produisirent aucun résultat favorable; mais ayant

(1) Morton, hist. XXII.

observé à trois fois différentes que l'urine étoit rougeâtre, et qu'elle laissoit précipiter une matière briquetée; que de plus, durant le spasme, les extrémités devenoient glacées, il soupçonna la présence d'une fièvre intermittente; l'usage du quinquina toutes les quatre heures, diminua considérablement les douleurs au bout de trente heures, rendit aux urines leur couleur naturelle: dès ce moment le danger fut passé. Morton prescrivit un traitement propre à chasser les calculs que les reins pouvoient contenir, et à rappeler les règles supprimées; il rapporte que la guérison la plus complète en fut le résultat.

L'auteur cite encore la cure d'un homme affecté de spasmes causés par la présence de pierres rénales, et accompagnés de fièvre intermittente (1).

ARTICLE XII.

Fièvre pernicieuse intermittente épileptique.

XV. Une fille âgée de six ans fut saisie d'un frisson, auquel succéda un froid de peu de durée; il survint ensuite un chaud violent et un état convulsif de tous les membres. La malade avoit la bouche écumante, et finissoit par

(1) Morton, hist. XXVIII.

tomber dans un profond sommeil. Lorsque Lautter fut appelé, il la trouva éveillée, prise néanmoins d'une fièvre assez considérable; elle étoit dans une débilité extrême, et se plaignoit beaucoup de la tête. Il traita d'abord cette affection comme une véritable épilepsie; le jour suivant, la jeune malade fut très-bien; mais le troisième jour, Lautter apprit, d'après le rapport des parens, que les symptômes s'étoient manifestés à la même heure, et avoient fini de même; il changea donc son diagnostic, et soupçonna que c'étoit une fièvre pernicieuse qui avoit pris le masque de l'affection épileptique; seize grammes (demi-once) de quinquina, administrés dans l'intervalle du troisième au quatrième paroxysme, firent disparoître tous les accidens (1).

ARTICLE XIII.

Fièvre pernicieuse intermittente convulsive.

XVI. Cette variété s'observe, sur-tout chez les enfans. Morton cite l'exemple d'une petite fille âgée de treize mois, chez laquelle il eut occasion de remarquer cette fièvre particulière (2); ses mouvemens convulsifs étoient

(1) Lautter, *hist. med. bienn. morb. rural. Casus II.*

(2) Hist. XIV.

accompagnés de plusieurs autres symptômes non moins alarmans, tels que la gêne considérable de la respiration, la petitesse extrême du pouls, &c. La fièvre avoit pris d'abord le type quotidien; elle se changea en tierce, et céda à des remèdes où la poudre de quinquina se trouvoit incorporée.

ARTICLE XIV.

Fièvre pernicieuse intermittente céphalalgique.

XVII. Hippocrate a indiqué ces sortes de fièvres dans ses Prénotions Coaques, lorsqu'il parle de la fièvre jointe au vertige dès le commencement de la maladie, à la pulsation des artères de la tête, à l'urine crue, au délire, &c. Le même auteur indique également une céphalalgie avec horripilation et fièvre erratique, avec douleur aux yeux, altération de la vision, vertiges, difficulté de supporter la lumière, tintement d'oreilles et incommodité déterminée par le bruit.

J'ai eu occasion de donner mes soins à une femme âgée d'environ trente ans, frappée d'une fièvre pernicieuse intermittente, où ce symptôme prédominoit à un point extrême d'intensité. Cette fièvre ne céda qu'aux préparations de camomille et de quinquina. Souvent la douleur n'occupe que la moitié de la tête. Morton en donne deux exemples, et il a été lui-même l'objet de la première observation (1).

La fièvre pernicieuse céphalalgique se manifesta chez un homme âgé d'environ trente-quatre ans, né à Vérone, d'un tempérament bilieux, d'une complexion forte, d'un esprit vif, se livrant avec passion à l'étude. Après avoir passé plusieurs années dans un autre climat, il vint à Venise en 1769, pour y exercer une profession honorable. Il éprouva de vives inquiétudes, des aliénations d'esprit, s'abandonna à des excès de régime au milieu d'un air humide et relâchant. Il éprouva une fièvre tierce dans la saison de l'été, fièvre dont on réprima bientôt les paroxysmes par la saignée, les purgatifs et le quinquina. Les deux années suivantes, et aux mêmes époques, il fut atteint d'une affection analogue, qui céda aux moyens précédemment employés.

En 1774, la fièvre revint au printemps, avec le type de double-tierce, accompagnée d'une grande douleur de tête. L'emploi des vomitifs n'ayant pas servi pour la combattre, l'écorce du Pérou fut de nouveau invoquée. Dans le

(1) Hist. XXVIII.

cours de l'été, récidives fréquentes, par la négligence que le malade apportoit dans le régime, et spécialement par l'air frais de la nuit auquel il s'exposoit, &c. Dans le commencement de l'automne, le 26 de septembre, on pratiqua deux saignées vers le déclin de la fièvre : le malade étant en sueur, cette dernière disparut soudainement; il y succéda des vertiges; le malade croyoit avoir un voile qui couvroit et comprimoit la région frontale. Le matin suivant, on le purgea avec l'eau de Modène; on le mit à un meilleur régime, et aussi-tôt on lui fit faire usage des sels neutres apéritifs.

Le 7 octobre, la sensation incommode de la tête persistant, on fit appliquer plusieurs sangsues aux vaisseaux hémorroïdaux; comme il en éprouva peu de soulagement, on appliqua les ventouses à l'occiput, et enfin on ouvrit la veine jugulaire, qui donna un peu de sang. Le lendemain, il n'y eut point d'accès, mais le mal de tête persévéroit.

Le neuvième jour, une légère horripilation avec une espèce de vertige, indiqua le retour de la fièvre, dans le cours de laquelle on prescrivit de nouveau la saignée du bras, du pied, de la veine jugulaire, et l'administration des lavemens émolliens. Les moyens, loin de diminuer, augmentèrent la pesanteur de tête, les vertiges et l'insomnie. De plus, il survint un tintement d'oreilles; le malade ne pouvoit supporter aucune espèce de bruit; il éprouvoit un resserrement de la gorge et une aliénation d'esprit.

Le dixième jour, on donna inutilement une mixture cardiaque; on répéta trois fois la saignée du bras et du pied, de manière qu'en quatre jours on tira quatre livres de sang. Tous les symptômes augmentant, le malade passa la nuit la plus inquiète.

Le onzième jour au matin, il éprouvoit une grande prostration et une langueur dans tous les sens, quand bientôt se développa un grand froid et une douleur de tête des plus atroces, qui, pendant quelques heures, réduisit le patient à un évanouissement total. On sentoit déjà reparoître une certaine chaleur, quand tout à coup il survint un profond assoupissement, avec convulsions et roideur tétanique de tout le corps. On appliqua les synapismes aux pieds, et les vésicatoires à la nuque. Il se réveilla après être resté pendant quatorze heures dans la plus profonde stupeur.

Le douzième jour, un léger assoupissement continua; cet assoupissement ayant cessé, on donna le quinquina à grande dose par la bouche et sous forme de lavement. La fièvre n'eût pas une exacerbation très-remarquable.

Le treizième jour, la fièvre vint plus tard; elle n'offrit aucun symptôme alarmant. Les jours suivans, le malade prenant le quinquina en grande abondance, la fièvre se manifestoit le soir avec de semblables symptômes, c'est-à-dire avec lassitude et vertige, avec une chaleur médiocre, un pouls plus accéléré, ce qui empêchoit le sommeil, et rendoit la nuit plus incommode. Le vingt-quatrième jour, la fièvre commença à diminuer, ainsi que tous les autres symptômes, pendant que le malade prenoit, outre le quinquina, l'acétite de potasse. Il survint ensuite diverses rechûtes, dont il importe de faire mention. C'est ainsi, par exemple, qu'un grand froid étant survenu le 6 de novembre, le malade éprouva une douleur et un gonflement de la partie droite de la face; il fermoit les paupières, tordoit la bouche, et il éprouvoit en outre des douleurs errantes dans d'autres parties. Les fomentations faisant peu d'effet, on tira du sang du pied, et le soir on administra le laudanum liquide de Sydenham.

Le 23, nouvel accès, avec grande douleur de tête, qui se termina par beaucoup de sueur. Au moyen du quinquina administré plus souvent et à grande dose, la fièvre fut bientôt guérie.

Le 31, l'affection rhumatique revint à la même partie avec les mêmes symptômes. On fit l'épreuve de quelques remèdes mercuriaux, parce qu'on soupçonna la présence d'un virus syphillitique; mais on ne tarda pas à y renoncer, parce qu'on en vit le danger, et on reprit les médicamens accoutumés.

Le 18 de décembre, autre accès fébrile, avec une plus grande douleur de tête, qui provoquoit des cris. Cette fièvre diminuant les jours suivans, la douleur atroce se calmoit. Ces symptômes furent remplacés par un sentiment de *tiraillement* aux membranes du cerveau, qui forçoit de recourir à l'opium.

Le 26, la fièvre revint avec de plus vives céphalalgies ; et dans le calme de ces symptômes, il resta un tintement d'oreilles, avec un sentiment de plénitude et d'embarras de la tête, une surdité, et des douleurs très-aiguës de jambes. La fièvre diminuant, les sueurs s'excitant, et l'emploi des fomentations se continuant, les symptômes se calmèrent. On se borna à l'usage du quinquina pendant quelques jours; ensuite on passa à l'usage du petit-lait avec la rhubarbe, et à l'eau de Modène, sans oublier quelques doses d'écorce du Pérou.

Le 6 de janvier, la fièvre revint à la manière

ordinaire : toute espèce de remède ayant été abandonné pendant l'espace de dix jours, on se détermina à faire usage de quelques émulsions de semences froides ; le malade regagna le sommeil.

Le seizième jour, ayant repris l'usage de l'eau de Modène, la fièvre se réveilla avec un sentiment de *distraction* des méninges, qui se terminoit en une sensation de plénitude et de sifflement d'oreilles. On essaya la teinture tonique d'Huxham. La fièvre revint avec horripilation et douleur aux tempes. Par l'usage de l'émulsion, le sommeil eut lieu, ainsi que la sueur ; on eut encore recours au quinquina. Le soir, la fievre s'exacerboit avec sentiment de plénitude et de tiraillement à la nuque, aux tempes, au sommet de la tête. La nuit, insomnie opiniâtre. Le matin et dans le jour, la fièvre déclinoit, ainsi que tous les autres symptômes. Le plus léger attouchement au péricrâne, faisoit éprouver une douleur qui se dissipoit ensuite, la plénitude et la pesanteur restant toujours.

Le 6 de février, la fièvre reparut, après avoir quitté le malade pendant vingt jours, tandis qu'il faisoit encore usage de l'infusion amère des fêves de Saint-Ignace, de fer, et d'une décoction de plantes anti-scorbutiques.

Au milieu de tous ces remèdes, de cette

grande vicissitude de symptômes et de récidives à différens intervalles, Comparetti ayant constamment remarqué l'affection douloureuse de la tête à la partie droite, examina attentivement le conduit auditif; il en vit sortir une matière purulente blanche, et sans mauvaise odeur. Portant ses regards plus intérieurement, il découvrit une petite tumeur blanchâtre et noirâtre au sommet. Il apprit ensuite que cette oreille avoit déjà été affectée par des sons violens qui l'avoient frappée; que le malade y éprouvoit depuis quelque temps des sensations incommodes, et entendoit difficilement. Le malade dit que, pendant la fièvre, il ressentoit dans ce conduit une douleur comme rongeante, et d'autres douleurs vagues sous l'angle de la mâchoire inférieure, derrière les condyles, &c. La vision étoit altérée; il croyoit appercevoir, autour de la flamme de la chandelle, une zone bleue, et on remarquoit un mouvement variable dans la pupille. La nutrition n'étoit pas beaucoup diminuée en raison des grandes souffrances; la douleur de tête étoit supérieure au degré de la fièvre, et la sensibilité étoit telle, qu'à une température très-peu basse, il éprouvoit les effets d'un grand froid, &c. Je passe sous silence d'autres détails qui sont superflus pour déterminer le vrai caractère de cette fièvre;

il est à remarquer que, dans son long cours, le quinquina n'exerça qu'une action très-foible sur la répression de ses symptômes, et que, dans la suite, le malade ne retira un véritable soulagement, que de l'exercice modéré qu'il fit en plein air, des récréations douces qu'il se procura, ainsi que de son retour de Venise à Vérone, &c.

ARTICLE XV.

Fièvre pernicieuse intermittente dypsnéique.

XVIII. J'appelle ainsi la fièvre que le célèbre docteur Galeazzi désigne sous le nom d'*asthmatique*, et qu'il a cherché à établir sur les deux observations suivantes (1). Un homme septuagénaire, d'un tempérament bilieux-sanguin, d'une habitude de corps assez robuste, et doué d'un certain embonpoint, adonné au vin, fut frappé d'une fièvre intermittente, caractérisée par une si grande difficulté de respirer, et par des quintes de toux si violentes, que ne pouvant rester couché, il étoit obligé de se tenir à chaque instant assis sur son lit; le pouls étoit dur et fréquent, la langue aride,

(1) *De Bonon. scient. et art. instit. atque acad. comment. tom. v.*

la voix languissante et rauque ; la toux n'étoit suivie d'aucune expectoration. On tira du sang deux ou trois fois, et sans aucun soulagement ; on remarqua seulement que la fièvre, la difficulté de respirer, ainsi que l'assoupissement qui l'accompagnoient, éprouvoient une légère rémission le matin, ce que l'on attribua à la saignée ; mais l'après-midi tous les symptômes augmentèrent de nouveau ; le malade ne pouvoit parvenir à cracher la matière retenue dans le poumon ; les urines étoient en petite quantité ; elles étoient troubles et rouges, il n'y avoit point de sueur, &c. La périodicité des redoublemens qui se manifestoient, fit soupçonner une fièvre intermittente pernicieuse. L'auteur de cette observation pensa qu'il falloit la combattre par le quinquina. Le premier jour, il profita de la rémission de la fièvre pour administrer au malade douze grammes (trois gros) de quinquina en infusion dans l'eau de violette ; le jour suivant, il réitéra la même dose ; le malade eut à peine avalé cette seconde prise, que la fièvre et la difficulté de respirer s'appaisèrent ; il eut une expectoration de matière bilieuse et sanguinolente, qu'aucun autre médicament n'avoit pu susciter ; il continua l'usage de l'écorce du Pérou, en diminuant successivement la dose jusqu'à quatre ou même deux grammes (un gros ou un demi-gros). Le malade prit en tout environ trois onces de quinquina. La matière des crachats devint meilleure, les urines augmentèrent, l'orthopnée et tous les symptômes de la fièvre disparurent.

Galeazzi cite pareillement l'observation d'une femme âgée de quarante ans, habituée à vivre à la campagne, qui d'abord avoit été atteinte d'une tierce simple, dont elle avoit été délivrée par le quinquina ; mais ayant négligé de faire un usage ultérieur de cette substance, et ayant repris trop tôt ses occupations et sa vie laborieuse, elle fut saisie d'une toux opiniâtre, et d'une telle difficulté de respirer, que la malade étoit continuellement forcée de se tenir assise sur son lit, ou de se coucher seulement sur un côté. A ces symptômes se joignoit une fièvre considérable, dont les exacerbations avoient lieu la nuit ; la malade crachoit quelquefois avec peine, mais abondamment, une matière épaisse, assez semblable à du pus. On administra vainement la saignée, et plusieurs remèdes émolliens, expectorans et édulcorans. Comme il y avoit une extrême prostration de forces, et une maigreur universelle, en sorte que le médecin qui l'avoit soignée prenoit cette affection pour une phthisie commençante, par le conseil de Galeazzi, on administra à cette femme l'écorce du Pérou, à la quantité de huit grammes (deux gros) chaque matin, aux heures les plus éloignées de l'exacerbation, sans négliger les médicamens qui pouvoient favoriser l'expectoration. La malade avoit pris à peine trente-deux grammes (une once) de quinquina, que la difficulté de respirer s'appaisa considérablement; la fièvre et les quintes de toux diminuèrent, et enfin la malade ne tarda pas à se rétablir parfaitement, après avoir continué l'usage de l'écorce du Pérou quelques jours après la cessation des paroxysmes, &c.

M. Boullon, médecin d'Abbeville, a observé une fièvre pernicieuse intermittente dypsnéique. Cette fièvre s'est manifestée chez un individu âgé d'environ soixante ans, d'une constitution forte, et n'ayant d'autre indisposition habituelle que la goutte. Les cinq premiers accès de cette fièvre, qui avoient eu lieu tous les jours depuis l'invasion, ne différoient pas de ceux d'une fièvre intermittente ordinaire, et le malade, continuant de vaquer à ses occupations dans l'intervalle des paroxysmes, s'étoit borné à quelques doux laxatifs, et à l'usage d'une décoction des plantes chicoracées. Mais le sixième jour, il sort et s'expose à la pluie dans l'enclos de son jardin : dès-lors, accélération du retour de l'accès. Il fut marqué par un étouffement extrême, qui s'est soutenu pendant les deux périodes de chaud et de froid. La face étoit violette et les lèvres livides : la respiration étoit si pénible, que le malade ne pouvoit rester couché. Cette suffocation imminente se termina par des sueurs partielles, et l'émission d'une urine rare et presque sanguinolente. Deux jours se passent sans qu'il survienne de nouveaux paroxysmes. Il resta une grande lassitude, et une gêne constante dans la respiration. L'individu espéroit n'avoir plus de fièvre ; mais le troisième jour, à l'heure ordinaire, l'étouffement recommença avec une intensité nouvelle, et il se manifesta en même temps un sentiment de douleur obtuse au côté gauche de la poitrine. Le médecin Boullon est appelé, et fait appliquer, sans aucun retard, un large vésicatoire sur la partie souffrante. Il parvient ensuite, de concert avec un autre médecin-consultant, à administrer le quinquina d'après la méthode accoutumée, malgré la résistance du malade, qui croyoit n'avoir éprouvé qu'une attaque d'asthme, malgré qu'auparavant il n'eût jamais été sujet à une semblable maladie. Le malade prit également quelques loochs béchiques, propres à faciliter l'expectoration. Le troisième accès ne parut point; mais il arriva dans ce cas, rapporté par M. Boullon, ce que j'ai observé moi-même quelquefois à l'hôpital Saint-Louis, c'est-à-dire que le symptôme capital persista, du moins en partie. Il se manifesta de la toux, de l'oppression ; les fonctions digestives ne se rétablirent point. Le pouls étoit foible, sur-tout celui du côté gauche; les selles et les urines restèrent rares. La prostration des forces devint telle, que le malade tomba dans une fièvre adynamique, qui nécessita l'application des vésicatoires aux jambes, et l'administration d'une boisson vineuse au bout de quelques jours. Le malade parut entrer de nouveau en convalescence ; mais la lésion du côté gauche ne fut pas détruite. Dans l'espace de deux mois, tout ce côté s'infiltra et se tuméfia ; l'abdomen se prit, et le malade succomba avec tous les accidens d'une hydropisie consécutive.

M. Barthez, dans son Traité des maladies goutteuses, observe que dans l'asthme convulsif dû à une cause rhumatique-goutteuse, il arrive souvent que les accès reviennent périodiquement, et sont marqués par un sentiment de suffocation très-violente. Il cite un cas de cette espèce : il dit expressément « que chez un » homme sujet depuis long-temps à des dou- » leurs vagues de rhumatisme à la poitrine et » aux bras, il survint tout-à-coup de semblables

» accès de suffocation avec d'extrêmes douleurs » de la poitrine; et ces accès eurent des retours » bien marqués en tierce jusqu'au quatrième » accès, qui fut prolongé et mortel ».

M. Barthez remarque avec raison que la véritable méthode curative dans une semblable maladie, étoit d'administrer le quinquina à hautes doses dans les intervalles des accès périodiques, soit que ces accès se manifestassent sans fièvre ou avec fièvre; il ajoute que, durant les accès même de cette maladie, qui en étoient les temps redoutables, il étoit urgent de modérer les symptômes par de puissans anti-spasmodiques. (Barthez, *Traité des maladies goutteuses*, tom. II, pag. 404.)

ARTICLE XVI.

Fièvre pernicieuse intermittente hydrophobique.

XIX. Aucun auteur avant nous n'avoit fait mention de cette variété; nous n'avons pu nous refuser à l'admettre, parce qu'elle a été soigneusement observée par M. Dumas durant le siége de Lyon. Ce professeur a communiqué à la société médicale de Montpellier une observation intéressante de cette fièvre, que nous exposerons avec plus de détail que dans l'édition précédente. Il seroit difficile de citer un symptôme plus grave et plus menaçant associé à la fièvre pernicieuse intermittente. Plusieurs praticiens avoient déjà eu occasion de le remarquer dans des affections analogues; mais M. Dumas paroît être celui qui en a suivi, avec le plus d'attention, les différens périodes, en 1793, à l'hôpital civil de Lyon. Nous allons présenter ici une courte esquisse de ce tableau.

L'individu atteint d'une semblable fièvre étoit âgé de quarante-cinq ans. Il étoit d'une constitution nerveuse, mélancolique, très-irritable, d'un caractère emporté, d'une habitude de corps maigre et sèche, accoutumé à se livrer aux excès les plus extraordinaires. Contraint de passer plusieurs nuits sous la tente militaire, il s'endormit un soir sur un terrein humide : c'étoit le 26 du mois d'août. A son réveil, éblouissemens et vertiges, atroce céphalalgie, anxiétés universelles. Mais ce fut sur-tout le soir que le frisson se décida d'une manière intense : chaleur peu considérable, mais découragement et anéantissement total des forces.

Le 27, continuation d'une douleur de tête presque intolérable; contraction musculaire de l'estomac, qui rejeta beaucoup de matières verdâtres.

Le 28, dans la soirée, invasion d'un nouveau

frisson, chaleur très-intense, soif vive, irritation du gosier, qui rendoit difficile l'acte de la déglutition ; délire peu prononcé. Dès-lors emploi de quelques boissons émulsionnées et nitrées.

Le 29, M. Dumas trouva le malade dans un état d'apyrexie ; il n'y avoit plus qu'un état particulier d'abattement et de somnolence, et une sorte de gêne dans les muscles du col. Le soir néanmoins, on observa de l'irrégularité dans le pouls, et un mouvement de chaleur fébrile, qui ne fut ni précédé par le frisson, ni suivi de sueur. Continuation des mêmes moyens.

Mais le 30, la fièvre intermittente se caractérisa d'une manière très-prononcée : chaud violent, fureur maniaque, agitation convulsive des lèvres et des muscles du col, gêne extrême de la déglutition ; resserrement et spasme du gosier, augmenté par l'impression des médicamens liquides ; langue aride, noire dans son milieu, d'un rouge vif sur ses bords ; prolongement de l'accès bien avant dans la nuit. Emulsions camphrées, fomentations aux jambes avec des linges trempés dans le vinaigre, application des sangsues aux deux malléoles.

Le 1er septembre, un état de calme succéda à ces phénomènes sinistres. Le malade néanmoins manifestoit une aversion singulière pour les substances liquides, et une extrême difficulté d'avaler : d'ailleurs il n'y avoit pas d'autre symptôme.

Mais ce fut sur-tout le 2 septembre que cette fièvre ne laissa plus aucun doute sûr son caractère, et que les véritables symptômes de l'hydrophobie se déployèrent dans toute leur intensité. D'abord convulsions universelles dans tous les membres, soubresauts de tendons, muscles abdominaux violemment contractés, déglutition empêchée, aliénation furieuse, efforts extrêmes pour mordre, bouche écumante. Le malade ayant été enchaîné, s'agitoit continuellement malgré son impuissance, grinçoit effroyablement des dents, et dans sa rage furieuse, lançoit des flots de salive sur les personnes qui l'assistoient : mais sur-tout horreur invincible pour tous les liquides, et refus constant de les avaler. Le seul contact de l'eau fraîche, à laquelle il avoit voulu recourir d'abord pour appaiser sa soif, lui fit éprouver un frémissement universel, et il lui fut impossible d'en avaler une seule goutte. D'ailleurs, M. Dumas fait remarquer que ce symptôme prédominant d'hydrophobie croissoit progressivement avec tous les autres, à mesure que la violence du paroxysme augmentoit, et qu'il diminuoit de même à mesure que le paroxysme s'affoiblissoit; en sorte que vers la fin de l'accès, il parvint à avaler une petite quantité de liquide, mais non sans avoir été en proie aux angoisses les plus douloureuses. Application de deux sangsues à chaque malléole, synapismes, potion anti-spasmodique avec le sirop diacode et le laudanum liquide de Sydenham, que le malade refusa de prendre : dès-lors pilules composées avec le nitre, le camphre, la valériane et l'opium : enfin, affoiblissement progressif des phénomènes fébriles.

Le 3 septembre, il y eut une rémission qui ne permit plus de douter du caractère de la maladie. Il y avoit néanmoins dans cet état d'apyrexie, un trouble, une irrégularité dans les idées, et une prostration de forces considérable. Prescription du quinquina d'après les règles ordinaires. Dans la distribution du fébrifuge, on avoit seulement associé à chaque prise quelques gouttes de liqueur anodyne d'Hoffman, et du laudanum liquide de Sydenham; on avoit mis un peu de sirop diacode dans sa tisanne.

Le 4 septembre, même violence dans les symptômes; mais le paroxysme ne fut pas d'une aussi longue durée.

Le 5, même dose de quinquina qui avoit été

administrée le 3. Il y avoit d'ailleurs une apyrexie, sans mal-aise et sans foiblesse.

Le 6, début de l'accès par un coma profond, phénomène qui fut suivi du délire et de tous les symptômes ordinaires de la fièvre. Cependant, chacun de ces symptômes se manifesta avec moins d'intensité. D'ailleurs, le paroxysme ne dura que quatre ou cinq heures.

Le 7, le malade fut assez tranquille. Le quinquina fut dès-lors administré dans une proportion moindre. Cependant le paroxysme arriva; il anticipa même de deux heures : amendement des autres symptômes; mais continuation des symptômes hydrophobiques dans toute leur intensité. Pendant toute la durée de l'accès, le malade manifestoit la même envie de mordre ceux qui l'entouroient, et il continuoit toujours d'avaler avec une difficulté extrême; mais il témoignoit sur-tout la même horreur insurmontable pour les liquides, horreur qui s'y soutenoit dans les instans même où son esprit étoit entièrement calme. Ce symptôme étoit entièrement indépendant du délire.

On profita de l'intermission du 8 pour revenir au quinquina, et l'administrer à fortes doses; quarante-huit grammes (une once et demie) de ce médicament, distribués de manière que le malade en prenoit quatre grammes (un gros) toutes les heures, les derniers seize grammes réservés pour le moment de l'accès : sueur copieuse, état comateux.

Le 9, le paroxysme se réduisit à un léger mouvement fébrile; l'accès, qui fut très-modéré en comparaison des précédens, fut suivi de quelques sueurs et d'un sommeil tranquille.

Enfin, le 10 septembre, abattement, somnolence, soif extrême, peu d'appétit pour les alimens solides. M. Dumas fit administrer encore du quinquina; mais il en diminua les doses, et les sépara par de plus longs intervalles. Les jours qui suivirent, le malade entra en pleine convalescence, qui fut confirmée par l'usage quelque temps continué de l'écorce du Pérou.

Les divers recueils contiennent peu de cas aussi intéressans, et mieux dirigés par les principes de l'art.

M. Boullon a pareillement observé une fièvre pernicieuse intermittente hydrophobique, durant l'épidémie d'Abbeville. Ce médecin fut appelé auprès d'un malade de la ville d'Eu, dans une journée d'hiver très-rigoureuse, où la terre étoit couverte de frimas. Le malade avoit déjà subi trois accès, où les symptômes s'étoient déclarés avec la plus extrême violence. D'après le rapport qu'on lui fit, l'invasion des accès s'étoit faite sans aucun frisson préalable :

d'abord le malade étoit dévoré par une soif ardente presque intolérable; il éprouvoit ensuite un sentiment d'ardeur excessive au palais, à l'œsophage, dans l'intérieur de l'estomac, et dans tout le trajet du tube alimentaire. « Accé-» lération et irrégularité du pouls, agitation » extrême, hoquets, vomissemens bilieux, » léger délire, syncopes, tenesmes brûlans, » impossibilité de boire quoi que ce soit, même » d'avaler sa salive sans des tortures sembla-» bles à celle de la brûlure; horreur de l'eau » presque convulsive ». M. Boullon examina le malade deux heures avant le temps où l'accès étoit attendu. Il rapporte que le malade n'avoit rien pris depuis quatre jours, qu'il n'avoit pas même avalé sa salive. Apyrexie complète, mais extrême prostration de forces; œil inquiet et exprimant la terreur. On soupçonna l'impossibilité où il étoit de rien prendre ni par la bouche, ni en lavement. Dans cette fatale conjoncture, M. Boullon le fit plonger dans un bain chaud, et fit pratiquer des frictions universelles sur tout le corps avec une brosse rude. L'accès suivant ne reparut point. Le malade commença la nuit à avaler sa salive. La nuit d'après, qui fut assez tranquille, effrayé par le souvenir de ce qu'il avoit souffert, il ne vouloit pas boire; mais M. Boullon l'ayant exhorté à délayer sa salive avec un peu d'eau tiède, le procédé réussit : dès-lors administration de l'eau de poulet, etc. La convalescence se confirma de plus en plus. Quelques jours après, douce purgation avec de la manne.

ARTICLE XVII.

Fièvre pernicieuse intermittente catarrhale.

XX. Cette fièvre avoit été observée avant moi par Comparetti; les symptômes par lesquels elle est spécialement caractérisée, sont la rougeur de la face et des yeux, de la gorge, avec une toux sèche qui augmente le soir, la douleur de tête jointe à celle de la poitrine et du dos, avec dépravation de l'organe du goût; le pouls est vibrant et prompt, la respiration irrégulière, &c. &c. Pour la mieux faire connoître, consignons ici l'observation suivante : l'individu qui en est l'objet, étoit âgé d'environ vingt-un ans, d'un tempérament bilieux-sanguin, d'une habitude de corps médiocre, d'une fibre molle, quoique très-exercée, et très-enclin à suer. Il avoit éprouvé des rhumes très-fréquens.

Vers la fin d'août, en 1791, après une marche très-rapide, qui produisit une sueur très-copieuse, il commença à se sentir mal; la fièvre survint avec une douleur de tête qui se manifestoit principalement vers le soir, et duroit toute la nuit. Le matin, le malade suoit, et la douleur se dissipoit. Ce ne fut que le septième jour de cette fièvre qu'il survint une toux sèche : le malade prit de l'huile de graine de lin, et continuoit de vaquer à ses affaires, observant toujours le même genre de vie; mais bientôt les symptômes s'aggravèrent, au point qu'il fut forcé de s'aliter.

Le premier jour que Comparetti le visita, il le trouva avec une toux très-incommode, une respiration laborieuse, une douleur fixe vers le milieu du sternum, une autre plus forte encore aux lombes, avec un pouls fréquent et plein. On pratiqua une saignée du bras; le malade fit usage de l'huile de graine de lin, et d'une boisson d'eau miellée et nitrée.

Le deuxième jour, comme le sang tiré étoit rouge et écumeux, et que le pouls vibroit avec force, le chirurgien ouvrit la veine du pied. Il y eut plusieurs évacuations alvines; l'urine étoit rouge et peu abondante; la fièvre s'exaspéra vers le soir, avec une chaleur incommode, une toux fréquente, et une douleur inégale; et pendant la nuit, qui fut assez inquiète, il y eut un peu de transpiration.

Le troisième jour, il prit la casse avec le tartrite acidule de potasse, qui procura plusieurs déjections de matière liquide; mais la même fièvre persistoit avec une légère rémission; il y avoit une toux incommode et sèche, une sueur inégale.

Le quatrième jour au matin, il prit quatre-vingt-seize grammes (trois onces) d'huile, sans soulagement de la douleur et de la toux. L'huile n'ayant produit aucune évacuation dans le cours de la journée, mais une chaleur très-grande se manifestant, le malade prit, de son propre mouvement, trente-deux grammes (une once) de casse, d'où résultèrent pendant la nuit des évacuations copieuses.

Le cinquième jour, il y avoit un peu de rémission de la fièvre, la toux persistant toujours et revenant très-fréquemment; il n'y eut pas de sueur. On continua l'usage de l'hydromel nitré. La fièvre s'exaspéra le soir; le malade passa une nuit très-inquiète.

Le sixième jour, la toux se calma, la sueur reparoissant de nouveau : le pouls devint très-foible, mol; le malade eut quelques envies de vomir, la diarrée se manifestant de nouveau sans soulagement vers le soir; le changement du pouls et de la toux, et quelques autres symptômes, indiquèrent qu'on devoit recourir le plutôt possible au quinquina.

Dans la matinée du septième jour, il y avoit

une rémission bien remarquable; toute douleur étoit cessée, la toux avoit disparu, l'élévation du ventre étoit modérée. Le malade rendoit des matières liquides et noires; l'urine étoit terne, point de chaleur, une légère moiteur. Mais bientôt après, la fièvre s'éleva avec beaucoup d'oppression à la région précordiale, et embarras à l'estomac; les extrémités se refroidirent, les sens s'affaissèrent, les convulsions les plus fortes se développèrent; le pouls devint petit, fréquent, irrégulier, la peau froide et pâle; la face livide, les yeux saillans et tournés de travers, larmoyans, la bouche étroitement fermée, et quelques attaques de hoquet. On essaya, mais vainement, de faire avaler une mixture cordiale. On fit prendre du quinquina en lavement; on en fit des fomentations sur toutes les parties. Après qu'il eut pris neuf lavemens, il évacua par l'anus; les convulsions se calmèrent, mais l'assoupissement persista.

Le huitième jour, il prit une cuillerée de mixture, faite avec la confection alkermès, dissoute dans l'eau de cerise noire, avec quelques gouttes de liqueur anodyne minérale. Les convulsions cessèrent, le hoquet et l'assoupissement persistant. On continua à administrer des lavemens pendant la journée.

Le neuvième jour, le hoquet devint plus rare, le coma moins profond; quelques excrétions alvines. Même traitement.

Le dixième jour, on avoit donné dix-huit lavemens; on réussit à faire prendre une mixture avec le kermès minéral et le camphre. Ce remède diminua l'assoupissement. On put ensuite administrer quelques doses de quinquina par la bouche.

Le onzième jour, après avoir passé une bonne nuit, le malade se trouvoit le matin dans une meilleure disposition; et le soir, il commença à recouvrer ses facultés intellectuelles; les évacuations s'effectuoient; celles du ventre étoient cependant très-peu copieuses; les mouvemens devinrent libres et faciles. Il passa une bonne nuit.

Le douzième jour, le matin et le soir, il prit le quinquina en poudre, dissous dans l'eau. On lui donna fréquemment des alimens très-nutritifs. Les forces se ranimoient de plus en plus; le pouls prenoit plus de force, devenoit moins mol et plus égal : les excrétions devinrent naturelles.

Le treizième jour, la fièvre cessa, le pouls devint moins fréquent, plus vibrant et parfaitement égal; l'appétit se réveilla. On continua l'usage du quinquina.

Le dix-septième jour, le malade avoit recouvré presque toutes ses forces ; il fit encore usage d'une décoction d'herbes amères.

Le vingtième jour, il reprit toutes ses fonctions ordinaires ; il n'y eut pas de récidive.

La fièvre pernicieuse intermittente catarrhale s'est manifestée à l'hôpital Saint-Louis. Un habitant de la campagne avoit travaillé quelque temps dans une tannerie, non loin de la rivière des Gobelins. Dans l'automne de l'an XI, ayant éprouvé un grand chaud, il rentra chez lui baigné de sueur, et accablé d'un mal-aise inaccoutumé. Il se coucha ; mais pendant la nuit, son sommeil fut constamment interrompu par une douleur de tête très-pesante, et par des quintes de toux, qui gênoient singulièrement chez lui l'exercice de la respiration.

Le lendemain, il est pris d'un violent frisson et d'une toux violente ; pouls tendu, serré ; chaleur excessive, accablante sueur. Comme ce malade avoit d'ailleurs une affection dartreuse dont il étoit affecté depuis long-temps, il est envoyé à l'hôpital Saint-Louis.

Le second jour, céphalalgie lourde et gravative ; corysa, toux fréquente et laborieuse, lypothimies alarmantes, horripilations vagues répandues dans tous les membres, délire, soubresauts, chute rapide des traits de la face, émission involontaire des urines.

Malgré ces symptômes, je voulus m'assurer encore davantage du caractère pernicieux de cette fièvre, et j'osai attendre le paroxysme suivant; mais les accidens furent si graves, que nous faillîmes perdre le malade : douleur au front aussi-tôt que l'accès reparut, angoisses à la région précordiale, respiration douloureuse, sorte de déchirement dans l'intérieur de la poitrine. J'eus recours au quinquina, à la manière de Torti; la plus forte quantité au déclin de l'accès, et ensuite doses successivement décroissantes.

Le paroxysme suivant fut moindre; il y eut un léger assoupissement, mais sans un grand froid, et sans une grande chaleur. La pesanteur de l'estomac, la tension de la poitrine, la toux, &c. subsistoient néanmoins toujours.

Le cinquième et le sixième paroxysmes se passèrent comme le précédent, malgré la continuation du quinquina. Les symptômes se soutenoient, mais à un degré très-inférieur.

Au septième accès, tout s'améliora complètement ; légère somnolence, expectoration facile de crachats, céphalalgie presque nulle; dès-lors diminution de la quantité prescrite de quinquina, qu'on ne donna plus qu'en décoction, en y ajoutant un look d'huiles d'amandes douces et de sirop de gomme arabique.

Dans le courant de l'an onze et même de l'an douze, on a vu souvent des constitutions entières de fièvres, porter leur impression irritante sur la membrane muqueuse de la gorge, des fosses nasales et du poumon : ce phénomène a eu lieu principalement dans les fièvres ataxiques continues, ainsi que nous l'avons observé au sein de l'hôpital Saint-Louis. Or ces fièvres ont tant de rapports avec les intermittentes pernicieuses! Les principaux symptômes que nous remarquions étoient les suivans: surdité complète, rougeur de la face, inflammation légère de la conjonctive, angle interne des yeux retiré vers la racine du nez, convulsions partielles des muscles de la face, pouls petit et fréquent, soubresauts des tendons, délire continuel sans agitation, expectoration laborieuse de mucosités épaissies, langue blanchâtre et enduite d'un sédiment, mais sur-tout écoulement muqueux de l'intérieur des narines, exsudation d'une matière sébacée aux angles des paupières, et quintes de toux pénibles et réitérées, &c. La marche de ces symptômes a été particulièrement suivie par M. Legouas, élève de l'hôpital, qui étudie son art avec un zèle égal à son talent.

ARTICLE XVIII.

Fièvre pernicieuse intermittente ictérique.

XXI. Je ne connoissois point cette variété, dont aucun auteur n'a parlé avec détail. Je dois à M. Gilbert, médecin en chef des armées françaises, d'avoir présenté à mon observation un cas de ce genre très-intéressant. Instruit que je m'étois occupé d'une manière particulière des fièvres pernicieuses intermittentes, il eut la complaisance de m'engager à faire une visite avec lui chez un homme âgé d'environ soixante ans, qui s'étoit rendu à Paris après avoir habité plusieurs mois un pays mal-sain et marécageux. Les paroxysmes se prolongeoient considérablement. La couleur jaune disparoissoit dans les intervalles des paroxysmes de la fièvre. M. Gilbert, dont le talent observateur est connu, administra le quinquina d'après les règles prescrites, et le malade ne tarda pas à se rétablir.

M. Louyer-Villermay, dans une excellente dissertation sur la jaunisse, considérée comme une affection toujours symptomatique et jamais essentielle, a fait voir qu'il n'est point de maladie qui ne puisse se compliquer de ce symptôme; M. Batt, habile médecin de Gênes, avoit déjà fait la même remarque. (Voyez *Memorie della Società medica di emulazione di Genova, etc.*) Il n'est pas étonnant qu'on ait observé la même prédominance dans la fièvre pernicieuse intermittente.

ARTICLE XIX.

Fièvre pernicieuse intermittente exanthématique.

XXII. M. Comparetti donne un exemple de cette fièvre qui mérite d'être conservé. Dans le mois d'octobre de l'an 1789, une dame âgée d'environ vingt-cinq ans, d'un tempérament sanguin, d'une habitude de corps médiocre, nouvellement mariée, éprouva des bâillemens, un sentiment d'horripilation, &c. Il survint une douleur, un resserrement à l'estomac, et quelquefois un vomissement avec soif, des convulsions dans toutes les parties; la peau étoit froide; pâleur, anxiétés irrégulières, soupirs fréquens; enfin, éruption à la peau de taches rougeâtres; ensuite il survenoit une chaleur universelle, qui calmoit la douleur interne et les mouvemens convulsifs.

Le troisième jour, tandis que la fièvre commençoit, Comparetti fut appelé en consultation avec le médecin ordinaire, qui n'avoit connu ni le genre, ni l'espèce de fièvre qu'il avoit à combattre. Il arriva pendant l'attaque spasmodique, à l'époque où la malade se plaignoit de la plus vive douleur, d'un resserrement à l'estomac, d'une inquiétude intérieure, avec anxiété à la région précordiale. Elle avoit le pouls petit, serré, fréquent, la face et les lèvres pâles, la peau froide. On administra aussi-tôt quelques cuillerées d'eau de fleur d'orange, avec la liqueur anodyne, et un peu de diascordium. Lorsque les plus graves symptômes furent calmés, les taches rouges disparurent; le pouls se développa, devint mol, ample et moins fréquent, tout mouvement convulsif ayant cessé. La chaleur augmentant graduellement, ainsi que la chaleur à la face, la sueur parut sur le déclin.

Il survint encore un autre accès, à l'issue duquel on s'empressa de donner le quinquina, qui fit cesser la fièvre le cinquième jour : au quinquina on joignit une décoction de plantes amères. On n'observa pas de rechute.

La fièvre pernicieuse intermittente exanthématique s'est manifestée une fois chez une jeune fille âgée de vingt-deux ans, couturière de profession, qui s'étoit exposée aux émanations de la voirie de Montfaucon. Elle fut transportée à l'hôpital Saint-Louis durant l'automne de l'an x, parce qu'on la crut atteinte du scorbut. Je fus témoin de son second accès : tous les symptômes étoient alarmans ; toute la peau étoit couverte d'une éruption rougeâtre : le pouls étoit petit, inégal ; la respiration étoit, pour ainsi dire, interceptée, et on entendoit un bruit stertoreux. Il y avoit délire, torpeur de la langue ; les extrémités étoient frappées d'un froid glacial : il y avoit des mouvemens convulsifs des tendons. Le frisson avoit été très-prolongé, tout le corps avoit été agité d'un trémoussement extraordinaire. Nous redoutions la mort : cependant la rémission arriva ; nous en profitâmes pour faire prendre à la jeune malade quelques gouttes de teinture de quinquina ; il eût été impossible de faire avaler ce remède sous toute autre forme. On lui fit prendre un clystère de quinquina : effort inutile.

Le lendemain, l'accès anticipa d'une heure avec une intensité plus violente encore que la veille : long frisson ; le pouls s'anéantit, le corps de la malade se couvrit de larges taches d'une teinte violette, la face devint difforme, la respiration s'intercepta, et la malade mourut. Il fut impossible de procéder à l'ouverture du cadavre, parce qu'il avoit été réclamé par les parens, pour les devoirs de la sépulture.....

ARTICLE XX.

De quelques variétés des Fièvres pernicieuses, non encore bien constatées.

XXIII. En compulsant avec soin les différens recueils consacrés aux observations médicales, il seroit aisé d'établir une multitude d'autres variétés de la fièvre pernicieuse intermittente : c'est ce que remarque judicieusement Casimir Medicus, qui avoit principalement éclairé ce point de pratique, et qui en auroit éclairé beaucoup d'autres, s'il avoit cultivé plus long-temps un art auquel il étoit si bien appelé par ses talens. On pourroit donc encore placer dans le tableau que nous venons de présenter à nos lecteurs, la fièvre pernicieuse dont les paroxysmes étoient spécialement caractérisés par des atteintes de paralysie, qui ne se manifestoient que durant les accès (*Molitor, Haller, Dissert. ad morb. hist.*), ainsi que la fièvre double-tierce pernicieuse, dont la goutte-sereine signaloit les divers accès, et observée par M. Vacca-Berlinghieri (*saggio intorno alle principali et più frequenti malattie, etc.*); mais il suffira d'avertir les médecins qu'ils doivent toujours être attentifs à épier ces innombrables métamorphoses. M. Gaillard, médecin de l'hospice des Incurables de Poitiers, a fait parvenir dans le temps à la Société de Médecine de Paris, une observation de fièvre pernicieuse accompagnée d'une contraction spasmodique de l'estomac, et d'une perte de sang qui se continuoit encore, quoique affoiblie dans les temps de l'intermission. La chaleur succédoit au frisson, sans qu'on ait vu diminuer l'intensité des autres symptômes. Le troisième jour de l'invasion de la fièvre, nouveaux frissons, nouveaux vomissemens, nouvelles coliques, augmentation de la perte sanguine, abattement, pâleur, langue blanchâtre, pouls petit, concentré, fréquent, tension et douleur de l'abdomen. La moindre potion rappeloit la contraction de l'estomac et le flux de l'utérus. Pour appaiser cette extrême sensibilité de l'épigastre, application d'un emplâtre thériacal sur la région de l'estomac, forces refocillées avec du vin vieux et de l'eau sucrée. Le quatrième jour, la fièvre reparut encore, et des coliques se manifestèrent : potion composée avec la mélisse, le laudanum liquide de Sydenham, et la liqueur anodyne d'Hoffmann. Le cinquième jour, frissons, coliques intenses; la malade éprouva des vomissemens d'une matière bilieuse, abondante; mais l'hémorragie fut suspendue : addition de deux grains d'opium et d'un peu de vin à l'emplâtre thériacal. Même boisson continuée. Le sixième jour, la malade avoit recouvré ses forces, et on n'observoit plus le moindre symptôme fâcheux; il ne restoit, pour ainsi dire, aucun vestige de fièvre. Pour prévenir l'accès du lendemain, M. Gaillard ordonna à la malade trente-deux grammes (une once) d'écorce du Pérou, partagée en quatre doses. La nuit suivante, léger redoublement. Le septième jour, redoublement plus intense encore, avec des coliques et des vomissemens; mais l'accès ne dura que quatre heures. Le huitième jour, la malade n'eut absolument que de la foiblesse : on continua l'écorce du Pérou jusqu'au douzième jour par doses successivement décroissantes. Rétablissement complet de la malade. M. Gaillard a préparé en quelque sorte l'action médicamenteuse du quinquina, en appaisant le spasme de l'estomac, à l'aide des boissons calmantes.

XXIV. On a eu raison sans doute de contester l'existence de la fièvre pernicieuse intermittente puerpérale, que M. Osiander, savant médecin de Gottingue, dit avoir observée en 1781, et qu'il a voulu désigner sous le titre de *febris puerperalis intermittens perniciosa*. Il suffit de rappeler succinctement les symptômes qu'il décrit, pour prouver, d'une manière invincible, que son assertion est sans aucune sorte de fondement. Cette maladie, dit-il, qui a été aussi deux fois observée par le docteur Stein, se fait reconnoître par les phénomènes suivans : à son début, frissons très-intenses, froid glacial aux pieds et aux mains et le long du dos, tremblemens extraordinaires dans les membres et dans la mâchoire inférieure, pouls petit et d'une extrême fréquence : à ce froid qui se continue quelquefois l'espace d'une heure, succède un chaud violent ; le pouls devient plein sans perdre de sa vîtesse, et enfin une sueur copieuse vient baigner tout le corps de la malade accouchée. Telle étoit à-peu-près la marche de la fièvre que M. Osiander eut occasion de remarquer chez une femme de Cassel, affectée auparavant de rachitis et d'un catarrhe chronique utérin. L'enfantement avoit été très-laborieux, puisqu'on avoit été obligé de recourir au forceps. Cette fièvre se déclara entre le troisième et le quatrième jour après les couches; et sept jours après l'invasion du premier accès, la malade succomba. On procéda à l'ouverture du cadavre. On trouva des traces d'inflammation dans la trompe et l'ovaire de la partie droite de la matrice, tandis que la partie gauche adhéroit à l'intestin rectum et au péritoine. L'ovaire gauche étoit presque totalement détruit, et sa surface étoit couverte de pus. En faut-il davantage pour démontrer que cette affection n'a aucun rapport d'analogie avec les fièvres essentielles dites pernicieuses? Tous les médecins observateurs ne doivent-ils pas la considérer comme une simple fièvre de suppuration, telles qu'on en voit fréquemment dans les hospices? Les prétentions de M. Osiander sont d'autant moins solidement appuyées, qu'il avoue lui-même que le quinquina est de nul effet dans cette espèce de fièvre, et qu'il propose de remédier aux accidens par des moyens mécaniques et opératoires. C'est ainsi, par exemple, qu'il propose de pratiquer une incision au bas-ventre de l'accouchée, à l'endroit même où siége la douleur, pour donner une issue à la matière purulente. On sent combien un pareil moyen est incertain et périlleux.

XXV. Je viens de tracer le tableau des fièvres principales qu'il a paru convenable de distinguer par le symptôme grave et capital qui les accompagne, auquel tous les autres paroissent en quelque manière subordonnés; je ne pense pas qu'on doive les considérer, à l'exemple de Torti, comme formant autant d'espèces, mais plutôt comme de simples variétés de la même affection. La similitude des causes qui les produisent, et des moyens dont on use pour les combattre, suffit pour nous convaincre que leur nature est identique. On sait d'ailleurs, (et le professeur Pinel l'a très-bien remarqué dans sa *Nosographie philosophique*), on sait, dis-je, que les fièvres qui paroissent si différentes au premier aspect, peuvent se succéder l'une à l'autre dans les rechutes qu'éprouvent fréquemment les malades. C'est ainsi que l'on a vu une fièvre pernicieuse intermittente comateuse, efficacement traitée par le quinquina, récidiver en diaphorétique ; et cette dernière remplacer, dans un autre cas, la pernicieuse délirante.

XXVI. Nous croyons utile d'observer que ces variétés nombreuses de la fièvre pernicieuse intermittente, se compliquent dans quelques circonstances, et que deux ou plusieurs symptômes peuvent y prédominer au même degré. Morton, par exemple, donne l'histoire de deux femmes atteintes d'une fièvre pernicieuse, caractérisée à-la-fois par une violente cardialgie et par des sueurs colliquatives. (*Hist. X et XI.*) La dissertation de Lautter renferme divers exemples de cette prédominance de deux, de trois ou de plusieurs symptômes qui se manifestent dans le même temps et au même degré d'intensité. (*Hist. bienn. cas. XII, XIII, XIV, XV, XVI, XXI.*)

ARTICLE XXI.

Fièvres pernicieuses intermittentes qui tendent à devenir continues.

XXVII. Hippocrate est sans contredit le premier qui ait reconnu cette tendance manifeste de certaines intermittentes vers le type de continuité, avec complication de symptômes insolites et pernicieux (1). Torti en a fait une espèce particulière, et il les a désignées sous le nom de *sous-continues malignes*. Il remarque que les symptômes primitifs, tels que la cardialgie, les syncopes, l'affection carotique, &c. s'y montrent sans doute, mais à un degré moins imminent, et qu'ils n'y prédominent jamais au point de pouvoir donner une dénomination particulière à la fièvre. Un de leurs caractères les plus évidens est la durée relative du temps de la vigueur de l'accès, qui est beaucoup plus considérable que celle du temps du début ou de la rémission (2). Quoique ces fièvres mar-

(1) *CholeriCæ affectiones magis in æstate fiunt et febres intermittentes, et quibus horrores accedunt. Hæ quandoque malignæ fiunt, et ad morbos acutos deveniunt. Verum cavere oportet. Popular. lib. 7. Vander-Linden interprete.*

(2) Grimaud, *Cours des Fièvres*, tom. III, pag. 294.

chent et exercent leurs ravages avec moins de célérité que les fièvres pernicieuses purement intermittentes, leurs accidens sont très-sinistres, et elles ne se déclarent presque jamais sans un grand péril, si l'art ne vient à bout d'arrêter leurs progrès.

L'excellent Traité du praticien de Modène contient plusieurs descriptions de la fièvre pernicieuse sous-continue, dont on peut resserrer les détails dans un langage plus laconique et plus précis que celui de cet auteur.

Première observation. La fièvre avoit débuté par un léger frisson. Anticipation de l'accès suivant; accroissement des symptômes, dont le principal étoit un état comateux; stupeur continuelle, réponses vagues et confuses, perte de la mémoire, urine rouge et en petite quantité, vomiturition réitérées, anxiétés à la région de l'estomac, ardeur précordiale, rapprochement successif et rapide des exacerbations.

Deuxième observation. Intus-susception des paroxysmes, pouls petit et déprimé, langue aride et scabreuse, sans aucune envie de boire; urine ténue, lésion des facultés de l'esprit. Le troisième jour, le malade sortit de son lit et se coucha par terre, où il fut trouvé sommeillant, cette position lui ayant paru agréable.

Le quatrième jour, s'étant levé pour aller à la selle, même accident, qui se répéta ensuite plusieurs fois durant le cours de la maladie. D'ailleurs, amaigrissement rapide de la face, joint à plusieurs autres signes, qui annonçoient que la fièvre prenoit un caractère aigu.

Troisième observation. Double-tierce très-intense; accès sub-intrans, délire grave et prédominant, n'existant pas dans le temps de la rémission; soif, sécheresse de la langue, agitation, chaleur des entrailles, urines rouges et en petite quantité, insomnies et autres symptômes qui démontroient une véritable convergence de la fièvre vers le type de continuité.

Quatrième observation. Etat analogue au précédent, langue aride et âpre, sous-délire, respiration anhéleuse, limpidité des urines, affection grave de la tête, jetant le malade dans la stupeur; tremblemens des mains, oppression de tout le systême nerveux, &c. chez un homme avancé en âge, et considérablement affoibli par des maladies antérieures.

Cinquième observation. Symptômes ordinaires. La fièvre ne commença à devenir aiguë que dans le temps de son augmentation.

Sixième observation. Symptômes ordinaires. La fièvre tendoit à la continuité dès son début.

Septième observation. Lipothymies fréquentes, avec une douleur vive à l'estomac, une prostration considérable des forces, une grande dépression du pouls; plaintes, gémissemens, spasmes, sueurs froides, oblitération de la faculté mémorative, &c.

Huitième observation. Double-tierce très-grave chez une femme parvenue au quatrième mois de la gestation, sueurs colliquatives qui n'étoient suivies d'aucun soulagement; affaissement extrême, urines flamboyantes, et en petite quantité, &c.

XXVIII. D'après le tableau de ces fièvres, presque toujours remarquables par la co-existence d'un symptôme majeur et prédominant, il est facile de juger que la division que Torti a voulu faire des fièvres pernicieuses *in comitatas* et *in solitarias*, est plus imposante que solide, ou que du moins elle n'est point applicable à tous les cas. Cette tendance des intermittentes pernicieuses vers le type continu, est un simple accident qui ne peut absolument servir de base à aucune vraie distinction, quoiqu'il apporte nécessairement des modifications dans les procédés curatifs.

ARTICLE XXII.

Fièvres pernicieuses intermittentes épidémiques.

XXIX. Nous n'aurions donné qu'une histoire bien imparfaite des fièvres intermittentes pernicieuses, si nous nous bornions à les décrire telles qu'on les voit régner sporadiquement dans les saisons et les circonstances favorables à leur développement, chez des individus soumis plus ou moins long-temps à des influences sédatives. Mais ces fièvres se montrent avec un appareil de symptômes plus meurtriers encore, lorsqu'à la suite de causes graves et extraordinaires elles surviennent épidémiquement dans les constitutions médicales. Alors même elles se compliquent le plus fréquemment, ou d'une affection particulière des premières voies, ou de quelques-uns des accidens qui sont essentiellement propres aux rémittentes adynamiques. Le professeur Fouquet fait mention d'une fièvre rémittente pernicieuse qui parut à Batavia avec un tel caractère de férocité, que les malades, saisis subitement du délire, succomboient le plus communément dès le premier accès, et toujours avant le quatrième. Les moindres blessures ou égratignures se convertissoient en ulcères putrides avec une étonnante rapidité (1).

Nous devons nous proposer ici comme un modèle de vérité et de précision, le tableau des tierces pernicieuses, tracé par l'immortel Lancisi, et qui infestèrent plusieurs faubourgs de Rome en 1695 (2). Le cinquième jour, elles convergeoient vers le type continu; le septième ou le onzième, les malades mouroient; peu prolongeoient leur vie jusqu'au quatorzième, à moins que la maladie ne se convertît chez quelques-uns en fièvre chronique ou en un flux dyssentérique, qui duroit ensuite tout l'automne, ou même l'hiver. Le visage de ceux qui en étoient affectés devenoit d'abord jaunâtre; ils éprouvoient des dégoûts et des douleurs gravatives à la tête; ensuite grand frisson avec éructation de matières aqueuses et d'une bile dégénérée et de diverses couleurs. Les malades rendoient quelquefois de petits vers par la bouche; enfin, chaleur et altération considérables.

Souvent la fièvre avoit une telle rémission après deux paroxysmes caractérisés par des

(1) Consultez les notes qu'il a ajoutées aux Mémoires de Lind, sur les Fièvres et la Contagion.

(2) *De nox. palud. effluv. lib. 2.*

sueurs abondantes, que les malades se croyant à l'abri de tout danger, non-seulement se levoient le quatrième jour, mais commençoient à sortir de leur maison. Durant ce temps néanmoins les urines étoient safranées, épaisses, troublées, la fièvre reparoissoit le cinquième jour avec de grandes anxiétés dans la région précordiale, de manière que son caractère pernicieux étoit de toute évidence; la langue d'ailleurs étoit aride et noirâtre, le pouls varioit : il étoit souvent petit et inégal. Les membres refroidis étoient agités de mouvemens convulsifs, éruptions livides sur la peau, face cadavéreuse, défaillances fréquentes, délire, ventre tendu et tuméfié, selles fétides et d'un pâle bilieux, souvent sanguinolentes, contenant des vers morts dans le commencement de la maladie; enfin, grave assoupissement, sueurs froides, urines limpides : gonflement des parotides. Les malades succomboient le septième ou le neuvième jour; ils alloient rarement jusqu'au douzième, avant qu'on eût trouvé le remède propre à combattre les accidens qui se manifestoient.

L'ouverture des cadavres fit voir de grands désordres dans les viscères de l'abdomen, qui étoient presque tous livides; le foie étoit d'un brun très-obscur, la bile cystique étoit noire, les intestins, sphacelés de toutes parts, contenoient des excrémens très-fétides, et une grande quantité de vers. On y appercevoit çà et là quelques taches noirâtres circulaires, dans le centre desquelles on croyoit distinguer les traces des érosions produites par ces vers, &c.

Lancisi a décrit une deuxième épidémie de fièvres pernicieuses intermittentes qui dura plusieurs années; elles prenoient également le type des tierces : leur invasion commençoit par un frisson et une sueur très-abondante; elles observoient une intermission très-décidée dans les premiers temps; elles dégénéroient néanmoins en continues vers le septième jour, et causoient la mort à beaucoup de malades. Il se manifestoit depuis leur commencement des vomissemens bilieux et des déjections abondantes; douleurs de tête et de lombes, cardialgies; tension des hypocondres et tranchées, ce que Lancisi regardoit comme l'indice de la présence des vers. Quoique ces fièvres gardassent à-peu-près la même marche, la chaleur alloit en augmentant, et la sueur diminuoit; l'affoiblisement étoit ensuite si considérable, que les malades, totalement refroidis, mouroient le cinquième ou le septième jour.

On peut rapprocher de ces constitutions épidémiques de Lancisi, celle qui a régné à Turin en 1720, et que Richa a si bien décrite (1). Cette dernière présente aussi les effets funestes de cette convergence de la fièvre pernicieuse intermittente vers la continuité. Le danger étoit d'autant plus à redouter, que cette convergence avoit lieu plus tard. Certains malades étoient en proie à des douleurs de tête intolérables; d'autres se plaignoient des chaleurs vives et des lassitudes qu'ils éprouvoient dans tout le corps. Les uns étoient dévorés par la soif, et continuellement tourmentés par des insomnies; plusieurs étoient accablés par un assoupissement profond et insurmontable, &c. Il y avoit une éruption de pétéchies qui se faisoit le quatrième ou le septième jour; on les appercevoit d'abord sur le dos, le col et la poitrine, et elles s'étendoient ensuite aux extrémités, jusqu'aux ongles des pieds. On remarqua que peu de malades affectés de ces taches dès les premiers jours, échappèrent à la fièvre. Un soldat qui en avoit été atteint le troisième jour, mourut presque soudainement.

Ce qu'il y eut d'intéressant à remarquer, c'est que les déjections de diverse nature, qui, dans la plupart des ataxiques sporadiques,

(1) *Thom. Sydenh. op. tom. II, fol. 381.*

augmentent avec la violence de la fièvre, marchoient en sens inverse, et alternoient avec elle dans un cas observé par Richa. Sur la fin de cette affection, qui avoit le type de double-tierce, le malade rendoit tous les jours par les selles une quantité prodigieuse d'un sang féculent et noir, ce qui étoit suivi d'un mieux réel dans son état.

Le célèbre Ramazzini dit également avoir vu à Modène des constitutions où les tierces, qu'il nomme *malignes*, d'après beaucoup d'auteurs, s'établissoient avec la plus grave intensité (1). Vers le quatrième ou cinquième accès, le froid étoit si vif, que les malades finissoient par ne plus se réchauffer; tout le corps étoit comme glacé; le pouls étoit concentré, et la mort ne tardoit pas à survenir.

L'histoire des maladies de Breslaw contient deux descriptions de ces fièvres, non moins bien circonstanciées (2). L'intermission, qui étoit d'abord assez apparente, cessoit ensuite d'être distincte pour se manifester de nouveau après quelques jours; quoiqu'elles fussent le plus souvent tierces, elles prirent quelquefois le type des quartes. La langue étoit couverte

(1) *De abus. chinæ-chinæ dissert.*

(2) *Hist. morb. uratisl.* Ann. M. DCIXX et M. DCCII.

d'une mucosité visqueuse; quelques malades vomissoient, d'autres tentoient des efforts inutiles pour rejeter les matières contenues dans l'estomac. Les premiers tomboient en syncope au moindre mouvement; les autres étoient en proie aux plus violentes cardialgies. D'ailleurs, dégoûts, soif peu considérable, céphalalgies atroces, insomnies opiniâtres, urine naturelle dans le commencement, ensuite rouge et trouble; constipation, anxiétés incroyables, &c.

Lautter a très-bien décrit les fièvres pernicieuses intermittentes épidémiques, et déjà nous avons eu occasion de citer plusieurs observations très-remarquables de cet auteur. Ces fièvres, qui avoient régné à Luxembourg dans l'automne de 1759, renaquirent au mois de mars de l'an 1760. Le médecin illustre dont nous parlons fut lui-même frappé d'une tierce très-grave, qui simuloit la continue dans son principe, et dont on peut voir les détails dans son excellente relation: (*Hist. medic. Bienn. morbor. rural., etc.*) Il n'est pas inutile de remarquer que les rechutes furent sur-tout très-fréquentes durant cette deuxième année, et que peu de malades en furent exempts. Elles avoient principalement lieu chez les femmes enceintes, et non sans danger de perdre la vie.

Ainsi on vit une dame, âgée de vingt ans, au cinquième mois de sa grossesse, être saisie d'une fièvre tierce, dont les symptômes furent très-violens. Elle fut guérie par trente-deux grammes (une once) de quinquina, pris sous forme d'électuaire. C'étoit au milieu du mois de juin. Trois semaines après, sans cause apparente, elle est de nouveau attaquée, et de nouveau guérie. Au commencement d'août elle retombe encore : cette fois-ci les accidens étoient légers, et disparurent par les plus simples préparations. Peu de jours après la fièvre renaît, augmente de force, et dégénère en une double-tierce rémittente. (La femme étoit alors au huitième mois de sa gestation.) Les paroxysmes, qui débutoient par un frisson à peine remarquable, étoient suivis d'une chaleur plus vive que celle qui se manifeste dans les fièvres les plus aiguës. La douleur de tête étoit énorme, la pointe de la langue étoit aride et brûlante, la soif étoit inextinguible : elle éprouvoit une ardeur excessive à l'hipogastre, et des douleurs vives au voisinage de l'utérus; le fétus étoit dans une forte et continuelle agitation, en sorte qu'on craignoit que la malade n'accouchât avant terme. Ce qu'il y avoit de plus funeste, c'est que, les paroxysmes anticipant l'un sur l'autre, l'intervalle qui constituoit la rémission devint presque nul. Lautter, appelé au temps du premier accès, trouvant la respiration de la malade excessivement gênée, le pouls très-dur, fit tirer du sang de la veine du bras; il fit appliquer sur le ventre un cataplasme émollient, et les synapismes à la plante des pieds; il administra une boisson rafraîchissante, et appaisa ainsi la férocité des symptômes. Il ordonna ensuite qu'on donnât le quinquina sous forme d'électuaire durant la rémission. Mais comme la malade ne pouvoit l'avaler de cette manière, un autre paroxysme non moins violent se manifesta; on administra une mixture de quinquina, à la dose d'environ vingt-quatre grammes (six gros); les accès diminuèrent d'intensité, et disparurent enfin par l'emploi réitéré de ce médicament. En peu de jours cette femme eut entièrement recouvré ses forces, et elle accoucha au temps marqué d'une fille très-bien portante.

Ces fièvres, que Lautter crut pouvoir caractériser du nom de *malignes*, furent en grand nombre cette année; elles différoient des précédentes relativement à leur début, aux symptômes qui les accompagnoient, et aux affections qu'elles simuloient; le frisson, qui d'abord étoit très-court, se convertit ensuite en un froid rigide et véhément, en sorte que le tronc du corps restoit immobile pendant plusieurs heures, et qu'on avoit continuellement besoin de le ranimer par des fomentations et l'application des linges chauds; quelquefois les extrémités inférieures étoient glacées jusqu'au gras des jambes, et les extrémités supérieures jusqu'au carpe, tandis que le reste de ces parties se trouvoit dans un état agréable de chaleur (*Casus XIII*).

Les symptômes pernicieux qui accompagnoient ces fièvres étoient de grandes anxiétés à la région précordiale, des oppressions douloureuses de poitrine, des nausées continuelles et très-incommodes, la réjection laborieuse d'une bile jaunâtre et porracée, des vomissemens d'un sang grumelé, de violens mouvemens hystériques et convulsifs, une cardialgie véhémente qui conduisoit à la défaillance, et ensuite à une vraie syncope, augmentant et diminuant avec l'accès, ce qui avoit lieu aussi pour les autres symptômes.

Le pouls, dans le début de l'accès, étoit foible, petit, inégal, presque nul durant la lipothymie et la syncope; dans la vigueur du paroxysme et lorsqu'il n'y avoit plus de défaillances, il devenoit rapide et serré; chez quelques malades, il étoit fort et plein; dans le temps de la rémission, il acquéroit de la mollesse et de la flaccidité.

Par la même raison, la respiration étoit tantôt courte, rapide, élevée, et manquoit pour ainsi dire; tantôt elle étoit laborieuse, fréquente, anhéleuse.

Quelques-uns des malades avoient un délire féroce, d'autres un délire tranquille, certains avoient la carpologie; plusieurs, plongés dans une sorte de stupeur, pouvoient à peine répondre aux questions qu'on leur adressoit; ils balbutioient, hésitoient dans leurs discours, s'arrêtoient au milieu d'une phrase; on en voyoit qui, profondément plongés dans un état comateux, n'ouvroient les yeux que lorsqu'on les agitoit, ou qu'on les appeloit à très-haute voix.

Les forces étoient dans un tel état de prostration après un petit nombre d'accès, que les malades pouvoient à peine se mouvoir dans leur lit. Leurs yeux étoient tristes et troublés, leur face vultueuse et livide. Il se manifestoit au début des paroxysmes, des sueurs abondantes et froides, et quelquefois des exanthêmes sur la fin de ces mêmes exacerbations.

Il paroît, dit Lautter, que les fièvres pernicieuses de la première année de l'épidémie, étoient spécialement aiguës et inflammatoires, et que celles de la seconde année prenoient le masque des affections éminemment septiques et malignes ; toutes se rapprochoient par leur caractère le plus essentiel, qui étoit d'être intermittentes, et de ne céder absolument qu'à l'action du quinquina. Les remèdes secondaires exigèrent néanmoins quelque différence. La saignée qui, dans la première année de l'épidémie, dut nécessairement être pratiquée, ne put être employée dans la seconde. Les analeptiques, les cardiaques, les stimulans, furent substitués aux anti-phlogistiques, &c.

A ces différentes relations sur les fièvres pernicieuses épidémiques, je joindrai quelques détails historiques sur celles qui ont régné à Pithiviers, dans le département du Loiret, et dont j'ai déjà eu occasion de faire mention. Ces fièvres ne pouvoient manquer d'être bien connues ; à l'époque où elles se manifestèrent, l'Ecole de Médecine de Paris y envoya l'élite de ses élèves. Ces jeunes médecins, déjà mûrs dans l'art d'observer, dirigés d'ailleurs par les lumières des professeurs Desgenettes et Duméril, firent des recherches exactes sur les causes, sur la nature et les effets de l'épidémie ; mais avant leur arrivée, M. Lanoix, qui honore ce département par l'excellence de sa pratique, avoit déployé un zèle digne des plus grands éloges.

Ce fut vers la fin de thermidor de l'an dix, que des fièvres intermittentes, en apparence bénignes, se manifestèrent dans plusieurs communes de l'arrondissement de Pithiviers. Elles se propagèrent bientôt avec une effrayante rapidité : elles attaquèrent, dans l'espace d'un mois, la moitié de la population des bourgs et villages situés sur les bords de la rivière de l'Essone. Tant qu'elles conservèrent le caractère des fièvres intermittentes simples, on ne fut frappé que de la multiplicité des individus atteints; mais lorsqu'on vit qu'elles devenoient meurtrières, on réclama des secours de toutes parts.

La voix publique désignoit comme les principaux foyers de l'épidémie, les faubourgs situés à l'est et au sud de la ville de Pithiviers. Jamais un spectacle aussi affligeant n'avoit attristé les regards ; chaque maison sembloit métamorphosée en hôpital. Tout ce que la douleur et l'indigence peuvent offrir de plus affreux se trouvoit réuni dans ces habitations : adultes, vieillards, femmes, enfans, la fièvre dévoroit tout sans distinction. Le pauvre, abandonné à sa position déplorable, n'avoit pour soulagement à tant de maux, que de mauvais médicamens, plus dangereux qu'utiles, et une nourriture modique et mal-saine.

Dans l'intérieur de la ville, la consternation étoit générale; la rapidité avec laquelle l'épidémie se propageoit, la mort inattendue d'un grand nombre de vieillards et d'enfans, de quelques chefs de famille, de plusieurs femmes enceintes, avoient répandu une alarme d'autant plus grande, que chaque jour amenoit encore des malheurs nouveaux.

Ces fièvres étoient essentiellement intermittentes; en général, les types tierce et double-tierce dominoient. Les types quotidien et quartenaire étoient moins communs. Ces divers types offroient, dans un grand nombre d'individus, une foule de variétés, relatives à la durée des paroxysmes, à leur retour, &c. Toutes ces fièvres se prononçoient avec un caractère frappant de débilité : un seul accès de fièvre terrassoit l'homme le plus robuste, et ne lui permettoit plus de quitter le lit. L'intermission de la fièvre ne rétablissoit pas les forces, et les fiévreux étoient d'autant plus foibles, que les fonctions digestives étoient le plus souvent nulles, même avant l'invasion de la fièvre, et long-temps après sa disparition. Deux symptômes généraux étoient encore remarquables pendant la durée des paroxysmes; c'étoient des céphalalgies horribles et des douleurs abdominales qui ne cessoient même pas toujours avec l'accès, et qui tourmentoient encore les malades dans les courts instans de l'apyrexie. En général, ces fièvres épidémiques avoient une grande tendance à changer promptement de type, et à devenir tour-à-tour rémittentes, continues bilieuses et pernicieuses continues.

Relativement à la dégénération des intermittentes en continues, on observa que chez le plus grand nombre des malades, les derniers accès se prononçoient sans frisson marqué; les malades éprouvoient uniquement un froid léger : ce symptôme annonçoit presque toujours le changement des intermittentes en continues. Quelquefois l'accès, au lieu de douze ou quinze heures, duroit trente-six heures, et toute apyrexie s'effaçoit.

Telles étoient en général les dégénérations des fièvres régnantes; mais la nature la plus grave de ces fièvres se trouvoit dans les intermittentes pernicieuses : tantôt leur invasion étoit subite; tantôt ces symptômes pernicieux se manifestoient après quelques symptômes de fièvres intermittentes bénignes, ou pendant la convalescence de ces fièvres, tout-à-coup ces malades étoient frappés d'un frisson violent : bientôt perte de connoissance, aphonie, figure le plus généralement livide, déglutition difficile, respiration ronflante, pouls plein et irrégulier; quelquefois soubresauts dans les tendons, urine rare ou limpide, anxiétés, soupirs profonds, insensibilité générale, anéantissement des forces. Les accès duroient quinze ou dix-huit heures. A la fin de l'accès, recouvrement de l'usage des sens, respiration moins stertoreuse, pouls plus régulier et plus foible, urines abondantes et sédimenteuses, parole foible, ignorance absolue de ce qui s'étoit passé durant l'accès; accablement extrême, apyrexie pendant dix ou douze heures plus ou moins.

La cause essentiellement productrice de tous ces ravages, paroît devoir être rapportée à la production des miasmes marécageux qui enveloppèrent pendant près de quatre mois l'atmosphère de Pithiviers et des communes situées sur les bords de l'Essone. Cette rivière fut sujette, durant le cours de l'an x, à une inondation extraordinaire, telle que les prairies qui bordent son lit, étoient couvertes d'eau. Les eaux stagnantes, qui ont formé un marais accidentel, dont les miasmes ont été développés par les chaleurs brûlantes de l'été, suffisent donc pour rendre compte de l'origine des fièvres épidémiques qui ont désolé si longtemps ce malheureux pays. Les fastes de l'humanité et la voix de la reconnoissance nationale, doivent consacrer à jamais le nom de mademoiselle de Neufcarre, dont les soins si compatissans et si généreux contribuèrent à adoucir les horreurs de cet horrible fléau. L'éloge de cette femme vertueuse s'associe naturellement à celui de M. Maret, préfet du département, qui, au sein de ces calamités publiques, déploya tant de zèle, tant de lumières et tant de philanthropie !

On a vu pareillement les fièvres intermittentes pernicieuses sévir, avec une extrême férocité, durant le cours des épidémies qui ravagèrent les environs d'Abbeville pendant les années VIII, IX, X et XI de la république française. M. Boullon, qui les a décrites avec beaucoup d'exactitude, observe que le symptôme le plus commun qui les caractérisoit étoit la léthargie. Il ajoute que certains malades étoient en proie, dans leurs paroxysmes, à des convulsions, des vomissemens bilieux, des flux dyssentériques, des délires furieux ou paisibles; mais le phénomène qu'il remarqua d'une manière particulière, fut une éruption partielle cutanée, souvent pâle ou noirâtre, qui signaloit les accès de la fièvre, et qui étoit presque toujours accompagnée d'un développement extraordinaire de vers dans le conduit intestinal.

C'est encore dans les ouvrages de Cleghorn (1),

---

(1) *Observations on the epidemical diseases of Minorca.*

de Sarcone (1), et de quelques autres observateurs non moins recommandables, que les praticiens doivent méditer sur le génie propre des épidémies relatives aux fièvres dont nous traitons. C'est en rapprochant et en comparant leurs relations fidelles, qu'ils apprendront que rien n'agrandit autant les vues pratiques de l'art, que d'unir, à l'exemple d'Hippocrate, la science des lieux à celle des maladies, de balancer sans cesse les influences et les effets, les ressources et les moyens employés.

XXX. On doit présumer qu'il est certaines constitutions médicales propres à produire de préférence telle ou telle variété de la fièvre pernicieuse intermittente ; et de longues recherches à ce sujet seroient aussi utiles que curieuses. Leroy observe que les tierces cholériques furent épidémiques à Montpellier dans l'automne de 1765 (*Mémoire sur les fièvres aiguës*). Sydenham avoit aussi remarqué des épidémies où prédominoient les intermittentes carotiques (*Epist. ad Rob. Brady*). Il est du reste probable que le plus communément c'est le genre de tempérament propre à chaque individu, ou la débilité relative des systêmes organiques, qui portent spécialement l'action

(1) *Istoria ragionata de mali osservati in Napoli.*

de la fièvre vers une partie déterminée du corps, et qui décident ainsi ou une pernicieuse cholérique, ou une pernicieuse cardialgique, ou une pernicieuse comateuse, &c.

XXXI. Il est difficile de s'assurer si les symptômes particuliers qui prédominent ainsi dans les pernicieuses intermittentes, sporadiques ou épidémiques, sont essentiels à la maladie, ou s'ils y surviennent d'une manière purement accidentelle. Torti recommande d'examiner avec soin s'ils suivent exactement le période de la fièvre, s'ils arrivent et s'éclipsent avec elle. Je pense que cette considération est insuffisante, et qu'il faut en outre faire une attention sérieuse à l'état antérieur et aux affections habituelles du malade. Il peut arriver en effet que les traces d'une irritation ancienne soient uniquement renouvelées par le paroxysme, et que les phénomènes morbifiques qui en résultent, s'exprimant alors avec plus d'intensité, cessent néanmoins de se manifester aussi-tôt que le paroxysme est fini, et que le systême vivant n'est plus dans le même état d'excitation. Cette remarque, généralement trop négligée par les médecins, me paroît propre à faire éviter une multitude d'erreurs dans le choix et l'application des procédés curatifs.

XXXII. Il est une vérité annoncée par Senac,

et qui résulte nécessairement ici de la contemplation des fièvres pernicieuses intermittentes; c'est que, dans les maladies aiguës, le trouble extrême des fonctions organiques, les douleurs qui se manifestent dans tel ou tel viscère de l'économie, n'annoncent pas toujours une inflammation des parties qui en sont le siége; car dans les fièvres larvées ou intermittentes pernicieuses, les malades paroissent tantôt furieux et frénétiques, tantôt ils éprouvent tous les accidens de la péripneumonie ou de la pleurésie; tantôt l'action de l'estomac et des intestins est entièrement bouleversée, &c. En un mot, le péril paroît souvent aussi grand que dans une forte inflammation, dans une plaie considérable, ou dans une atteinte grave portée au principe de la vie; et cependant tous ces symptômes qui nous semblent si redoutables, disparoissent d'ordinaire dans un très-court espace de temps; ces effets doivent être soigneusement observés dans la pratique de la médecine, afin d'éviter les plus funestes erreurs (1).

XXXIII. Une autre vérité non moins importante, c'est que les intermittentes pernicieuses participent constamment du caractère des autres maladies régnantes. C'est ainsi

(1) *De nat. febr. recond. cap. 6.*

que, selon la remarque de Lautter, les fièvres observées à Luxembourg en 1759, portoient essentiellement l'empreinte des affections inflammatoires ; elles s'accompagnoient d'une chaleur vive et mordicante. La peau et la langue étoient dans un état de sécheresse; le paroxysme, à son déclin, ne présentoit ni sueur, ni moiteur; les malades étoient en proie à une soif inextinguible, à des douleurs pleurétiques très-intenses, au délire; le pouls étoit dur et fort, la respiration pénible; la saignée étoit indiquée, et le sang tiré de la veine se couvroit d'une croûte blanchâtre ; les autres moyens anti-phlogistiques n'étoient pas moins convenables. Mais l'année suivante (en 1760), les fièvres pernicieuses intermittentes avoient spécialement le génie de celles putrides ou adynamiques, ce dont il étoit aisé de se convaincre par la grande prostration des forces, les défaillances fréquentes, les oppressions, les anxiétés à la région précordiale, les sueurs qui se manifestoient au début des accès, la froideur des membres, &c. La face étoit livide et énormément changée, le pouls étoit petit, contracté, inégal, &c. La cure de la fièvre s'opéroit par les fortifians et les cordiaux (1).

(1) *Hist. medic. bienn. morb. rural. &c.*

CHAPITRE II.

Considérations sur la nature des fièvres pernicieuses.

XXXV. Pour bien approfondir la nature des fièvres pernicieuses, il importe de les considérer successivement sous le rapport de leur type ; sous le rapport des symptômes propres qui les constituent, et dont la théorie doit être éclairée par les connoissances physiologiques modernes ; sous le point de vue du rang qu'elles doivent occuper dans les cadres nosologiques ; de leur mode d'invasion ; de leurs rechutes, &c. il importe enfin d'apprécier comme il convient les points d'analogie ou de dissemblance qui les rapprochent ou les éloignent des autres fièvres, ainsi que leurs complications réciproques.

ARTICLE PREMIER.

Du type le plus ordinaire des fièvres pernicieuses.

XXXVI. Le type intermittent que nous assignons à ces fièvres, est-il véritablement celui qu'elles affectent le plus fréquemment? Quelques auteurs sans doute les ont regardées comme étant presque toujours rémittentes. La marche obscure et irrégulière des paroxysmes dans un grand nombre de cas, empêche de déterminer, d'une manière positive, jusqu'à quel point l'assertion de ces auteurs est fondée. On peut assurer pourtant qu'ils sont tombés dans de fréquentes méprises, et que leur doctrine a été trop généralisée : car, ainsi que l'ont observé avec beaucoup de raison Sydenham et Torti, certains effets de la fièvre subsistent souvent, lorsque la fièvre ne subsiste plus. Il n'est pas rare de voir les malades anéantis en quelque sorte par les fatigues qu'ils ont essuyées, rester froids avec un pouls fréquent, petit, irrégulier, &c. sans qu'on doive considérer ces accidens comme une extension de paroxysme.

XXXVII. Une solution complète de ce problême n'apporteroit, du reste, aucun changement notable dans les principes qui dirigent le traitement des affections dont il s'agit. Des praticiens instruits ont parfaitement démontré l'analogie qui existe entre les fièvres intermittentes et les rémittentes, et ils ont fait voir que leur différence essentielle ne consiste que dans la plus ou moins grande activité de la cause identique qui les produit (1).

(1) Conférez le Mémoire du professeur Baumes sur

XXXVIII. L'observation a prouvé que les fièvres intermittentes marquées par des symptômes pernicieux, suivent d'ordinaire le période tierce; on trouve néanmoins dans les recueils des maîtres de l'art, beaucoup d'exemples qui constatent qu'elles peuvent affecter d'autres types. Bianchi a parlé d'une constitution remarquable par quelques fièvres quartes qui dégénéroient en continues, avec les caractères les plus funestes (1). Horstius cite pareillement l'histoire d'une fièvre semblable chez un individu âgé de cinquante ans, robuste et d'une vie habituellement sédentaire. Le pouls étoit rare, lent et inégal; il se manifestoit des coliques et des vomissemens, &c. (2). On a

---

l'emploi du quinquina dans les fièvres rémittentes; et la Dissertation latine d'Aurivill sur les fièvres intermittentes malignes : *Qui ad morborum autem veram sub artis exercitio elucentem affinitatem, magis attenderit, intermittentis præferet nomen, aut remittentis saltem approbato nomine, distinctum rejiciet genus.*

(1) *Hist. hepat. pars tert. fol 751.* Voyez aussi *Forestus, l. 4, observ.* XXXIX.

(2) *Observ. medic. singul. lib. 1, de febr. observ.* XII. Voyez encore Torti, *Therap. spec. lib. 3, cap.* VI. Lautter, *Hist. medic. bienn. rural. fol. 155.* Charles Pison, *Select. observ. et consil. &c. fol. 447.*

vu une intermittente syncopale avec le type quotidien (1).

ARTICLE II.

Applications physiologiques à la théorie des symptômes qui caractérisent les fièvres pernicieuses.

XXXIX. Les médecins, frappés de l'anomalie et de l'étonnante variété des symptômes dont s'accompagne la fièvre pernicieuse intermittente, ont cherché dans tous les temps à les ramener à des théories physiologiques. C'est ainsi, par exemple, que le célèbre praticien de Modène les rapporte à deux états très-distincts de l'économie vivante, celui de la *colliquation* et celui de la *coagulation*. Le premier état comprend la cholérique ou dyssentérique, l'hépatique, la cardialgique, la diaphorétique et la syncopale; le deuxième comprend l'algide et la soporeuse. Grimaud, accommodant ces idées de Torti à une autre hypothèse, a considéré ces mêmes symptômes comme dépendant les uns d'un état dominant de condensation ou de spasme, les autres d'un état d'expansion ou d'atonie.

(1) *Madai. Abdandlung von den Wechselfiebern.* §. 157.

Baldinger, au contraire, abjurant tout esprit de systême et s'éclairant des découvertes modernes, avoit envisagé les symptômes par lesquels s'exprime la malignité dans les fièvres, comme des lésions plus ou moins profondes des principales facultés de la force vitale (1). Nous marcherons sur les traces de cet auteur, et étendant ses idées, nous appliquerons sa méthode à l'étude des phénomènes dont se composent les pernicieuses intermittentes.

XL. Adoptant pour cet objet les divisions établies par le professeur Chaussier (2), nous considérerons les spasmes, les convulsions, les soubresauts, les tremblemens, le hoquet, le pouls fréquent, tendu ou contracté, mol

---

(1) *Opuscula medica.*

(2) Table synoptique des propriétés caractéristiques et des principaux phénomènes de la force vitale. M. Double, jeune médecin très-distingué, a aussi rappelé depuis peu l'attention des praticiens à l'étude des forces vitales, considérées dans l'état pathologique, dans un mémoire lu à la Société de Médecine de Paris. Son travail est, sans contredit, une des meilleures applications que l'on ait pu faire des notions acquises par les progrès de la physiologie moderne. Il n'a pas seulement lié en corps de doctrine les considérations éparses sur un sujet aussi intéressant, il a offert des apperçus nouveaux, qui jettent une véritable lumière sur le diagnostic et le pronostic des maladies.

ou développé, la respiration précipitée ou rare et stertoreuse, l'occlusion des paupières, le coucher en supination, les taches noires, les gangrènes, &c.; la paralysie des membres, et sur-tout des sphincters, comme le produit d'une augmentation ou d'une diminution excessive des principaux modes de la motilité; les insomnies, le délire, la stupeur de l'ame, l'affoiblissement de la mémoire, les défaillances, les douleurs cardialgiques, l'oblitération de la vue, de l'odorat, de l'ouïe, &c. comme des atteintes graves portées à la sensibilité. Enfin, les altérations diverses de la caloricité animale, se montrent évidemment par ce froid glacial qui caractérise l'algide pernicieuse; par cette ardeur brûlante de l'estomac, ainsi que par cette chaleur âcre et mordicante qui s'observe dans d'autres variétés de la pernicieuse intermittente. Pour mieux se convaincre de la possibilité et des avantages de cette application de la physiologie à la contemplation des maladies (que je me contente d'indiquer), qu'on examine ce qui se passe dans les fièvres syncopales. Ici les phénomènes de la motilité, de la sensibilité et de la caloricité, semblent se suspendre à la fois. La chute de la tonicité se reconnoît à l'état souple et flasque de la peau; l'altération de la myotilité à la flexibilité des articulations, à l'interruption spontanée et générale du mouvement de tous les membres, &c. En troisième lieu, la faculté de percevoir les objets est nulle et comme ensevelie sous une multitude de résistances. Enfin, la surface extérieure du corps se couvrant d'une sueur visqueuse, se refroidit plus ou moins (1), &c. C'est ainsi que la méthode analytique apprend à distinguer les altérations de la puissance motrice des altérations de la puissance sensible, et qu'il suffit pour cela de jeter un coup d'œil sur la série des divers phénomènes qui se manifestent.

XLI. Pour peu qu'on médite sur les autres variétés de la fièvre pernicieuse intermittente, on verra que leurs symptômes prédominans tiennent également à une lésion plus ou moins profonde des systêmes moteur et sensitif. Les déjections fréquentes de diverse nature qui s'observent dans la cholérique et l'hépatique,

---

(1) *Syncope affici dicuntur, qui variis ex causis, tum externis tum internis subito concidunt; cum virium jactura summa pulsus et respirationis, si non omnimoda suppressione, notabili tamen obscuratione et imminutione, sensus item et motus interceptione, sudoris etiam frigidi hinc inde in corporis ambitu eruptione, adeoque actionum omnium, animalium, vitalium et naturalium læsione manifestâ.* Jo. lud. Apini *Dissert. medic. inaug. de syncope.*

résulte manifestement des spasmes et des mouvemens convulsifs qui ont lieu dans une partie ou même dans tout le trajet du canal alimentaire. Rien ne prouve mieux que l'irritabilité est essentiellement atteinte, que cette action irrégulière et désordonnée de l'organe de la digestion. Quelquefois, et sur-tout à l'heure de la mort, il s'établit des paralysies locales qui occasionnent un relâchement général dans tous les points de ce systême ou dans les sphincters. Les glandes, affoiblies ou troublées, arrêtent leurs sécrétions; la partie nutritive des alimens n'étant plus pompée par les vaisseaux lactés, passe avec ce qui est impropre à la nutrition, et ce mélange exhale une odeur infecte, qui est constamment de mauvais augure.

XLII. Si nous portons maintenant notre attention sur la fièvre intermittente diaphorétique, où les malades sont épuisés par des sueurs excessives, qui se prolongent durant tout le paroxysme, au point de produire une sorte de dévoiement de l'organe de la peau; si on examine, dis-je, soigneusement cette affection, il n'est pas difficile de se convaincre qu'un pareil désordre provient de l'état d'atonie universelle où tombe le systême cutané. Ceux qui prétendent que l'action des vaisseaux exhalans augmente au contraire dans la circonstance que nous indiquons, me paroissent être dans une erreur que démontre aisément l'observation des autres maladies. En effet, les sueurs qui terminent les accès des fièvres intermittentes ordinaires, celles qui suivent les attaques des convulsions, de l'hystérie, &c. ne surviennent jamais que lorsque le combat de la réaction vitale contre la cause débilitante est, pour ainsi dire, terminé, et dans le temps où le malade se trouve le plus affoibli. Ne sait-on pas d'ailleurs que cette excrétion est constamment le résultat d'une impression sédative sur le système vivant? La souveraine efficacité du quinquina, qui fait cesser ces sueurs énervantes, ne vient-elle pas en outre à l'appui de ce que nous avançons?

XLIII. Il est inutile d'étendre plus loin cette application des notions acquises sur la physiologie du corps humain à la théorie des pernicieuses intermittentes. Ceux qui savent observer la nature, feront aisément cette application aux cas divers qu'ils pourront rencontrer dans l'exercice de l'art, et se convaincront que c'est par elle seule qu'on peut parvenir à débrouiller l'obscurité de tant de phénomènes pathologiques.

XLIV. Cette altération spéciale de l'irritabilité et de la sensibilité dans les fièvres pernicieuses intermittentes, a été très-bien apperçue par le docteur Fodéré, comme on peut le voir dans son intéressant travail sur le climat et les maladies du Mantouan. Ce praticien remarque que ces deux facultés se détruisent sur-tout avec une rapidité aussi funeste qu'étonnante. « On » voit, dit-il, ces guerriers naguère si terribles, » étendus sur leurs grabats, les bras et les » jambes pendans; et souvent, s'ils veulent se » lever pour quelque besoin, ils tombent à » terre sans connoissance. Dans le mois de prai- » rial, le feu avoit pris à la cheminée de l'hô- » pital, et sembloit menacer une salle dans » laquelle il y avoit un de ces malades qui com- » mençoit à aller mieux; la frayeur détruisit » en un instant le peu d'irritabilité qui lui » restoit; il voulut se lever pour fuir, mais » dès qu'il eut pris la position verticale, il » mourut subitement ». Cette lésion de l'irritabilité et de la sensibilité est même si profonde, qu'elle subsiste quelque temps encore après que les paroxysmes de la fièvre ont disparu. Le sens du goût et celui de l'ouïe ne se réparent qu'avec lenteur chez les convalescens; la vue reste foible et languissante; la pupille se dilate et ne se contracte qu'avec difficulté, &c. Chez quelques autres individus, on voit que le système musculaire n'est pas moins essentiellement atteint que le système nerveux par les furoncles et autres éruptions cutanées qui se manifestent (1).

XLV. On connoît la distinction de deux vies dans les corps animés, adoptée par certains physiologistes, distinction aussi ingénieuse que fondée (2). L'une n'exerce en eux que des fonctions purement intérieures; les fonctions de l'autre sont extérieures, et lient l'organisation de l'animal à tout ce qui l'environne et est relatif à ses besoins. Etendant nos vues d'après cette considération, ne pourrions-nous pas distinguer les variétés de la fièvre pernicieuse intermittente, d'après le siége qu'elles occupent, en deux ordres parfaitement séparés? Nous rangerions dans le premier ordre la cholérique, l'hépatique, la cardialgique, l'algide, la diaphorétique, la pleurétique, la rhumatique, la néphrétique, la céphalalgique, la dypsnéïque, la catarrhale, l'ictérique et l'hydrophobique, qui frappent d'une manière spéciale les fonctionsdont se compose la vie intérieure ou essentiellement organisante de l'individu, telles que la digestion, les sécrétions, les

(1) Mémoires de Médecine-Pratique, an VIII.

(2) Voyez les Recherches sur la vie et la mort, par Xavier Bichat, et les nouveaux Elémens de physiologie, par Anthelme Richerand. La première idée de la distinction des deux vies est due à Buffon et à Grimaud.

excrétions, &c.; et dans le deuxième ordre, nous placerions la syncopale, la délirante, la léthargique, la convulsive et l'épileptique, dans lesquelles par un effet d'une lésion plus prononcée des nerfs et du cerveau, la vie extérieure et intelligente, ou plutôt la vie de relation, est en quelque sorte plus directement menacée. Il y a néanmoins une connexion si intime entre tous les phénomènes de l'économie vivante, que les désordres qui se manifestent dans chacun d'eux, coïncident le plus souvent pour donner naissance à la même affection; et si la pensée isole ces phénomènes par l'analyse, c'est pour mieux saisir leur caractère et le genre de dérangement qui leur survient.

XLVI. Les médecins qui ont fait avec le plus de succès l'application de nos connoissances physiologiques à la théorie des affections vulgairement appelées *malignes*, ont cherché surtout à déterminer le degré d'affoiblissement et le mode d'altération que peuvent éprouver les forces radicales du système vivant; ils ont distingué les cas où ces forces sont en quelque sorte détruites ou anéanties, de ceux où elles ne sont qu'oppressées et embarrassées par un obstacle qui s'oppose à leur développement et à leur action. Le professeur Barthez a principalement indiqué cette distinction de forces *résoutes* et de forces *opprimées*, dans ses *Nouveaux Elémens de la Science de l'Homme*, et a fait voir que les auteurs ne l'avoient point marquée jusqu'à ce jour d'une manière satisfaisante (1). Mais personne peut-être n'a plus étendu cette idée que M. Richerand, dans le compte qu'il a rendu de la première édition de mon ouvrage (2); et je crois nécessaire de consigner ici les développemens utiles qu'il lui a donnés, en l'appliquant à l'ordre des fièvres. Après avoir exprimé son vœu sur la nécessité qu'il y a de caractériser, par des termes spécifiques, les différens états de la dynamique humaine, considérée dans toutes nos affections morbifiques, il pense que notre langue étant moins riche et moins fertile en nuances que les langues anciennes, c'est à ces dernières qu'il faudroit emprunter ces dénominations caractéristiques, si avantageuses, comme il le dit lui-même, dans une science qui a pour but de représenter les dérangemens de notre économie, sous les couleurs les plus vraies et dans les termes les plus voisins de la nature. Le lecteur verra sans doute avec intérêt

---

(1) Page 255.

(2) Magasin encycl. des Sciences, cinquième année, tome v.

le premier cadre tracé avec tant de précision par ce physiologiste :

In febre inflammatoriâ seu synocho simplici (angeio-tenicâ). . . . . . . *Oppressio virium.*

In febre biliosâ seu ardente (meningo-gastricâ). *Fractura virium.*

In febre pituitosâ seu morbo mucoso (adeno-meningeâ). . . . . *Languor virium.*

In febre putridâ (adynamicâ). . . . . *Prostratio virium.*

In febre pestilentiali (adeno-nervosâ) . . . . . *Syderatio virium.*

In febribus malignis seu (atactis). . . . . *Ataxia virium.*

1°. Il est aisé de voir que le premier terme employé par M. Richerand, rend avec la plus grande vérité cet état particulier de l'économie animale, où elle est pour ainsi dire empêchée par l'excès de ses forces, et forcée de succomber sous sa propre puissance. L'auteur pense judicieusement qu'on pourroit l'appliquer, en le modifiant toutefois d'une manière convenable, à quelques genres de phlémasies, et aux hémorragies dites *actives* par les pathologistes.

2°. Il n'est personne qui n'ait observé ce

sentiment de contusion universelle et de brisement des membres, dans la fièvre vulgairement appelée *bilieuse*, affection si bien décrite par Stoll et par beaucoup d'autres écrivains; et le mot employé plus haut exprime parfaitement l'état des forces dans cette circonstance.

3°. La langueur des forces caractérise manifestement la fièvre pituiteuse et toutes les maladies lymphatiques.

4°. Mais dans les fièvres putrides ou adynamiques, le système des forces est plutôt dans un état réel de prostration, expression très-usitée parmi les médecins, et dont on fait souvent de fausses applications. Cet état de prostration se reconnoît aisément à la presque cessation, ou à la lésion notable de toutes les fonctions confiées aux organes musculaires, comme le mouvement volontaire, la respiration, la circulation, la digestion, l'excrétion des urines, &c.

5°. On emploie le mot *syderatio*, lorsqu'on veut exprimer l'état des forces dans la peste d'orient, parce que les malades sont en quelque sorte foudroyés par cette terrible maladie.

6°. Enfin, il est un ordre de fièvres où on n'observe que des phénomènes irréguliers. Tout s'y succède d'une manière anomale, et il n'y a absolument aucun accord dans les efforts que fait la nature pour résister à la destruction ; ce qui est très-bien rendu par le mot *ataxia*, déjà mis en usage par quelques auteurs, et dont on pourroit également se servir pour exprimer les symptômes propres à un grand nombre de maladies nerveuses.

XLVII. M. Double a utilement agrandi ces différens points de vue, dans un travail que j'ai déjà mentionné. C'est ainsi qu'indépendamment de toutes ces diverses considérations déjà énoncées, il a parfaitement distingué, par exemple, l'état de *stupéfaction* qu'introduit dans le systême des forces vitales, l'impression délétère des poisons et des miasmes ; l'état de *déviation* de ces mêmes forces, qui provient de leur inégale répartition, et qui s'observe si souvent dans le cours des fièvres dont nous traitons ; et sur-tout l'état de *consomption* des forces, état déplorable, où l'énergie des organes diminue et s'éteint graduellement, sans jamais se réparer. M. Magendie et moi avons vu à l'hôpital Saint-Louis un homme qui, un mois après la suppression d'une fièvre pernicieuse intermittente par le quinquina, subit une effrayante émaciation, qui l'entraîna vers la mort par des degrés lents et successifs. Il expira sans délire, et se croyant dans une position très peu alarmante. Cet état s'observe encore dans les fièvres hectiques, soit symptomatiques, soit essentielles.

ARTICLE III.

De la dénomination attribuée aux fièvres pernicieuses.

XLVIII. En nous occupant ainsi de la nature des intermittentes, qui marchent avec un appareil de symptômes graves et rapidement funestes, nous remarquerons que la dénomination de *malignes*, qui leur est communément attribuée par les pathologistes, est trop vague et trop indéterminée, parce qu'elle est journellement appliquée à des maladies d'un genre différent (1). La dénomination d'*ataxiques*, que Selle avoit déjà imposée aux fièvres continues de ce caractère, et que le professeur Pinel a

---

(1) *Iis nempè non vivimus temporibus, quibus maligni nomine incognitos quosque morbos periculosos et lethales, non bene exploratos, includere solebant medici vulgares, ut titulo saltem morbi experientiam præ se ferrent.* (Sam. aurivillii. *Dissert. de febrib. intermitt. malign.*) *Esta voz* Maligmdad, *refugio de ignorantesque ha producido muchos perjuicios*, &c. (Amar, *Instruccion. curativa de las calanturas*, &c.) *Abusus accusandi fictam quandam in morbis malignitatem, est simiola quæ frequenter rudioribus medicis imponit.* (Baglivi, *Praxis medica.*)

adoptée pour celles dont il est ici question, nous avoit paru d'abord plus propre à exprimer la confusion, le trouble et le génie opposé des symptômes dont elles se composent. En effet, si la fièvre est éminemment nerveuse, n'y observe-t-on pas quelquefois, à côté du calme apparent et insidieux du systême vasculaire, une sorte de précipitation dans les phénomènes de la motilité, qui se manifeste par des convulsions fortes, fréquentes et soutenues? N'y voit-on pas une sécrétion désordonnée de la bile, à côté d'une sécrétion bien ordonnée des urines? un assoupissement profond remplacé par des insomnies opiniâtres, la sécheresse de la langue avec le manque de soif, une chaleur âcre et brûlante dans certaines parties, un froid glacial dans d'autres, un délire gai au moment où la vie est le plus en péril, le passage brusque de l'indifférence du malade sur son état, à des pressentimens sinistres qui ne cessent de l'épouvanter? Mais ce que personne ne me paroît avoir assez examiné, c'est l'opposition des symptômes avec des remèdes qui semblent devoir les combattre, tel que le danger de la saignée au milieu de l'irritation la plus inflammatoire du systême (Home); celui des émétiques et des purgatifs, dans des vomissemens d'une matière dépravée ou dans des flux analogues (Werlhof);

le danger des acides au milieu de la plus effrayante septicité (Ludwig). Quelles fautes ne commet point ici le médecin vulgaire trop habitué à interpréter la nature d'après les phénomènes les plus apparens?

XLIX. Toutefois de semblables considérations prouvent tout au plus que les phénomènes de l'ataxie prédominent le plus souvent dans la marche des affections dont il s'agit; mais comme des phénomènes d'un autre ordre s'y manifestent pareillement d'une manière assez constante, la dénomination générale de *fièvres pernicieuses*, déjà adoptée par le plus grand nombre des praticiens, paroît être la seule qu'il convient de conserver dans l'état actuel des progrès de nos connoissances à ce sujet. M. Fizeau, qui a commencé sa carrière médicale par des succès, et qui déjà avoit publié des recherches intéressantes, pour servir à l'histoire des fièvres intermittentes, a très-judicieusement démontré qu'il existe des ataxiques de ce type, qui ne sont point essentiellement pernicieuses; que ces ataxiques ont une marche et des caractères qui les font toujours distinguer, et qui n'appartiennent qu'à elles-mêmes; qu'enfin les fièvres pernicieuses, ainsi que nous venons de le remarquer, ne sont pas seulement signalées par des symptômes ataxiques, qu'elles peuvent l'être encore à un degré analogue, par des symptômes gastriques et adynamiques.

L. Cette opinion, émise dans un mémoire où brille la méthode la plus philosophique et la plus lumineuse, est appuyée par des observations très-concluantes. Nous nous sommes déterminés à l'admettre avec d'autant plus d'empressement, que ma pratique particulière dans l'hôpital Saint-Louis, m'a fourni l'occasion de recueillir plusieurs faits qui la confirment. Je me borne à citer le plus récent. Le nommé Thiébault, âgé de quarante-deux ans, d'une forte constitution, ayant travaillé quelque temps au canal de l'Ourcq, fut saisi d'une fièvre intermittente, qui, d'après son rapport, paroissoit avoir été une double-tierce bénigne. Cette fièvre, qui avoit duré plusieurs semaines, s'étoit ensuite terminée spontanément. Quinze jours après, nouvelle invasion des paroxysmes. Le malade alla chercher des secours à l'hospice de l'Unité, où il fut traité pendant dix jours avec des infusions amères. Durant ce temps, une éruption psorique s'étant manifestée sur son corps, il fut transporté à l'hôpital Saint-Louis. Il y entra le 24 vendémiaire an XII. Il avoit alors le teint pâle et terreux, l'air abattu, la langue muqueuse, de l'anorexie, le dévoiement et une toux très-incommode, avec difficulté de respirer. Les accès de fièvre qui se manifestèrent, offrirent dès-lors les symptômes les plus manifestes d'ataxie : ils suivoient le type de double-tierce. Leur invasion avoit lieu entre onze heures et minuit, par des frissons violens et irréguliers, qui se faisoient sentir principalement entre les épaules : le pouls alors devenoit extrêmement petit et concentré, et la respiration laborieuse. A ces frissons succédoient une chaleur intense, sèche et âcre au toucher, en même temps, sueur à la face, respiration rare et stertoreuse, soif ardente, pouls irrégulier, tantôt plein et fort, tantôt petit et serré, toujours très-fréquent; prostration des forces, convulsions, soubresauts des tendons, émission involontaire des urines, léger assoupissement, insensibilité du malade sur sa position, toujours délire avec agitation, vertiges, hoquet, &c. Cet état se terminoit au bout de quatre heures. Dans l'intervalle des accès, apyrexie complète, foiblesse du pouls, abattement général, toux forte et fréquente. Avoir décrit ce paroxysme, c'est avoir fait connoître tous ceux qui se manifestèrent pendant deux mois consécutifs, sans subir aucune variation. Au bout de ce temps néanmoins, par l'effet des doses multipliées, il fut entièrement délivré de sa fièvre; mais sa figure conserva un mauvais aspect, le pouls resta foible, et il fut long-temps sans force. Au surplus, les observations pareilles à celle-ci sont assez fréquentes, et j'aurois pu en alléguer plusieurs autres, si M. Fizeau n'avoit déjà établi l'opinion énoncée dans ce paragraphe, par les preuves les plus complètes et les plus décisives.

ARTICLE IV.

Caractères principaux qui distinguent les pernicieuses intermittentes des autres fièvres.

LI. Par l'histoire détaillée que nous avons déjà donnée des fièvres pernicieuses intermittentes, on voit qu'un de leurs principaux caractères est de marcher avec un appareil de symptômes inaccoutumés et rapidement funestes. On voit en outre que le danger toujours extrême de ces affections, consiste dans un symptôme dont l'imminence est constamment remarquable au milieu de tant d'autres qui luttent ensemble contre la vie, et frappent à-la-fois les différens systêmes de l'organisation animale. Mais ce n'est pas seulement par ces deux caractères qu'elles diffèrent des fièvres intermittentes ordinaires; elles s'en distinguent encore par la dissonance et le peu de rapport des symptômes entr'eux. C'est sur-tout une remarque très-judicieuse de Mercatus, que les trois périodes du paroxysme s'y exécutent d'une manière moins uniforme et moins régulière. Les symptômes s'y groupent au lieu de s'y succéder. La fièvre trompe les regards de l'observateur, en déclinant dans le temps où devroit se faire son augmentation ; quelquefois aussi elle prend un nouvel accroissement lorsqu'elle est parvenue à son état, et qu'on s'attend à la voir s'amortir ; souvent enfin elle tombe subitement, pour se relever ensuite avec la même promptitude.

LII. Les fièvres, soit pernicieuses, soit uniquement ataxiques intermittentes, ayant des rapports avec les fièvres adynamiques, et les phénomènes appartenant à chacune d'elles se compliquant dans le plus grand nombre de cas, il est avantageux de les séparer les uns des autres par le secours de la méthode analytique, à l'imitation de la savante école de Gottingue, afin d'en conserver une idée claire et distincte. C'est ainsi qu'il faut regarder les diarrhées fétides, les hémorragies diverses sans soulagement, la flaccidité des membres et la perte du mouvement, les meurtrissures, les gangrènes qui surviennent aux extrémités, &c. comme appartenant spécialement à l'ordre des fièvres adynamiques, tandis que les agitations, la stupeur, la subversion des facultés mentales, les délires, la perte de la mémoire, le trouble des sens, la voix aiguë et rauque, les gesticulations des mains, les spasmes, les convulsions, &c. sont des signes propres et caractéristiques des fièvres ataxiques (1). Les solutions même de ces deux sortes d'affections sont essentiellement différentes, ainsi que le remarquent judicieusement Baldinger (*Opuscula medica*), et le professeur Pinel (*Nosographie philosophique*). On sait, en effet, qu'au lieu des crises qui jugent ordinairement les fièvres adynamiques, les ataxiques proprement dites, sont quelquefois terminées par des métastases vers les articulations et les glandes, par des lésions plus ou moins durables de la sensibilité dans le système cutané, par l'affoiblissement de la vue, du goût, de l'odorat, de l'ouïe, &c. On peut donc établir, comme une proposition générale, que les fièvres adynamiques portent plus particu-

(1) Lisez, pour les signes qui constituent la véritable malignité dans les fièvres, la Thèse contenue dans la collection de Stahl, qui a pour titre : *Disput. medic. patholog. pract. de malignitatis præcipuæ febrilis indole, &c.*

lièrement le désordre dans les phénomènes qui tiennent à la motilité, et que les fièvres ataxiques tendent spécialement à altérer la sensibilité.

LIII. Hippocrate avoit sur-tout approfondi les signes distinctifs de ces dernières fièvres, et il seroit difficile d'en citer un seul qui ait échappé à son attention; les symptômes les plus légers en apparence, et presque toujours méconnus par le médecin peu exercé, tels que l'abattement extrême, les terreurs imaginaires, la physionomie taciturne, l'air méditatif, la tranquillité du malade en contraste avec ses habitudes ordinaires, &c. ont été souvent pour lui le sujet des pronostics les plus fâcheux.

LIV. Une ligne de démarcation non moins sensible, me paroît exister entre les pernicieuses intermittentes et les ataxiques continues, malgré qu'il soit très-difficile de la déterminer. Quoique ces deux genres de fièvres ne paroissent différer, au premier aspect, que par leurs effets périodiques ou permanens; quoiqu'elles se manifestent par les mêmes symptômes et se chargent des mêmes épiphénomènes, il semble cependant qu'il n'y ait point une discordance aussi frappante dans les élémens dont se composent les pernicieuses à type intermittent ou rémittent. Les mouvemens de la nature y sont plus liés dans le temps des accès et des reprises, et tendent d'une manière plus directe à vaincre la cause formelle de la maladie. Quelque formidable que soit l'appareil de leurs symptômes, on n'y observe pas en général ce pouls naturel qui caractérise particulièrement certaines ataxiques continues, et regardé avec raison comme un des accidens les plus dangereux, en ce qu'il annonce, suivant la pensée d'un praticien célèbre de nos jours, « une séparation si » parfaite des forces du principe de la vie dans » les organes qui sont principalement affectés, » que l'irritation ne s'étend point au systême » artériel (1) ».

LV. Il est d'ailleurs hors de doute que l'économie animale est moins radicalement énervée dans les pernicieuses, et même dans les ataxiques intermittentes. C'est ce que prouve l'efficacité du quinquina dans leur traitement, lorsque son emploi est si souvent incertain contre les ataxiques continues. Ce n'est donc pas sans motif qu'on a présenté ces dernières fièvres comme un triste témoignage de l'insuffisance de notre art, tandis que celles dont nous traitons dans cet ouvrage, démontrent évidemment ses ressources.

LVI. Le célèbre Cazimir Medicus a cherché à

(1) Nouveaux Elémens de la science de l'homme.

déterminer les affinités qui rattachent les maladies périodiques aux fièvres d'accès en général, et particulièrement aux pernicieuses intermittentes (1). Il fonde ces affinités, qui sont réellement existantes, 1°. sur l'identité des symptômes qui constituent ces maladies périodiques, et qui peuvent signaler en même temps les pernicieuses intermittentes; 2°. sur ce que des symptômes périodiques succèdent quelquefois à des fièvres d'accès, et que des fièvres d'accès peuvent succéder à des symptômes périodiques; 3°. sur les intervalles ou les intermittences que présentent ces deux ordres de maladies; 4°. sur les urines que rendent les malades dans les deux cas, et qui déposent un sédiment briqueté; 5°. enfin sur ce que le même genre de traitement leur convient. Mais il nous semble que Cazimir Medicus n'a point suffisamment approfondi ce point important de pathologie. En effet, il n'a point marqué la différence précise qui sépare les affections périodiques, de celles qu'on est convenu de nommer fièvres intermittentes ou fièvres d'accès. Nous allons en conséquence exposer notre opinion à ce sujet; et pour qu'elle soit mieux entendue, nous la ferons précéder de quelques-unes de nos vues

(1) *Geschichte periodische krankheiten*, 1764.

théoriques sur la nature des fièvres, parce qu'elles jettent du jour sur la question qui nous occupe.

LVII. Il nous paroît d'abord de toute évidence que toutes les affections de l'économie vivante, désignées sous le nom de *fièvres essentielles* par les pathologistes, ont essentiellement leur siége dans le systême nerveux; et si nous avions à les ranger dans un cadre nosologique, nous les fixerions dans la classe des névroses. Cependant, par une suite nécessaire de la connexion sympathique qui unit si étroitement le systême nerveux au systême vasculaire, celui-ci est presque toujours secondairement affecté, ce qui introduit un désordre quelconque dans la circulation; il peut arriver néanmoins que par une cause que nous ne chercherons point à déterminer, les vaisseaux ne participent point à la lésion primitive des nerfs; il s'établit alors une névrose périodique simple, qui prend divers noms ou suscite divers phénomènes, suivant les divers siéges qu'elle peut occuper. C'est ainsi qu'on observe des céphalalgies, des pleurodynies, des coliques, et mille autres douleurs ou accidens qui se manifestent régulièrement à des époques fixes, sans qu'il survienne aucune irrégularité dans les fonctions du systême vasculaire.

LVIII. Mais ces affections particulières qui ne s'étendent pas jusqu'aux vaisseaux, n'en sont pas moins des mouvemens de la nature, dont le but est de réparer quelque désordre caché dans les loix organiques du corps humain; et si ce but n'est atteint qu'avec une lenteur extrême, si ces affections sont le plus communément chroniques, c'est précisément parce que le système vasculaire auquel les crises et les solutions des maladies paroissent particulièrement attribuées, n'y prend aucune part, et que la résistance vitale se trouve trop foible; ce qui le prouve, c'est que, dans le cas contraire, la même affection, aidée de la réaction vasculaire, marche rapidement à son heureuse ou fâcheuse solution.

LIX. En me résumant donc, et cherchant à établir une conclusion d'après tout ce que j'ai dit dans cet article, je pense que la plus grande affinité existe entre les maladies périodiques nerveuses et les fièvres pernicieuses intermittentes; que celles-ci n'en diffèrent que par leur marche plus rapide et par le péril plus imminent qu'elles entraînent. Je pense en second lieu, que la rapidité de leur marche tient aux deux lésions réunies du systême nerveux et du systême vasculaire; et ce qui constitue principalement leur danger, c'est qu'elles contiennent elles seules tous les élémens et tous les symptômes corrélatifs aux autres névroses ; ainsi, en les décomposant par l'analyse, on y voit le délire qui appartient aux vésanies, les soubresauts et les spasmes qui caractérisent les maladies convulsives, le carus et l'assoupissement qui les rapprochent des apoplexies, &c. J'aurois beaucoup d'autres vues à ajouter à celles que j'expose ici, si une plus longue digression m'étoit permise.

ARTICLE V.

Complications des fièvres pernicieuses intermittentes.

LX. Après avoir établi les différences qui existent entre les pernicieuses intermittentes et les intermittentes ordinaires, entre les adynamiques et les ataxiques, entre celles de ce dernier ordre qui sont continues, et celles qui suivent le type intermittent, entre ces mêmes fièvres et les maladies nerveuses périodiques sans pyrexie, nous devons fixer nos regards sur les complications variées qu'elles peuvent manifestement subir ; car on a vu, d'après les tableaux que nous en avons donnés en commençant ce Traité, qu'elles ne se montrent pas toujours dans un état de simplicité à l'observation du médecin. Il n'arrive que trop souvent, dans les épidémies par exemple, qu'indépendamment des symptômes qui constituent leur propre essence, elles se chargent de quelques symptômes secondaires qui appartiennent au genre des rémittentes putrides. C'est ce qu'a prouvé l'histoire des fièvres rapportées par Lancisi, Richa, &c.

Mais pour nous éclairer complètement sur la nature de ces maladies, il importe d'avertir que les phénomènes adynamiques prédominent quelquefois sur les phénomènes ataxiques. On s'en convaincra aisément, si on se rappelle l'épidémie qui régna à Copenhague en 1652, et dont Thomas Bartholin nous a conservé la relation(1).

On y remarquoit sans doute un délire continuel et des céphalalgies intolérables; mais il se manifestoit à un plus haut degré encore des taches pétéchiales qui paroissoient à chaque accès et s'effaçoient à chaque intermission; des diarrhées excessivement débilitantes, des abcès, &c. La dissection des cadavres montroit en outre l'estomac et le duodenum affectés de gangrène. Une fièvre entièrement semblable sévissoit à Leyde en 1669. Les désordres nerveux étoient peu remarquables à chaque pa-

(1) *Hist. anat. rar. cent. II, Hist. LVI.*

roxysme; mais Sylvius de Leboë, qui la raconte, fait mention de taches livides sur la peau, d'hémorragies qui avoient lieu par le nez et les veines hémorroïdales, de l'urine qui étoit fétide, &c. (1).

Il est évident que l'histoire de ces dernières fièvres rentre spécialement dans la théorie des adynamiques à type intermittent ou rémittent. Beaucoup d'auteurs néanmoins semblent les confondre avec les fièvres dont nous traitons. Selle, lui-même, n'a-t-il pas placé les pernicieuses intermittentes dans le genre des intermittentes bilieuses putrides (2)?

LXI. Il est un autre cas de complication de ces fièvres, sur lequel je pense qu'il n'est pas moins utile d'attirer l'attention, c'est celui où une intermittente ordinaire se combine avec la fièvre vulgairement dite *putride-maligne*. C'est ce cas qu'a voulu relater Ruecker, dans une thèse qu'il a soutenue à ce sujet (3).

Un jeune homme âgé de près de vingt ans, d'un tempérament bilieux et mélancolique, éprouvoit les accès d'une tierce très-régulière

(1) *Prax. med. appen. Tract. x.*

(2) *Rudimenta pyretologiæ, fol. 350.*

(3) *De febr. intermitt. complicatione cum malignâ casu quodam illustratâ.* Christianus Zacharias Ruecker.

dans son invasion et dans son cours. Il est probable que cette maladie auroit eu sa terminaison ordinaire, sans un accident malheureux qui vint accabler le malade au moment où il étoit encore dans le chaud de la fièvre, et que la sueur alloit commencer. Ce dernier symptôme se continua la nuit et le jour suivant, qui étoit celui de l'intermission. Dès-lors le malade se plaignit d'un spasme dans toute la périphérie du corps, d'anxiétés à la région précordiale, d'une prostration considérable des forces ; le délire survint ; l'appétit, qui s'étoit assez bien conservé pendant que la tierce étoit seule, disparut entièrement. Pouls débile, perte de la mémoire, céphalalgie, selles fétides, cardialgies, respiration luctueuse. Le col se couvrit d'efflorescences et de petites taches d'un rouge obscur. On appliqua les vésicatoires ; on administra les acides et les toniques ; les signes de coction parurent le onzième jour par l'inspection des urines. La solution de la maladie eut lieu le quatorzième. La fièvre tierce, qui avoit parcouru régulièrement ses périodes, cessa aussi à la même époque ; mais cette dernière ayant reparu quelques jours après, sans complication, parce que le convalescent fit un écart de régime, elle céda de nouveau à des remèdes appropriés.

Cette circonstance, alléguée par Ruecker, n'est pas aussi rare qu'on le croit. La fièvre de Hongrie, décrite par Sennert, n'est, suivant la remarque de Pringle, qu'une combinaison de la fièvre automnale avec la fièvre d'hôpital (1). Est-il étonnant que ce phénomène se remarque dans un pays très-marécageux, où des nuits excessivement froides succèdent à des jours excessivement chauds? Ces mélanges d'affections doivent aussi s'observer dans nos hospices où des individus, déjà atteints de la fièvre intermittente, viennent vivre dans une autre sphère de contagion non moins active.

On voit d'après cela combien la méthode de l'analyse est avantageuse pour débrouiller le chaos où nos livres de pyrétologie jettent à-la-fois les maîtres et les disciples. Stoll, dont le nom célèbre s'offre naturellement à moi, quand il s'agit de désigner ceux qui ont le plus perfectionné la doctrine des maladies aiguës; Stoll, dis-je, s'est plaint expressément de cette confusion embarrassante. Il avoit vu que des maladies marquées par le même nom, quoique essentiellement différentes, trompoient souvent le médecin, en se masquant par des symptômes identiques et communs. Il avoit vu enfin

---

(1) *On the diseases of the Army.*

qu'en leur appliquant la même méthode curative, le malade ne tardoit pas à souffrir d'un mauvais système de classification (1).

ARTICLE VI.

De l'opinion de ceux qui ont attribué un caractère contagieux aux fièvres pernicieuses intermittentes.

LXII. Les ravages prompts et étendus de ces fièvres dans les saisons et les climats où elles se développent avec le plus de facilité, ont fait soupçonner à quelques praticiens qu'elles pouvoient être de nature contagieuse. Raymond observe que cette assertion est sans aucune espèce de fondement solide ; car les individus qui prennent soin des malades, qui ont avec eux le commerce le plus intime, qui couchent dans le même lit, n'en sont point atteints, s'ils n'ont déjà reçu l'infection extérieure, qui produit seule la maladie. Les femmes même qui en sont attaquées, alaitent leurs en-

(1) *Methodum enim medendi eamdem sæpenumerò diversissimis febribus, sed eodem vocabulo insignitis quasi semper eidem morbo adaptant. Tunc malam docentis divisionem æger immeritus luit.* Ratio medendi, *pars XI, cap. 10.*

fans sans aucun danger pour eux. Raymond continue de remarquer que ce qui a donné lieu à cette méprise, c'est qu'à Middelbourg, par exemple, et dans toute la Zélande, où ces fièvres sont comme endémiques, les mêmes causes agissent sur un grand nombre d'individus à-la-fois, n'épargnant ni âge, ni sexe, ni aucune condition de la vie, au point que des familles entières en sont fréquemment attaquées, et peuvent à peine se prêter des secours l'une à l'autre (1).

---

(1) *Hoc primo certum est, ut jam monui, morbum non esse contagiosum; nam fœminæ lactantes infantem suum durante morbo toto, si modo lactis copia suppetat, sine noxâ nutriunt, quod communi apud nos praxi confirmatur; neque qui eodem in lecto cum ægrotis commorari coguntur, aut aliud intimum commercium habent, præter curæ incommoda ullum abinde morbum lucrantur.* Jo. Raymond. *Dissert. exhib. descrip. febr. intermitt. autum. quotannis Mittelburgi et in vicinis Zelandiæ Batavæ locis grassantium. 1767.*

ARTICLE VII.

Des rechutes des fièvres pernicieuses intermittentes.

LXIII. C'est un des caractères les plus constans des fièvres pernicieuses intermittentes, d'exposer les individus qu'elles attaquent à des rechutes réitérées, alors même qu'elles sont combattues par les moyens les plus énergiques. C'est à l'expérience à confirmer par des faits plus nombreux, l'observation aussi belle qu'importante du célèbre Werlhof, d'après laquelle il conste que ces rechutes ont lieu le plus ordinairement dans les semaines paroxystiques.

ARTICLE VIII.

Des lumières que les ouvertures cadavériques peuvent fournir sur la nature des fièvres pernicieuses intermittentes.

LXIV. On n'a pu procéder jusqu'à ce jour qu'à un très-petit nombre d'ouvertures cadavériques chez les individus frappés des symptômes propres aux fièvres intermittentes pernicieuses, par deux raisons principales : la première qu'on peut alléguer, est que ces affections, quelque redoutables qu'elles soient, se terminent néanmoins d'une manière favorable, lorsqu'elles sont régulièrement traitées par un médecin instruit; la seconde, c'est que, quand le malade succombe par l'inexpérience de l'homme de l'art, ce dernier n'est guère porté à s'appliquer à ce genre de recherches. Au surplus, les lumières que l'autopsie pourroit fournir, ne seroient guère plus instructives que celles que nous procurent les dissections des sujets morts à la suite des fièvres ataxiques continues. Cet assemblage de phénomènes nerveux, cette réunion étonnante de symptômes divers, opposés et anomaux, qui sévissent avec véhémence tant que la vie subsiste, et qui sont le résultat d'une sorte de fonction pathologique, s'éclipse assez constamment, sans laisser aucune trace physique de son existence : souvent, d'ailleurs, il n'y a aucun rapport direct entre les lésions organiques que l'on rencontre, et les dérangemens morbifiques qui ont eu lieu. Toutefois il a paru, dans quelques circonstances, que ces lésions étoient relatives au symptôme grave, capital et prédominant, qui avoit signalé la fièvre pernicieuse, et constitué son véritable danger. On sait aujourd'hui ce que l'on doit penser des épanchemens trouvés dans le crâne à la suite des fièvres pernicieuses; et M. Coutanceau, membre de la Société médicale de

Paris, a fort bien prouvé que les symptômes nerveux qui coïncident avec ces phénomènes, s'y observent indépendamment de toute lésion anatomique de cette nature. (Voyez ses observations sur *les Epanchemens dans le crâne pendant le cours des fièvres essentielles.*)

Un homme mourut à l'hôpital Saint-Louis d'une fièvre intermittente pernicieuse soporeuse, infructueusement combattue par le quinquina. Il étoit resté dans un état de somnolence continuel, un délire tranquille, une foiblesse considérable, une insensibilité extrême de temps à autre : ces phénomènes amenèrent la mort. Nous procédâmes à l'ouverture du cadavre, dont la peau étoit de couleur citronnée, et dont l'aspect annonçoit une infiltration générale. L'ouverture de la tête nous offrit deux onces de sérosité, épanchée entre la dure-mère et l'aracnoïde. Cette sérosité étoit jaunâtre et transparente. Le tissu cellulaire qui unit l'aracnoïde à la pie-mère, étoit gorgé d'un liquide semblable à celui de l'épanchement. Le cerveau étoit sain et de consistance assez grande. On observoit une légère désorganisation à la partie moyenne, postérieure et inférieure du cervelet, près de l'éminence vermiculaire. Il n'y avoit dans cet endroit aucune altération de couleur ni de densité dans la substance du cervelet, mais simplement une petite excavation d'une ligne de profondeur, et d'un pouce carré de largeur. Les côtes qui formoient l'enceinte de la poitrine étoient minces et fragiles. Dans chaque cavité des plèvres, il y avoit un demi-septier de sérosité parfaitement semblable à celle du crâne. Le tissu cellulaire du cœur étoit infiltré, particulièrement vers la base et la pointe. Rien de particulier dans les poumons, les bronches et la trachée-artère. Dans l'abdomen, le foie étoit de volume ordinaire, mais d'une couleur noire assez foncée; la vésicule du fiel étoit remplie d'une bile brunâtre, au milieu de laquelle nageoient en grande quantité des molécules de couleur brune, tirant sur le rouge. Ces molécules étoient presque insensibles au tact, et s'écrasoient avec la plus grande facilité. La rate étoit volumineuse, et d'un tissu si semblable au foie, qu'il étoit impossible de distinguer deux lambeaux de ces organes mis à côté l'un de l'autre. Le reste des viscères abdominaux étoit dans l'état sain. Le tissu cellulaire sous-cutané étoit généralement rempli d'un liquide jaunâtre et limpide, de nature identique avec celui déjà indiqué. On voit que la plupart des altérations organiques observées dans le cadavre dont il s'agit, n'ont aucun rapport avec la fièvre essentielle dont le malade a péri. Il n'est pas inutile d'observer que le malade avoit été précédemment sujet à une fièvre intermittente quarte d'un autre caractère, qui avoit duré plus de trois mois, et avoit déterminé cet œdème universel, dont le malade se trouvoit affecté lors de l'invasion de la fièvre pernicieuse qui l'emporta.

CHAPITRE III.

Considérations sur le diagnostic des Fièvres pernicieuses intermittentes.

LXV. La connoissance du diagnostic des fièvres pernicieuses intermittentes repose sur un certain nombre de considérations importantes, que nous exposerons dans les articles suivans.

ARTICLE PREMIER.

Du diagnostic considéré d'après le caractère des paroxysmes.

LXVI. On a dit avec raison, que les faces très-variées qu'empruntent ces fièvres, les rendent généralement très-difficiles à reconnoître, surtout par la tendance qu'elles ont à s'éloigner du type de l'intermittence, pour prendre la forme des continues. Il est rare sans doute qu'on se méprenne, si un paroxysme évident a éclaté avec violence, si les deux qui suivent sont annoncés par le frisson ou par une sorte de *rigor*, si l'urine est tant soit peu briquetée, &c. Mais s'il n'y a aucun de ces signes, et si le médecin ne peut observer la fièvre dès son début, il doit rester dans l'incertitude, et ne pas se presser de définir la maladie d'après des commencemens qui sont communs à d'autres.

ARTICLE II.

Du diagnostic considéré d'après le caractère des intermissions.

LXVII. Mercatus a prétendu établir le diagnostic de la fièvre pernicieuse, d'après un signe qui paroît très-incertain. Il pense qu'on doit la présumer telle, toutes les fois que les symptômes qui la caractérisent, n'abandonnent point entièrement le malade durant le jour de l'intermission; toutes les fois, par exemple, qu'il reste dans les intervalles des traces de délire, de la propension au sommeil, des langueurs, des anxiétés, de la soif, &c.; mais combien, ainsi que le remarque Lautter, n'est-il pas de fièvres de mauvais caractère, où dans l'intervalle des paroxysmes, il ne se manifeste absolument aucun de ces symptômes! Non-seulement les malades quittent leur lit, mais encore ils se promènent, et vaquent à leurs affaires comme dans l'état de santé, quoique la mort les surprenne à l'accès suivant. Lautter cite à ce sujet une observation de Werlhof, qui est décisive. Une femme âgée d'environ cinquante ans, avoit été dans la rue au-devant de ce dernier, pour lui demander s'il ne viendroit pas la voir le jour d'après, parce qu'elle attendoit son troisième paroxysme; le paroxysme eut effectivement lieu; mais les accidens furent si graves qu'elle succomba. Dans les lieux malsains de l'Italie, on a souvent occasion d'observer des faits analogues. Durant le régime de la terreur, je me livrois à l'étude des maladies dans un hôpital de province, où les fièvres intermittentes pernicieuses sévirent avec la plus grande fureur. Les intervalles qui séparoient les accès, étoient entièrement libres chez tous les individus qui en furent atteints, et cependant des accidens imprévus ne tardoient pas à faire périr les malades, au moment où ils se jugeoient eux-mêmes dans une parfaite sécurité.

ARTICLE III.

Analogie des Fièvres pernicieuses intermittentes, avec la Fièvre soporeuse des vieillards.

LXVIII. Pour se faire un diagnostic certain dans l'étude des pernicieuses intermittentes, il est utile de comparer souvent les descriptions exactes que nous en avons, avec les affections qui leur sont plus ou moins analogues. C'est faute de s'être aidé de ces rapprochemens lumineux, que Morgagni, par exemple, paroît avoir établi une similitude parfaite entre l'intermittente comateuse, décrite par Morton et Torti, et la soporeuse des vieillards; quoique, sous plusieurs rapports, ces deux fièvres doivent être distinguées l'une de l'autre (1). Aussi Leroy, éclairé du flambeau de ses propres observations, a-t-il cherché à fixer les différences qui les séparent :

1°. *D'après leur nature.* Suivant cet auteur, la fièvre désignée communément sous le nom

---

(1) *Nec vero si æger non senex sit, ejusmodi febris immunem fore, credito propterea quia doctis viris ipsam nunc placeat* febrim intermittentem senum soporosam *vocare. Etsi eâ ætate sæpius contingit et septuagenario erat major tum cardinalis de quo modo dictum est, tum generosus comes M. Ant. Trento, quem annis ante eum quinque ab eadem febri periclitantem eodem remedio curaveram, eorum neutro, quod minus frequens est, in febrim recidente; tamen et Mortonus puerum duocennem et Tortus puellum teneræ ætatis, nedum alium in medio adolescentiæ cursu his, quas* lethargicas *appellabat, febribus laborantes proposuere.* De Morb. sed. et caus. *tom. III, epist. XLIX*, fol. 17. Etmuller n'a-t-il pas manifestement confondu le cholera-morbus avec la tierce cholerique, lorsqu'il a dit de cette première maladie : *Periodum observat tertianariam?*

de *fièvre maligne* ou de *fièvre soporeuse* des vieillards, est sporadique dans tous les cas. La pernicieuse carotique n'est sporadique au contraire que dans les lieux mal-sains, et exposés aux influences des émanations marécageuses. Ailleurs elle suit les épidémies des fièvres intermittentes.

2°. *D'après les redoublemens et les accès.* Dans la soporeuse des vieillards, les redoublemens sont marqués par un simple refroidissement des membres supérieurs et inférieurs, et on n'y remarque aucun frisson. Dans l'intermittente carotique, les accès commencent d'ordinaire par le frisson.

3°. *D'après leur marche.* La marche de la première est moins vive que celle de la seconde, et son type a paru constamment être connu.

4°. *D'après l'état du pouls.* Dans la soporeuse des vieillards, il est petit, inégal et foible. Dans la pernicieuse intermittente, il a cette force et cette plénitude qui se remarque dans l'apoplexie.

Je pense du reste que ce dernier signe pris de la manière d'être du pouls, ne sauroit avoir la certitude des précédens, puisqu'on n'ignore pas que dans la comateuse intermittente, les désordres de la circulation sont sujets à des anomalies fréquentes.

Peut-être l'action du quinquina, qui, d'après l'aveu des praticiens, est bien plus efficace dans cette dernière fièvre que dans la soporeuse des vieillards, forme-t-elle un caractère qui ne doit pas être négligé.

On voit, par ce que j'ai exposé, combien sont fondés en raison les auteurs qui conseillent d'isoler et de distinguer les fièvres, non-seulement d'après les symptômes qu'elles manifestent, mais même d'après le traitement qu'elles exigent; et qu'ainsi que l'a fort sainement remarqué le médecin que je viens de citer, c'est véritablement perfectionner l'art que d'en tracer continuellement des descriptions séparées.

ARTICLE IV.

Signes établis par Lautter pour fonder le diagnostic des Fièvres pernicieuses intermittentes.

LXIX. Lautter, après avoir démontré dans sa relation l'insuffisance des signes établis par différens auteurs pour signaler les pernicieuses intermittentes, fonde lui-même son diagnostic sur les considérations que nous allons rapporter (1) :

(1) *Histor. medic. bienn. morb. rural. &c.*

1°. Si ces fièvres, dit-il, après s'être déclarées avec peu d'intensité dans le commencement de leur invasion, manifestent à leur troisième, quatrième ou cinquième paroxysme, un symptôme grave et inaccoutumé, comme, par exemple, un coma très-profond, des vomissemens, des défaillances, ou une diarrhée opiniâtre, une prostration considérable du système des forces, &c. soit que ce symptôme disparoisse avec chaque paroxysme de la fièvre, soit qu'il persiste dans l'intermission, soit que l'urine charrie un peu plus ou un peu moins de sédiment, soit qu'il règne ou qu'il ne règne pas d'épidémie de ces fièvres, il ne faut pas balancer, et donner sur-le-champ le quinquina : un plus long retard seroit nuisible.

2°. Si, comme cela arrive fréquemment, la maladie débute par un violent vomissement, une excessive diarrhée, un état de somnolence, un délire tranquille ou frénétique, des syncopes, des spasmes épileptiques, et que ces symptômes éprouvent une rémission le jour d'après, ou cessent totalement, on ne pourra pas sans doute annoncer, d'après cet unique signe, la présence d'une fièvre pernicieuse intermittente, à moins que l'urine ne dépose un sédiment briqueté, et qu'il règne alors une épidémie de cette nature ; mais lorsque le troisième ou le quatrième jour, les symptômes, déjà énoncés, reparoissent, pour avoir ensuite leur rémission, le médecin n'a plus rien à attendre pour assurer son diagnostic, il doit administrer de suite le quinquina.

3°. Lorsque ces fièvres s'annoncent sous un aspect inflammatoire, avec une douleur aiguë de côté, un pouls dur, une toux incommode, et que le sang tiré de la veine présente la croûte phlogistique; lorsque toutefois les urines charrient un sédiment, et qu'il y a une épidémie régnante de ces sortes de fièvres, le médecin est inexcusable, s'il diffère à combattre ces accidens par le quinquina.

4°. Si un homme déjà bien portant est soudainement saisi d'une forte apoplexie ou d'un violent cholera-morbus, et que le jour suivant ces symptômes ne se manifestent point, mais qu'il lui reste seulement une difficulté de langage et une certaine stupeur des sens, quoique le vomissement devienne plus rare, si le signe de l'urine se manifeste, et s'il règne une épidémie de fièvres pernicieuses intermittentes, rien n'est plus important pour faire cesser ces accidens, que de recourir à l'écorce du Pérou.

5°. On peut aussi juger que les fièvres intermittentes ont un caractère pernicieux, lorsque des symptômes très-graves, tels que les vomissemens, la diarrhée, les flux dyssentériques, les douleurs rhumatismales, les migraines, &c. tourmentent quelque temps les malades, sans céder aux plus puissans remèdes, hormis au quinquina, quoique d'ailleurs il n'y ait rien de bien régulier relativement au paroxysme et à l'intermission. Il suffit, pour porter son diagnostic, que l'urine dépose un sédiment briqueté, et qu'il règne à cette époque des pernicieuses intermittentes épidémiques, pour qu'on soit fondé à soupçonner une fièvre intermittente larvée.

ARTICLE V.

Signes établis par Medicus pour fonder le diagnostic des mêmes fièvres.

LXX. On peut se servir avec avantage pour reconnoître le caractère intermittent des fièvres pernicieuses, des signes distinctifs indiqués par le savant et profond Medicus, dans son histoire des maladies périodiques (1). Il faut donc faire la plus sérieuse attention,

1°. *A l'accès même qui se déclare.* Quand un symptôme quelconque survient soudainement chez un individu, qu'il dure quelques

(1) *Geschichte periodische krankheiten.*

heures, décline ensuite peu à peu, ou disparoît d'une manière spontanée, le praticien observateur doit, sans doute, craindre le retour prochain de ce symptôme. En effet, il n'est guère vraisemblable qu'une affection morbifique se développe et se détruise en un si court espace de temps. Le médecin de Manheim avertit avec raison que ce signe est le plus important, puisqu'il avertit du danger et des mesures à prendre pour le prévenir. Ne peut-il pas arriver que des fièvres pernicieuses soient mortelles à leur second paroxysme?

2°. *A la récidive de l'accès.* Si la fièvre revient à une pareille heure et à un jour déterminé, on ne doit plus douter qu'elle n'ait pris le type intermittent. Ce signe est celui d'après lequel on peut se diriger avec le plus de certitude au lit des malades;

3°. *Aux affections régnantes.* Cette considération est de la plus grande utilité. En effet, si nous parcourons les descriptions qu'on nous a transmises, des différentes épidémies, nous nous assurerons que les fièvres pernicieuses intermittentes règnent le plus fréquemment dans le même temps que les autres fièvres d'accès, ou en concurrence avec d'autres maladies périodiques; souvent ce sont les mêmes fièvres qui se compliquent ou redoublent d'intensité, en raison de la gravité des causes d'où elles émanent ;

4°. *Au sédiment briqueté de l'urine.* Les plus célèbres médecins se sont attachés à ce signe distinctif pour reconnoître le génie intermittent des fièvres régnantes. L'illustre Sydenham, sur-tout, dont le nom est d'un si grand poids dans la médecine d'observation, s'explique formellement à ce sujet dans une lettre à Robert Brady, sur les maladies épidémiques qui se manifestèrent depuis l'an 1675 jusqu'en l'an 1680. Les fièvres intermittentes dont il lui rend compte avoient pris le masque de l'apoplexie; mais il les reconnut principalement à l'inspection de l'urine, qui étoit excessivement colorée, et qui déposoit un sédiment briqueté (1). Cependant, comme le remarque

---

(1) *Hic autem commemorare libet, quòd sub primos hujus constitutionis annos, symptoma quoddam insigne febribus intermittentibus quandoque supervenerit. Nempe earum paroxysmi non cum rigore et horrore, quas postea febris excipit, invadebant, sed æger iisdem planè symptomatis tentabatur, ac si* apoplexiâ *verâ laborasset, quæ tamen nihil aliud esset, utcunque hunc affectum æmularetur ; quam ipsa febris caput impetens : ut ex aliis signis, ita ex colore urinæ satis liquebat : quæ in intermittentibus ut plurimum rubore saturato extat, qualis cernitur in urinâ eorum qui ictero laborant, ubi*

très-judicieusement Lautter, ce signe ne peut être de quelque secours qu'autant qu'il est réuni à plusieurs autres signes; car il n'existe pas toujours dans les fièvres intermittentes pernicieuses. Souvent l'urine est trouble, d'autres fois elle est claire, et d'autres fois il n'y a rien de changé dans son état naturel. D'ailleurs, quand ce signe seroit excellent, on n'est pas toujours à portée de l'examiner.

ARTICLE VI.

Opinions d'Aurivill et de Senac sur le diagnostic des Fièvres pernicieuses intermittentes.

LXXI. Samuel Aurivill pense que la célérité des changemens qui s'opèrent dans le mode de la rémission ou dans celui du renouvellement de l'accès, est très-propre à éclairer sur le caractère plus ou moins pernicieux des pernicieuses intermittentes (1).

---

non adeò intensè rubet, et pariter sedimentum deponit pulverem laterum ferè referens. Sydenh. op. epist. 1, *respons. ad Rob. Brady.*

(1) *Ex binis vero accessionibus attentiùs observatis, haud dubiè colligi potest morbi indoles; videlicet ex remissionis modo et novæ pariter accessionis, quarum utraque et subitanea magis, et evidentior, à mutatio-*

Comme, selon la remarque de Senac, il est peu de fièvres continues qui, dans la rigueur, soient *homotones*, c'est-à-dire que dans aucune le pouls ne se soutient avec la même intensité, qu'il y a des exacerbations et des rémissions, &c. il est utile de déterminer les signes qui séparent ou rapprochent les rémittentes des vraies continues; c'est ce que l'auteur que nous venons de citer a fait avec cette sagacité qui lui étoit propre. (*De nat. febr. recond. lib. II, cap. VIII.*)

Il observe d'abord qu'il y a plusieurs points de similitude qui unissent ces deux ordres de fièvres; dans les continues, les accidens se manifestent souvent avec moins de violence un jour que dans l'autre; on observe même quelquefois quatre exacerbations dans l'espace de vingt heures; les intervalles qui séparent ces exacerbations sont tantôt plus longs, tantôt plus courts. Lorsque les accidens s'agravent, la maladie est, pour ainsi dire, entraînée dans son cours, et ne suit aucune marche régulière. Il y a néamoins, toutes les trois ou quatre heures, des paroxysmes qui ne tardent pas à renaître,

---

nibus lentioribus malorum æque gravium in remittentibus cæteris se se distinguit. Dissert. de febrib. intermitt. malign.

dès qu'une fois ils ont décliné. En second lieu, lorsqu'il y a deux ou trois paroxysmes, ces paroxysmes ne sont pas égaux; il en est un qui domine en quelque sorte sur les autres. Senac parle d'une épidémie de fièvres malignes, où cette prédominance étoit très-manifeste. Il y avoit une rémission le matin; mais vers les dix heures, il survenoit une exacerbation, qui s'appaisoit dans l'espace de trois ou quatre heures. Cette rémission n'étoit pas de longue durée, car vers les neuf heures tous les symptômes renaissoient, et continuoient avec violence pendant toute la nuit. On ne peut donc juger des symptômes qui appartiennent proprement aux fièvres rémittentes, ni d'après le temps, ni d'après le nombre des exacerbations.

LXXII. Les mouvemens fébriles procèdent néanmoins d'une toute autre manière dans les fièvres continues que dans les rémittentes. En général, leurs paroxysmes n'ont point lieu à une heure déterminée. Leurs rémissions ne présentent point un mieux bien sensible; la peau ne présente point cet état de moiteur qui laisse un cours facile aux excrétions et aux sécrétions; les urines ne subissent aucun changement, et il n'y a point d'évacuation alvine; il n'y a ni froid ni refroidissement. Le début des exacerbations est d'ailleurs très-différent, on les voit se déclarer graduellement; on observe d'abord une certaine dépression dans le pouls, en sorte que les malades paroissent agités d'un mouvement intérieur, et la chaleur s'accroît ensuite peu à peu. Dans les rémittentes, au contraire, elle se déclare soudainement; mais une principale différence, assignée par Senac, c'est qu'il n'y a point dans les continues une aussi notable disproportion entre les exacerbations et les rémissions, &c.

ARTICLE VII.

Des signes qui indiquent la tendance des Fièvres vers le type de continuité.

LXXIII. La nécessité de varier ou de modifier les procédés de l'art, toutes les fois que la fièvre pernicieuse intermittente tend vers le type continu, a dû faire rechercher attentivement les signes qui indiquent cette dégénération. On doit la présumer,

1°. *Relativement à son invasion.* Si elle se fait sans ou avec presque point de frisson, ou si elle se manifeste par un sentiment de chaleur;

2°. *Relativement aux accès.* S'ils vont en augmentant de force et de durée; si l'intervalle qui les sépare devient de jour en jour plus court;

3°. *Relativement à l'intermission.* Si pendant qu'elle a lieu on observe du désordre dans le pouls, une aridité mordicante à la peau, la sécheresse de la langue, de l'altération, de la soif, des agitations, des céphalalgies; en un mot, tous les signes qui annoncent la disposition du système à un état d'irritation inflammatoire;

4°. *Relativement aux excrétions.* Si l'urine est en petite quantité, si elle est rouge ou safranée;

5°. *Relativement aux fonctions du sensorium.* Si le délire survenu dans le paroxysme persiste après ce même paroxysme, pendant que la fièvre diminue et s'affoiblit;

6°. *Relativement à l'état de certains organes.* S'il se manifeste dans l'intérieur de la bouche du malade des ulcérations croûteuses qui gênent la déglutition, et si à cet accident se joignent un pouls petit, une voix aiguë, le hoquet, &c.

7°. *Relativement à la nature des symptômes.* Tous les symptômes familiers aux ataxiques continues, doivent être regardés comme des signes indicateurs de la tendance de la fièvre vers le type de continuité.

LXXIV. Mais souvent cette conversion de la fièvre en continue se fait d'une manière brusque et inespérée; ou souvent même elle a fait trop de progrès, pour que le médecin puisse sur-le-champ la reconnoître. Alors, sans doute, il doit être attentif à épier jusqu'au moindre phénomène; alors, comme le dit Voulonne (1), le simple refroidissement de quelques parties, la pâleur de la face, des quintes de toux qui surviennent inopinément, un pouls qui devient petit, fréquent et concentré, des bâillemens, des pandiculations, le renouvellement d'un symptôme particulier, d'une douleur de tête ou d'une sensation de cardialgie, des urines avec sédiment, &c. Le plus léger trait enfin suffit pour la faire soupçonner; quelquefois même on peut établir son opinion d'après la seule inégalité de la marche de la fièvre, surtout si elle se montre plus violente dans le moment où elle avoit coutume d'avoir lieu: cette remarque est majeure, parce qu'elle sert à déterminer si l'écorce fébrifuge peut être administrée avec espoir de succès.

---

(1) Mémoire sur les fièvres intermittentes.

CHAPITRE IV.

Considérations sur le pronostic dans les Fièvres pernicieuses intermittentes.

LXXV. L'OBSERVATION pratique démontre que les fièvres pernicieuses intermittente peuvent acquérir différens degrés d'intensité, ce qui rend l'étude du pronostic infiniment importante.

ARTICLE PREMIER.

Nécessité d'avoir égard à l'état des forces vitales, pour fonder le pronostic des Fièvres pernicieuses intermittentes.

LXXVI. Depuis que les théories médicinales sont basées sur l'étude approfondie des forces vitales, la science du pronostic dans ces sortes de fièvres devient plus exacte et plus solide. Il importe par conséquent de s'instruire de toutes les causes qui peuvent affoiblir ou dépraver ces facultés essentielles de l'économie vivante.

Il faut principalement s'assurer de l'état de ces forces pendant la durée des accès. Si la fièvre se montre sous le type de tierce, il faut, selon la remarque de Leroy, avoir égard aux paroxysmes qui se correspondent de deux jours l'un. On ne doit pas cependant se presser toujours de porter un pronostic quelconque dans le cours de ces fièvres, parce qu'il arrive souvent que les premiers paroxysmes n'ont rien d'alarmant, tandis que les suivans sont très-dangereux.

ARTICLE II.

De l'irrégularité des actes propres aux forces vitales comme signe du danger principal des Fièvres pernicieuses intermittentes.

LXXVII. Le grand rapport des fièvres pernicieuses intermittentes avec les fièvres ataxiques continues, doit déterminer les praticiens à fonder la doctrine de leur pronostic sur la même théorie, et les convaincre qu'elles sont d'autant plus dangereuses, qu'elles se rapprochent davantage de ces dernières par l'intensité de leurs symptômes.

Or, le pronostic de ces affections est le plus communément très-fâcheux, si l'art ne vient à bout d'arrêter les progrès du mal. « Les lésions » des organes qui ont lieu dans une maladie » maligne (observe avec sagacité le professeur » Barthez), sont dangereuses et difficiles à

» guérir, parce qu'elles n'excitent que des » symptômes irréguliers, et divers de ceux » qu'on auroit lieu d'attendre de la forme pri- » mitive et apparente de cette maladie, et » parce qu'elles ne peuvent déterminer, dans » un système énervé, le concours puissant » d'un grand nombre d'organes, qui est néces- » saire pour opérer les solutions naturelles de » ces lésions (1) ».

LXXVIII. C'est donc dans la distribution irrégulière des mouvemens vitaux, et dans l'action désordonnée des organes, que consiste la malignité et le péril des fièvres dont nous traitons. Pour opérer une défense effective, la nature doit concentrer ses forces ; il se forme au contraire dans cette circonstance une multitude de points inégaux d'irritation, d'où résultent constamment des symptômes anomaux. Il n'y a point entre les fonctions ce commerce réciproque, nécessaire pour établir une certaine unité dans les efforts de l'économie ; au moment où quelques systêmes résistent avec énergie, d'autres n'opposent qu'une réaction foible et languissante ; en un mot, la vie individuelle de chacun de ces systêmes se sépare de la vie générale, qui cesse de les par-

(1) Nouveaux élémens de la science de l'homme.

courir, et qui, elle-même, se trouve ainsi partiellement étouffée dans les centres principaux où elle réside.

LXXIX. Il est un autre accident qui constitue principalement le danger des affections malignes, et auquel il me semble que les médecins ne font pas assez d'attention; c'est qu'il y a souvent augmentation d'irritabilité, et diminution de sensibilité; et rien n'est plus funeste que ce défaut de concert entre deux facultés qui doivent être en harmonie, et agir, pour ainsi dire, en commun; car si l'action de la puissance contractile diminue, et si l'action de la puissance nerveuse augmente, il y a changement de rapport dans toutes les fonctions. Ce défaut de correspondance d'action dans l'appareil des puissances de l'économie animale, forme un caractère très-pernicieux.

LXXX. J'observe en outre que tout mouvement dans le système de notre économie, pour qu'il soit régulier et conforme aux loix de la vie, doit être dirigé par l'influence suprême de l'organe cérébral; les spasmes, les convulsions qui ont lieu dans les pyrexies malignes, sont des phénomènes d'autant plus sinistres, qu'ils ne sont pas suscités par la volonté dont le siége spécial est dans le cerveau.

ARTICLE III.

Le désaccord des phénomènes sympathiques constitue en grande partie le danger des Fièvres pernicieuses intermittentes.

LXXXI. On n'a point encore assez examiné l'altération des sympathies du corps vivant, et les rapports que cette altération peut avoir avec la théorie du pronostic dans les maladies aiguës. On conçoit néanmoins, d'après ce que nous avons déjà dit, combien elle doit être funeste. En effet, dans une affection maligne aucun système ne souffre par une suite de sa correspondance sympathique avec un autre système, puisque la vie est à la fois atteinte dans tous les points de l'organisation. Or, les différentes lésions ne se propageant point d'un organe à l'autre, les mouvemens et les résistances ne sauroient être synergiques: de-là vient que des parties qui, dans l'état de santé, sont unies entre elles par la connexion la plus étroite, s'isolent en quelque sorte les unes des autres; et cet isolement annonce l'altération la plus grave dans les nerfs qui sont les agens et les moyens de leurs communications réciproques et naturelles. C'est ainsi qu'on voit souvent le danger des fièvres pernicieuses consister dans un défaut de liaison entre les forces motrices et les forces sensitives. D'autres fois il y a défaut de sympathie entre le systême nerveux et le systême vasculaire, et le mouvement péristaltique des vaisseaux artériels qui constitue le pouls, se répète régulièrement, malgré l'affaissement extrême de l'organe cérébral, ainsi que nous l'avons remarqué plus haut en parlant de la nature propre des fièvres ataxiques continues. D'autres fois des viscères, dont les fonctions ont un but analogue, rompent leur mutuelle dépendance. Le systême rénal, par exemple, se détache du reste du systême digestif, et l'urine est bonne, tandis que les déjections alvines présentent le plus mauvais caractère. Dans certaines circonstances, enfin, les loix de la sympathie paroissent interrompues dans les organes qui ont entre eux la plus grande analogie de structure; c'est ainsi que dans le même membre, des parties se trouvent glacées par le froid, tandis que d'autres sont brûlées par la chaleur. J'ai vu un malade chez lequel la sensibilité des nerfs qui se distribuent à l'ouïe étoit extraordinairement augmentée, tandis que celle des nerfs qui se distribuent aux autres sens, étoit presque anéantie, &c. On sent combien la considération attentive des phénomènes pathologiques pourroit étendre les vues que je viens de présenter. C'est à ce bouleversement des loix sympathiques dans l'universalité de l'économie qu'il faut rapporter, jusqu'à un certain point, l'impuissance de tant de remèdes administrés pour combattre les symptômes qui se déclarent. Remarquons néanmoins qu'une semblable subversion a moins souvent lieu dans les fièvres pernicieuses intermittentes que dans les fièvres ataxiques continues.

ARTICLE IV.

Du pronostic fondé sur le mode d'altération des propriétés vitales dans les Fièvres pernicieuses intermittentes.

LXXXII. Comme la science du pronostic repose sur une connoissance approfondie des causes de la mort, les phénomènes dont s'ac-s'accompagne la destruction du corps vivant dans les diverses maladies, doivent être un grand objet de méditation pour le médecin observateur. Ainsi, par exemple, dans les fièvres pernicieuses qui se rapprochent des fièvres ataxiques, la nature commence toujours la mort par l'anéantissement de la sensibilité animale; de là vient que les plus grands désordres surviennent dans le cerveau et le système nerveux, tandis que le calme règne souvent dans le système vasculaire ; au contraire, dans les fièvres pernicieuses qui se rapprochent des fièvres adynamiques, la mort s'opère d'abord par l'anéantissement de l'irritabilité, et il survient constamment un dérangement quelconque dans la circulation, quoiqu'il n'y ait pas de délire ; mais souvent, à la vérité, ces deux ordres de fièvres se compliquent, et confondent en quelque sorte les phénomènes propres à chacun d'eux. J'ai observé que les fièvres où il survenoit une augmentation extrême de la faculté sensitive, étoient moins dangereuses, et moins difficiles à guérir, que celles où l'action de cette même faculté est extrêmement diminuée ou pervertie.

ARTICLE V.

Du pronostic fondé sur la considération des phénomènes de l'organe cérébral.

LXXXIII. Il y a danger dans les fièvres pernicieuses intermittentes, quand l'effet délétère de ces fièvres se dirige particulièrement vers les organes les plus importans de l'économie animale, vers le cerveau. Le coma tient à un défaut d'action de cet organe, et de tout le système nerveux : il est par conséquent d'un très-mauvais présage. De là vient que les fièvres léthargiques, apoplectiques, sont mortelles dans un temps très-court; sur-tout quand l'affaissement de l'organe cérébral se joint à l'affoiblissement de la contractilité du cœur, des artères, &c. Le sentiment gravatif de la tête avec le tintement d'oreilles, avec une trop grande sensibilité de la vue, de l'ouïe, la stupeur, le vertige, &c. sont des phénomènes sinistres. Il faut distinguer la céphalalgie qui se manifeste avec un pouls foible, de celle qui se manifeste avec un pouls fort. Dans la fièvre céphalalgique, l'écume à la bouche, la couleur livide, les mouvemens convulsifs de la face, annoncent une mort prochaine.

ARTICLE VI.

Du pronostic fondé sur la considération des phénomènes de la respiration.

LXXXIV. L'embarras de l'organe pulmonaire, qui s'annonce par une respiration rare et stertoreuse, par la turgescence livide du visage, est un des symptômes les plus dangereux, en ce qu'il indique une lésion profonde de l'irritabilité du systême pulmonaire, systême par lequel, suivant l'opinion de Galien, commence toujours la mort de l'individu.

LXXXV. Le hoquet qui survient dans le déclin des paroxysmes des fièvres pernicieuses intermittentes, sans signe de coction ou de crise, est très-funeste, sur-tout s'il est accompagné de délire, de convulsions et d'aphonie. Il ne l'est pas moins s'il est accompagné de l'inflammation du foie, du diaphragme, et des autres viscères abdominaux. Il est fatal lorsqu'il succède à la subite disparition des exanthèmes, qui, comme nous l'avons déjà observé, peuvent signaler quelquefois les fièvres pernicieuses. Il ne l'est pas moins lorsqu'il est produit par un épuisement quelconque, comme par la dyssenterie, la diarrhée, &c. Les opinions des médecins ont beaucoup varié sur les causes productrices du hoquet, phénomène qui n'est pas aussi connu qu'on le présume; et Stoerzel soutint jadis une thèse sur ce sujet. Les congestions qui se forment dans le moment de la mort, aux environs du diaphragme, peuvent très-bien provoquer les contractions forcées de cet organe. Cette convulsion est souvent produite par les affections de l'œsophage et de l'estomac, ce qui a souvent lieu par sympathie de contiguité de ces parties avec le péritoine; en effet, cette membrane paroît être un moyen de transport pour les irritations sympathiques, comme le prouve une expérience de Bichat, qui provoqua le hoquet par une injection stimulante dans l'abdomen d'un animal vivant. La communication qui existe entre les nerfs, concourt aussi à la production du même phénomène.

ARTICLE VII.

Du pronostic fondé sur la considération des organes de la digestion.

LXXXVI. L'insensibilité des organes internes, comme, par exemple, des muscles de la déglutition, de l'œsophage, du tube intestinal, &c. est du plus funeste présage; elle révèle à l'observateur que la vie s'est, pour ainsi dire, retirée de l'intérieur à l'extérieur, où elle achève de se consumer par l'acte réitéré de la convulsion. Quand le ventre est excessivement tendu et météorisé, et que le malade ne peut y supporter, ni le contact de la main, ni le contact des couvertures, il faut envisager ce signe comme très-funeste. Il faut redouter les spasmes et les congestions des hypochondres. L'altération des propriétés vitales dans le canal intestinal, se démontre par la tension, la tuméfaction et l'élévation du ventre, par le poids et l'oppression de l'estomac, par la formation de divers gaz qui s'engendrent dans les organes digestifs. Quand l'irritation occasionnée par la fièvre est principalement fixée à l'estomac, la maladie est très-dangereuse, à cause de la sympathie interne de ce viscère avec tous les systêmes organiques. La douleur cardialgique doit être regardée comme pernicieuse, sur-tout si elle se déclare avec pulsation à la région précordiale, avec refroidissement fébrile et sueur. Si elle survient chez un vieillard, elle peut devenir soudainement mortelle.

ARTICLE VIII.

Du pronostic fondé sur la considération des déjections et des excrétions.

LXXXVII. Les selles fétides et colliquatives donnent lieu de croire que le malade ne tardera pas à succomber; elles sont principalement occasionnées par de petits mouvemens convulsifs, qui s'excitent dans tout le trajet des intestins; les physiologistes qui ont expérimenté sur les animaux vivans, ont vu ces mouvemens redoubler dans les intestins à l'heure de la mort. L'état des urines, dans les fièvres pernicieuses, exige une grande attention. C'est ainsi que la diminution de cette excrétion, et sa couleur noire, forment un signe pernicieux. M. Boullon, dans l'épidémie d'Abbeville, dit que les malades étoient ordinairement dans le plus grand danger, lorsqu'on observoit dans leurs urines un sédiment membraniforme et de nature muqueuse, qui couvroit, en manière de voûte, une matière glaireuse; mais il faudroit un plus grand nombre de faits pour confirmer une semblable assertion. Les urines présentent un signe non moins fatal, lorsqu'elles s'échappent involontairement de la vessie.

ARTICLE IX.

Du pronostic fondé sur la considération du pouls.

LXXXVIII. Le pouls petit et irrégulier est un mauvais signe; on doit même redouter le pouls intermittent; cependant, selon la remarque et l'expérience de quelques observateurs, il n'est pas toujours fâcheux, si la nature y supplée par une grande fréquence. Dans toutes sortes de fièvres, il est très-avantageux que, durant le cours du paroxysme, le pouls se maintienne développé; il faut au contraire regarder comme des signes funestes, sa foiblesse et son inégalité. Le pouls contracté, rapide, vibrant, est dangereux, lorsqu'il s'unit à une respiration gênée, à des anxiétés de la région précordiale; mais c'est principalement dans les intermittentes soporeuses qu'un pareil phénomène est pernicieux, sur-tout si l'on s'apperçoit que le pouls devient plus mauvais à chaque paroxysme, et si en même temps l'assoupissement devient plus profond. Leroy remarque qu'alors on a lieu de craindre que le malade succombera. (*Du pronostic dans les maladies aiguës.*) Dans ces sortes de fièvres, le pouls, qui conserve sa plénitude, n'annonce pas moins de danger (1).

ARTICLE X.

Du pronostic fondé sur la considération des trois périodes de frisson, de chaleur et de sueur.

LXXXIX. Cleghorn a observé que les paroxysmes les plus terribles sont ceux qui ne sont pas précédés de frisson, et qui commencent par une chaleur brûlante. Rien de plus intéressant à étudier que le période de frissonnement et

---

(1) *When drowsy lethargick symptoms come on (the pulse) of ten resembles that of a person in full healt, though the sick is in the utmost danger. Cleghorn, observat. on epid. diseases of Minorca.*

d'horripilation. J'ai vu à l'hôpital Saint-Louis une femme qui provoquoit ce période toutes les fois qu'elle prenoit une boisson froide, ce qui n'arrivoit pas lorsqu'elle usoit des boissons tièdes ; alors elle n'enduroit que le période de chaleur. Le frisson est un phénomène de la contractilité fibrillaire ; c'est un resserrement subit des fibres vivantes, qui envahit toute la périphérie du systême cutané. Ce symptôme est particulièrement funeste dans les fièvres algides, où aucune chaleur ne réagit. Il survient quelquefois avec une telle violence, qu'il a presque la férocité d'un accès épileptique, selon la remarque de Wiener, qui, autrefois, a disserté sur cet objet, quoique d'une manière très-vague. Les sueurs froides, visqueuses, gluantes, et qui persistent avec excès, sont à craindre ; elles constituent le principal danger des intermittentes diaphorétiques.

ARTICLE XI.

Du pronostic fondé sur la considération des exanthèmes.

XC. Le pronostic que l'on doit tirer des exanthèmes est constamment heureux lorsqu'ils surviennent avec la vigueur et le mouvement augmenté des organes naturels. Au contraire, l'éruption est d'un fâcheux augure, lorsque la fièvre et les autres symptômes qui l'accompagnent, augmentent en même temps de violence. M. Boullon a vu le péril imminent de la fièvre être constamment annoncé par l'apparition soudaine d'une éruption partielle durant le cours d'un paroxysme, sur-tout lorsque cette éruption étoit pâle et noirâtre.

ARTICLE XII.

Du pronostic fondé sur la considération des pétéchies.

XCI. On a considéré avec raison, comme très-fâcheuses, les taches pétéchiales qui surviennent quelquefois dans le cours des fièvres pernicieuses intermittentes, parce qu'elles annoncent une complication grave de ces fièvres, avec les symptômes propres aux fièvres adynamiques. C'est à tort que plusieurs médecins ont voulu regarder ces éruptions comme critiques. Les subintrantes tierces, ou doubles-tierces, que J. L. Apinus eut occasion d'observer à Herspruch, dans la Norique (en 1694 et en 1695), ne furent jamais plus terribles dans leurs ravages, que lorsque ce symptôme se déclara sur la fin de l'épidémie. Les pétéchies livides et de forme inégale, sont sur-tout les plus dangereuses; elles décèlent une lésion profonde de l'irritabilité, lésion qui se joint dans cette circonstance à tous les désordres du systême nerveux (1).

---

(1) Le Recueil des médecins de Breslaw, que nous avons déjà eu occasion de citer au commencement de cet ouvrage, renferme l'histoire de quelques fièvres intermittentes de mauvais caractère, où ce funeste symptôme prédomina constamment. On y remarquoit presque toujours des éruptions vésiculaires pourprées ou miliaires. Il restoit souvent après la cessation de ces divers exanthêmes, une couleur sale et livide, avec prurit et tumeur œdémateuse des pieds. Il paroît que dans ces fièvres, manifestement ataxico-adynamiques, les effets de la fièvre s'étoient particulièrement dirigés vers les muscles et le systême cutané. Il y est question d'une femme âgée de quarante ans, atteinte d'une rémittente, qui fut jugée pour une desquammation universelle de l'épiderme. Au surplus, la considération attentive de ces épidémies est très-propre à renforcer les traits d'analogie que plusieurs praticiens ont cru trouver entre la fièvre vulgairement nommée putride et le scorbut. *Febrium harum quibus scorbuticarum cura requirit omninò antiscorbutica, quibus ex voto debellantur.* (*Hist. morb. uratisl. ann.* MDCXCIX *et* MDCCII, *fol.* 344.)

ARTICLE XIII.

Du pronostic fondé sur la considération des organes du mouvement.

XCII. Lorsqu'un malade atteint d'une fièvre pernicieuse intermittente ne peut, durant le paroxysme, changer à son gré les extrémités supérieures et inférieures de position; lorsque successivement déplacé par des soubresauts et de petits mouvemens convulsifs, il tend involontairement à se jeter hors de son lit, on doit juger que la foiblesse est à son comble; la carpologie sur-tout doit être regardée comme un symptôme précurseur de la mort; c'est la dernière lutte des muscles fléchisseurs contre les muscles extenseurs, dont ces premiers vont triompher; elle annonce l'extinction totale et très-prochaine des forces vitales.

ARTICLE XIV.

Du pronostic fondé sur la considération des traits de la face.

XCIII. Il importe beaucoup de suivre le conseil d'Hippocrate, qui recommande expressément de s'attacher aux signes pris de l'inspection attentive de l'état de la physionomie dans le pronostic des maladies aiguës. Le plus souvent elle est un miroir très-fidèle, parce qu'elle fait connoître l'état de langueur des puissances motrices (1). L'air d'abattement et de désespoir qui est exprimé par les traits du malade, annonce un péril imminent; et la face plus ou moins altérée, rend, pour ainsi dire, en abrégé, les affections de la totalité du systême. Il faut sur-tout porter son attention sur le caractère particulier des regards; et j'ai constamment vu que la contraction spasmodique du grand oblique de l'œil, qui dirige la pupille en bas et en dedans, au point de ne laisser paroître que le blanc de cet organe, étoit un symptôme très-fatal.

(1) *Considerare oportet in acutis morbis, vultum ægrotantis, sit ne similis benè valentium, et potissimum sui; ita enim optimus erit: si verò quàm maximè sibi contrarius est, malum signum est. Pred. 3.* M. Bourge, a lu à la Société de Médecine de Paris, un Mémoire plein d'intérêt sur la physiognomonie, qu'il divise en quatre branches principales: en physiognomonie physiologique, en physiognomonie morale, en physiognomonie pathologique, et en physiognomonie séméïotique.

ARTICLE XV.

Du pronostic fondé sur la considération des divers âges.

XCIV. On n'a peut-être pas assez apprécié ce que peuvent sur la forme des fièvres les divers âges. Nicolas Esmarch a soutenu autrefois, sous la présidence de Michel Alberti, disciple de Stahl, une dissertation inaugurale sur ce qu'il nommoit : *Febris intermittens lethifera senum.* Dans cette dissertation, la partie qui concerne le traitement de cette fièvre est absolument insignifiante. On voit qu'il ne se doute pas même de la puissance du quinquina dans une semblable affection, dont la théorie doit naturellement être ramenée à celle des pernicieuses intermittentes. Or ces dernières fièvres sont plus funestes chez les vieillards, parce qu'ils manquent de forces naturelles. Hippocrate a eu raison de dire que la décrépitude offre un vaste champ aux maladies. L'augmentation morbifique des mouvemens organiques, épuise chez eux les sources de la vie. On a vu, chez les vieillards, le danger de la fièvre s'exprimer par le sommeil profond, une certaine ivresse gravative de la tête, une compression inaccoutumée de poitrine, une urine crue, grasse comme l'eau de lessive, d'une couleur noirâtre, d'une odeur fétide, accompagnée de dysurie et de strangurie; par une douleur suffocante et cardialgique; par un pouls variable, inégal, quelquefois dur, palpitant, d'autres fois intermittent; par une diminution extraordinaire des forces, qui laisse dans un état de stupeur. Si au milieu de toutes les complications qui peuvent intervenir dans les fièvres pernicieuses des vieillards, ils échappent, ce qui est rare, au danger d'une mort subite, on ne peut prédire ni une longue vie, ni une santé intègre, dit Prosper Alpin; car rien n'est plus fatal aux vieillards que la fièvre intermittente, liée aux phénomènes de l'apoplexie. Il arrive très-souvent que les deux premiers paroxysmes se passent sans aucun présage funeste; mais au troisième paroxysme, il n'est pas rare de voir qu'une apoplexie subite, ou une suffocation inattendue, font mourir à l'improviste les malades.

ARTICLE XVI.

Du pronostic fondé sur la forme des paroxysmes.

XCV. Le paroxysme qui anticipe n'est pas toujours un mauvais signe, et le paroxysme qui retarde n'est pas toujours un bon signe, comme quelques auteurs le soutiennent. Au contraire, le premier montre que la nature a des forces, tandis que le second montre sa foiblesse. Certains observateurs signalent comme très-suspecte la fièvre pernicieuse où les jours impairs n'ont qu'un accès léger ou aucun accès; et qui a des paroxysmes très-violens les jours pairs (Torti et Cleghorn). Les fièvres pernicieuses se changent quelquefois en quartes, et cette mutation est salutaire; car l'intermission de deux jours rend la fièvre moins dangereuse en elle-même. Cette mutation annonce seulement que la maladie sera longue; mais on doit redouter alors des affections chroniques des viscères du bas-ventre. Le symptôme prédominant qui continue de se manifester durant l'intermission, est sur-tout pernicieux; ou, ce qui est la même chose, le danger des fièvres pernicieuses intermittentes, croît en raison directe de leur tendance vers le type de continuité.

ARTICLE XVII.

Connoissances acquises par les Anciens sur le pronostic des Fièvres pernicieuses.

XCVI. Les anciens, si avancés dans la connoissance du pronostic, n'ont pas manqué de noter dans leurs écrits, comme des signes d'un très-funeste présage, les vomissemens et les déjections de matière bilieuse (1), les flux hépatiques (2), atrabilaires (3), les cardialgies (4), les

(1) *Si vomitus exigui biliosique fuerint, malum. Prorrhet. text. 36. Si verò vomitio fuerit porracea aut livida, nigra, quicumque ex his fuerit color, malum esse censendum est. Text. 40. Alvi turbata erant biliosis, paucis, meris, tenuibus, mordacibusque et frequenter desidebant. In epid. com. 1, c. text. 25.*

(2) *Si ex ventre tenuia non sentienti ægro exierint, si extra se non sit, malum; cujusmodi sunt quæ in hepaticis fiunt. Prorrhet. text. 78. Ventris valdè rubens profluvies, mala in omnibus morbis. Prorrhet. text. 2. Malum vero, ventris valdè rubens profluvies, eoque magis, si hepatis vitio, ut in hepaticis fit, tales dejiciuntur. In coac. præd. text. 330.*

(3) *Dejectiones nigræ, qualis est sanguinis niger, sponte venientes, sive cum febre, sive sine febre, pessimæ.*

(4) *In febribus circa ventriculum fortis æstus, et oris*

syncopes (1), le froid glacial des membres (2), les divers délires (3), les affections carotiques (4),

---

ventriculi dolor, malum. Aph. LXIV, *sect.* 4. *Stomachi dolor, cum hippochondrio contento, dolorque capitis, malignum. Prorrhet. text.* 72. *Dolores, qui cum febre, fiunt circa lumbos, et inferas sedes, si præcordia attigerint, inferas relinquentes sedes, exitiales admodùm sunt. Progn. libr.* 3. *Ex lumborum dolore ad os ventriculi recursiones febriles, cum horrore, aquosa, tenuia, et multa evomentes, mente aberrantes, voce privati, nigra vomentes, moriuntur. Prorrhet. text.* 58.

(1) *Qui frequenter ac fortiter absque causâ manifestâ exsolvuntur, derepente moriuntur. Aph.* XLIV, *sect.* 2.

(2) *Frigebant his multum extremitates, ac vix calor his revocari poterat. Epidem. liber* 1, *text.* 28. *Refrigeratio autem si ita violenta fuerit, ut tota omninò refrigerentur corpora, indurescantque, extinctionis signum, existit. Prorrhet. lib.* 1. Galen. *in com.* 11, *text.* 5.

(3) *In febribus insaniæ vehementes silente ægro, sed non etiam privato voce, lethale. In coac. præs. text.* 65. *Mente ob melancholiam aberrantibus tremores supervenientes, maligni. Prorrhet. text.* 14. *Qui jam fractis viribus, delirant, pessimè habent. In coac. præs. text.* 101. *Extremæ partes undique subfrigidæ, aliquantùm delirabat, omnium obliviscebatur, quæ locutus esset. In* 3 *epidem. ægr.* 13.

(4) *Nullus autem phreneticorum vehementer insanivit, ut in aliis, sed alia quidem veternosa in somnum delatione capite gravati moriebantur. In* 3 *epid. text.* 20. *Qui comate oppressi, ab initio exsudarunt leviter, urinis coctis ardentes citrà judicium refrigescentes brevibus inter-*

les sueurs immodérées (1), les dypsnées (2), les vives céphalalgies, &c. quelle que soit la maladie où ces phénomènes se présentent (3).

---

vallis, ardore redeunte, torpidi, oppressi comate, convulsione subinde capti, Perniciosè habent. Coac. præs. text. 180. Quemadmodùm somnus in accessionum declinatione, est utilis, si juvet ægrotum, ita si ipsum lædat, esse lethalem. Galen. *in comm. aphor. Hipp.*

(1) *Sudores frigidi cum acutâ febre, lethales. Cum mitiori verò, longitudinem morbi significant. Judicat. §. 8.*

(2) *Collige, magis horrendam esse respirationis, quam pulsuum interceptionem, dummodò respiratio non lædatur instrumentorum culpâ, sed facultatis.* Stephani Roderici *Castrensis syntax. Prædict. medic.*

(3) *Capitis dolores fortes, et continui, cum febre, siquidem lethalium signorum quid accesserit, perniciosi valdè sunt.* Hipp. *prænot. §. 22.*

CHAPITRE V.

Des causes directes des Fièvres pernicieuses intermittentes.

XCVII. On n'ignore pas que dans tous les temps les tentatives des médecins pour découvrir les causes prochaines des fièvres, n'ont enfanté que des théories ténébreuses. C'est à l'orgueil d'une fausse expérience qu'il faut attribuer ce que l'on a généralement écrit sur cet objet. « Il faut, comme l'a dit Reil, savoir se contenter de la connoissance historique des fièvres, les étudier simplement d'après leurs signes, leurs accidens, les causes physiques qui les engendrent ; car tout le reste nous est inconnu ». La saine physique doit rejeter tout ce que Mercatus a avancé sur l'épaississement, la ténuité, la condensation, la congélation, la concrétion et l'inégale effervescence des humeurs, considérées comme causes prochaines des fièvres pernicieuses intermittentes. Les efforts du savant Hérédia pour réfuter ou commenter les opinions de Mercatus, ne sont d'aucun profit pour la science, parce qu'à l'exemple de son prédécesseur, il a parlé le langage des écoles de son temps. La dégénérescence des esprits animaux, admise par Morton, n'est pas moins illusoire, et Torti lui-même ne nous paroît pas avoir entièrement répudié les obscures divagations des auteurs qui l'ont devancé, sur les causes prochaines des intermittentes pernicieuses. Que penserons-nous de quelques modernes qui, ressuscitant une hypothèse de Willis, depuis long-temps abandonnée, n'ont pas balancé à les rapporter au défaut, à l'excès ou à des altérations du fluide nerveux ?

Cet écrit n'admettant rien qui ne soit autorisé par les preuves de la démonstration la plus rigoureuse, il faut en bannir pareillement ces expressions vagues de *tension* et d'*oscillation* augmentées des nerfs, dont plusieurs médecins ont fait dépendre toutes les causes prochaines des fièvres malignes. Ces termes hasardés ne sont propres qu'à donner des idées fausses de l'état pathologique du solide vivant, et sont d'ailleurs des cris de ralliement pour les systématiques qui ont tant retardé les progrès de la médecine.

Voulant donc éviter les écarts de tous ces auteurs, qui ont trop sacrifié à leur goût dominant pour des spéculations vaines et gratuites, je me crois fondé à déduire les causes prochaines des fièvres pernicieuses intermittentes, d'une altération plus ou moins profonde, des trois propriétés caractéristiques de la force vitale, telles que la motilité, la sensibilité et la caloricité. Ce que j'ai dit en faisant l'application des notions physiologiques déjà acquises à la théorie de ces fièvres, doit être regardé comme une preuve décisive et irréfragable de mon assertion.

Tout systême de pathologie, pour offrir en effet quelque certitude, doit reposer sur la connoissance des phénomènes qui dérivent de ces trois propriétés, que je considère comme étant en quelque sorte les premiers élémens de la vie. C'est au retard et à la négligence qu'on a apportés dans leur étude, qu'il faut attribuer les erreurs qui ont si long-temps entravé la marche de l'art.

XCVIII. Peut-être n'avons-nous pas de matériaux suffisans pour donner une histoire complète de toutes les causes qui concourent directement à produire les nombreuses variétés de la fièvre pernicieuse intermittente. En général les praticiens ne se sont point assez attachés à détailler les circonstances qui ont précédé les cas particuliers qu'ils ont observés. Les recherches faites jusqu'à ce jour, permettent cependant d'établir quelques vérités générales propres à nous éclairer sur un point aussi important de l'histoire des maladies. Je me bornerai à les énoncer, en y ajoutant les preuves majeures qui les constatent.

PREMIÈRE PROPOSITION.

C'est un fait rigoureusement démontré par l'expérience et l'observation, que les exhalaisons marécageuses influent éminemment sur la naissance et le développement des Fièvres pernicieuses intermittentes.

XCIX. Remarques. Il est inutile de prouver combien est dépourvue de fondement l'opinion de Vanelsacker, qui, niant toute action de la part des causes extérieures, attribue l'origine de semblables fièvres, aux troubles, à l'interception de l'humeur transpiratoire, au vice des digestions et à la dégénération de la bile, qui, par son acrimonie, tend à désorganiser les principaux viscères de l'abdomen. Il est évident que de pareils désordres ne doivent tout au plus être envisagés que comme des effets secondaires des influences funestes que j'ai indiquées. Les recherches de l'immortel Lancisi ont réfuté d'avance les doutes que l'on pourroit élever sur mon assertion. Il suffira de rappeler ici que les pernicieuses intermittentes des épidémies qu'il eut occasion d'observer, s'exprimoient avec des symptômes d'autant plus funestes, que les logemens des malades étoient plus voisins des lieux infectés (1). Ce même auteur a très-bien fait voir que les lieux de l'Italie, exempts de ces sortes de fièvres, étoient précisément ceux qui étoient à l'abri des miasmes exhalés par les eaux croupissantes et corrompues, et l'on sait que le dessèchement des marais qu'il fit opérer dans les environs de plusieurs villes, suffit pour leur rendre la salubrité.

Zimmermann, dans son beau *Traité de l'expérience* (2), rapporte que les fièvres intermittentes se manifestent très-fréquemment dans la Suisse, le long des lacs, des étangs, &c. et qu'elles y prennent quelquefois le caractère le plus pernicieux. Il cite l'exemple d'une tierce maligne qui ravagea un bourg du canton d'Underwald, très-voisin d'un marais, et qui faisoit périr les malades au deuxième accès. Il allègue plusieurs autres observations, qui sont absolument conformes à cette dernière. Mais rien

---

(1) *De noxiis palud. effluv. lib. II.* Galien n'avoit pas méconnu cette puissante influence des marais sur la production des fièvres. *De febr. differ. lib. I.*

(2) Tom II de la Traduct. de Lefebvre de Villebrune.

peut-être ne démontre mieux l'action délétère de ces sortes d'émanations sur l'économie du corps vivant, que ce que Lind a consigné dans son *Essai sur les maladies des Européens dans les pays chauds* (1), au sujet d'un vaste et magnifique hôpital qui avoit été construit dans le climat de la Jamaïque. Cet édifice étoit pourvu d'ailleurs de toutes les commodités nécessaires au rétablissement des malades.

« Malheureusement, dit-il, il fut bâti près d'un » marais, sur un terrein extrêmement mal-sain. » Qu'en arriva-t-il? c'est que les fièvres les » plus simples, les intermittentes les plus bé- » nignes, les indispositions les plus légères, se » changèrent souvent en fièvres malignes, en » flux de sang ou toute autre maladie mortelle. » On remarqua que la fièvre jaune y dominoit » presque toujours, et entraînoit des pertes de » sang considérables, par le vomissement, les » selles, et même tous les pores de la peau, » tandis que ce symptôme ne se voyoit jamais » chez les personnes qui se trouvoient en pa- » reilles circonstances, et obtenoient la per- » mission de rester à leur bord. Le rétablisse- » ment des malades étoit long, pénible et incer- » tain dans cet hôpital; le moindre écart ou la

(1) Tom 1, Traduction de Thion de la Chaume.

» plus petite irrégularité dans le régime, déter» minoient une rechute. Le flux ayant été arrêté » pendant quelques jours, l'usage d'un aliment » quelconque, susceptible de se corrompre, » suffisoit quelquefois pour faire revenir la » fièvre, en très-peu d'heures, avec tous ces » fâcheux symptômes. Dans certains cas, une » seule écuellée de bouillon produisoit cet » effet. On ne pouvoit pas dire que cela vînt » d'une source de contagion existante dans » cet hôpital, ou de ce qu'on rassembloit » trop de malades dans les salles, puisque les » mêmes accidens arrivoient lorsqu'il n'y en » avoit qu'un petit nombre placé dans l'air le » moins insalubre en apparence, et les endroits » les mieux choisis. La mortalité fut si prodi» gieuse dans cette maison, et sa cause si pal» pable, qu'on s'est vu contraint à l'abandon» ner. Depuis il a été remplacé par un autre, » élevé en meilleur air ».

Si je voulois grossir ce Traité d'une multitude de faits analogues, je pourrois puiser dans beaucoup d'auteurs, qui, marchant sur les traces d'Hippocrate, ont si bien apprécié les influences de l'air, des eaux et des lieux; il me suffiroit même de jeter un coup-d'œil sur la topographie médicale des départemens de la France, et sur l'histoire physique des différentes contrées du globe ; mais ces sortes de digressions m'éloigneroient trop de mon sujet ; il est entièrement superflu de reproduire ici ce qui a été recueilli dans tant d'autres ouvrages, et d'insister encore sur des vérités qui trouvent aujourd'hui si peu de contradicteurs (1).

Contentons-nous seulement d'observer que les fièvres pernicieuses intermittentes qui règnent à la maison de la Salpêtrière, doivent indubitablement leur naissance aux émanations putrides de l'égoût que l'on apperçoit au bas de

---

(1) Les poètes les plus anciens ont parlé du danger des influences marécageuses. « Et toi, ô Ducomar! tu » étois fatal comme les exhalaisons du marécageux Lano, » lorsqu'elles s'étendent sur les plaines de l'automne, et » qu'elles portent la mort parmi les nations ». *Poès. d'Ossian, Fingal. chant 1.* Mais nous devons citer de préférence les réflexions faites antérieurement par Hippocrate, et qu'il a consignées dans son beau Traité des airs, des eaux et des lieux. Ce grand homme, après avoir observé que les habitans du Phase vivent habituellement sous un ciel humide et au milieu des marais, que les eaux dont ils font usage sont stagnantes et putréfiées, que l'atmosphère est constamment chargée de brouillards, &c. ne balance pas à rapporter à ces causes la couleur jaune, l'obésité, et les autres altérations de la constitution physique de ces peuples.

Περὶ δὲ τῶν ἐν Φάσι, ἡ χώρη ἐκείνη ἑλώδης ἐςὶ, καὶ θερμὴ, καὶ ὑδατεινὴ, καὶ δασείη· ὄμβροι τε αὐτόθι γίγνονται πᾶσαν

ses murs, du côté du nord, et qui va se mêler avec les eaux de la Bièvre. Ceux qui ont pratiqué la médecine dans cet hospice, savent que c'est spécialement sur les femmes qui habitent la portion du bâtiment que je désigne, que les fièvres dont il s'agit exercent leurs ravages.

Le plan de travaux proposé dans le temps par le professeur Hallé, au sujet des changemens à faire dans la disposition du lit et des canaux de la rivière des Gobelins (1), contient

---

ὥρην πουλλοί τε καὶ ἰσχυροι. Ἥ τε δίαιτα τοῖσι ἀνθρώποισι ἐν τοῖσι ἕλεσί ἐςὶ, τά τε οἰκήματα ξύλινα καὶ καλάμινα ἐν τοῖσι ὕδασι μεμηχανημένα. Ὀλίγῃ τε χρέονται [τῇ] βαδίσι, κατὰ τὴν πόλιν καὶ τὸ ἐμπόριον, ἀλλὰ μουνοξύλοισι διαπλείουσι ἄνω καὶ κατω· διώρυγες γὰρ πουλλαὶ εἰσι. Τὰ δὲ ὕδατα, θερμὰ καὶ ςάσιμα πίνουσι, ὑπό τε τοῦ ηλίου σηπόμενα, καὶ ὑπὸ τῶν ὄμβρων ἐπαυξόμενα· αὐτός τε ὁ Φάσις ςασιμώτατος πάντων τῶν ποταμῶν καὶ ῥέων ἠπιώτατα. Οἵ τε καρποί [οἱ] γιγνόμενοι αὐτέοισι, πάντες ἀναλδέες εἰσὶ καὶ τεθηλυσμένοι, καὶ ἀτελέες ὑπὸ πουλυπληθηΐης τοῦ ὕδατος· διὸ καὶ οὐ πεπαίνονται. Ἠήρ τε πουλὺς κατέχει τὴν χώρην ἀπὸ τῶν ὑδάτων.

Διὰ ταύτας δὴ τὰς προφάσιας τὰ εἴδεα ἀπηλλαγμένα τῶν λοιπῶν ἀνθρώπων ἔχουσι οἱ Φασιηνοί. Τά τε γὰρ μεγαθεα μεγάλοι, τὰ πάχεά τε ὑπερπαχέες· ἄρθρον τε κατάδηλον οὐδὲν, οὐδὲ φλέψ. Τήν τε χροιὴν ὠχρὴν ἔχουσι, ὥσπερ ὑπὸ ἰκτέρου ἐχόμενοι. Φθέγγονταί τε βαρύτατον ἀνθρώπων, τῷ ἠέρι χρεόμενοι οὐ λαμπρῷ, ἀλλὰ χνοώδεϊ τε καὶ διερῷ.

(1) Voyez son rapport sur l'état actuel des eaux de

des vues qui seroient très-propres à réprimer ces funestes influences, et tout bon citoyen doit former des vœux pour qu'on ne tarde pas à l'exécuter.

Les projets louables de Boncerf, de Saint-Victor, &c. n'étoient donc pas moins avantageux à l'art de guérir qu'à l'agriculture (1). Dans tous les temps, du reste, on a senti combien le voisinage des eaux stagnantes contribuoit à la production des maladies; et rien n'étoit plus sage que cette loi ancienne qui affranchissoit de tout impôt celui qui parvenoit à opérer le dessèchement d'un marais.

---

cette rivière, *Mémoires de l'ancienne Société de Médecine*, tome x, publié par l'Ecole de Médecine de Paris.

(1) *Mémoires de la Société royale de Médecine*, 1786. On y lit le rapport fait par Mauduyt, Tillet, Hallé, Fourcroy, Vicq-d'Azir et Saillant, sur le projet de Boncerf, relatif au dessèchement des marais.

DEUXIEME PROPOSITION.

Les observations les plus authentiques ont également fait voir que le temps de la nuit, la saison de l'été, et sur-tout celle de l'automne, favorisent particulièrement l'action des vapeurs marécageuses dans la production des Fièvres pernicieuses intermittentes.

C. Remarques. Lancisi avoit parfaitement observé cette plus grande activité des émanations marécageuses, qui augmentent aussi-tôt après le coucher du soleil; et il a donné une excellente explication de ce phénomène, quoiqu'à l'époque où il a écrit, on manquât encore des données nécessaires pour saisir toutes les causes qui favorisent l'affinité réciproque de l'air et de l'eau, et l'ascension des miasmes dont ce premier est le véhicule. Il prétend qu'alors ces émanations sont moins écartées dans la masse atmosphérique. Rien ne s'accorde mieux avec les notions des physiciens modernes. Aucun d'entre eux ne conteste aujourd'hui que le point de saturation de l'air (qui tend continuellement à dissoudre l'eau corrompue des marais), ne s'élève ou s'abaisse à proportion que sa température s'accroît ou diminue. La retraite subite d'une certaine quantité de calorique, doit en conséquence occasionner le rapprochement des miasmes, et rendre par ce moyen leur influence plus énergique.

Sans nous livrer, du reste, à des développemens plus étendus, nous pouvons avancer que le fait énoncé dans notre proposition se vérifie constamment à l'hospice de la Salpêtrière. Si l'on se transporte à diverses heures près de l'égoût où stagnent les ordures et les immondices de cette vaste maison, on se convaincra que l'odeur qu'il exhale n'est jamais plus infecte qu'à l'entrée de la nuit, ou même lorsqu'elle est un peu avancée. Le professeur Pinel avoit fait cette observation long-temps avant nous.

Lancisi ajoute que l'état de sommeil qui, durant la nuit, surprend quelquefois les voyageurs dans les lieux mal-sains de l'Italie, les dispose particulièrement à recevoir l'impression des miasmes, soit à cause de l'inertie des muscles, soit à cause du mouvement rallenti du sang dans la circulation, d'où résulte nécessairement une certaine foiblesse dans la réaction du systême vivant.

Ce célèbre médecin avoit également remarqué que les températures de l'été et de l'automne étoient les plus favorables à la décomposition des substances animales et végétales; et il est inutile de dire que les registres des hôpitaux prouvent que c'est sur-tout dans ces deux saisons que les fièvres pernicieuses intermittentes se montrent avec le plus de fureur. Nous transcrirons néanmoins un nouveau passage de l'ouvrage de Lind, parce qu'il confirme d'une manière démonstrative ce que nous venons d'avancer.

« En 1766, seize familles protestantes fran-
» çaises, composées de soixante personnes,
» furent envoyées, aux frais du gouvernement
» anglais, à la Floride occidentale; on leur
» assigna un terrein situé sur le coteau d'une
» montagne environnée de marais, vers l'em-
» bouchure de la rivière Scambie. Ces nou-
» veaux planteurs débarquèrent en hiver, et
» continuèrent à se bien porter jusqu'à la sai-
» son dangereuse qui a lieu dans ce pays en
» juillet et août. A cette époque, huit habitans
» d'une ville voisine (c'est de l'un d'eux que
» je tiens ces détails), vinrent à cet établisse-
» ment solliciter des voix pour l'élection d'un
» représentant, dont on alloit s'occuper dans
» l'assemblée générale de cette province. Quoi-
» qu'ils n'y eussent passé qu'une nuit, chacun
» d'eux essuya une fièvre intermittente très-

» violente. Celui qui aspiroit à être représen» tant, et un second, en furent les victimes. » Le jour suivant, sept autres personnes se » rendirent dans la même vue à cet endroit » mal-sain; mais en étant parties avant la nuit, » elles furent assez heureuses pour éviter le » sort des premières, et conservèrent leur » bonne santé. La fièvre, qui a coutume de » sévir tous les ans dans ce climat, fut si fatale » pendant ce mois aux Français établis sur ce » canton, que de soixante qu'ils étoient, il n'en » resta pas plus de quatorze. Ceux même qui » survécurent à cette épidémie, se virent très» malades en septembre et en octobre sui» vans (1) ».

TROISIÈME PROPOSITION.

Les marais situés dans des lieux élevés, exposés au Nord, et balayés par les vents, n'exercent qu'une influence très-légère sur la naissance et le développement des Fièvres pernicieuses intermittentes.

CI. Remarques. Il est prouvé aujourd'hui que, pour que les matières putrides, qui émanent du sein des marais, soient véritablement

(1) Tome 1, page 295, Traduction déjà citée.

préjudiciables à la santé des hommes, il faut nécessairement qu'elles stagnent dans des lieux bas et peu aérés, où l'humidité se trouve sans cesse combinée avec une certaine quantité de chaleur. Parmi les faits nombreux qui déposent en faveur de ce que j'avance, je citerai celui que rapporte le professeur Bosquillon (dans ses annotations à la médecine pratique de Cullen), d'après Targioni Tozzetti, médecin italien. Ce dernier parle d'une fièvre épidémique très-meurtrière, engendrée par des exhalaisons marécageuses, et n'attaquant que des moissonneurs qui travailloient dans la vallée où régnoit l'épidémie, tandis que les personnes qui se trouvoient dans des endroits plus élevés n'en étoient point atteintes, et fournissoient impunément un asyle aux malades (1). Zimmermann, en insistant sur le danger que présentent les émanations des lieux marécageux, rappelle que les fièvres tierces, si communes sur les bords des lacs de la Suisse, ainsi que nous l'avons déjà remarqué, y sont néanmoins très-rares, lorsque ces lacs ne se trouvent point dans des enfoncemens, et sont avantageusement exposés. Il ajoute que dans le Tyrol, lorsque l'Adige se déborde, les habitans

(1) Tome 1, page 76.

parviennent à se garantir efficacement de l'influence des eaux croupissantes qui infectent l'atmosphère, en se retirant dans les maisons qu'ils ont sur les montagnes (1).

Enfin, pour ne parler que des faits qui sont sous nos yeux, nous rappellerons une observation importante qui se trouve consignée dans le rapport du professeur Hallé, sur l'état actuel du cours de la Bièvre (2). Ce savant a fait voir que l'influence pernicieuse des exhalaisons fétides de cette rivière, est nulle dans les lieux ouverts où l'air suit avec facilité sa direction la plus salutaire.

QUATRIÈME PROPOSITION.

Les marais, les étangs, les lacs, &c. contribuent moins essentiellement à la production des Fièvres pernicieuses intermittentes, par la quantité d'eaux qui stagnent dans leur intérieur, que par le dépôt plus ou moins infect, mis en contact avec l'atmosphère, après la retraite ou l'évaporation de ces mêmes eaux.

CII. REMARQUES. Nous avons déjà eu occasion de parler des fièvres qui régnèrent à Ba-

(1) *Traité de l'expérience*, tome II, page 591.

(2) *Mémoires de l'ancienne Société de Médecine*, tom. x.

tavia à l'époque de la dernière guerre. Lind remarque qu'elles ne furent jamais plus pernicieuses qu'après la cessation des pluies, et lorsque, les fossés ayant été desséchés par les ardeurs du soleil, la boue commença à paroître à nu à leur surface interne (1). Tout le monde a connoissance du fait cité par Sénac, au sujet d'une ville environnée d'un lac vaste et profond, qui recevoit depuis quarante ans toutes les immondices des maisons et des rues. Tant que ces matières putréfiées restèrent cachées dans le sein de l'eau, il n'en résulta aucun mal; mais lorsque, par leur accroissement et la diminution respective des eaux, elles furent en contact avec l'air, une fièvre terrible se manifesta. Ses ravages furent si grands, qu'il périt à cette époque près de deux mille hommes, tandis qu'auparavant il n'en mouroit à-peu-près que quatre cents chaque année (2).

---

(1) *Mémoires sur les fièvres et sur la contagion.* Voyez les notes du traducteur.

(2) *Erat ad magnæ urbis mœnia stagnum latissimum profundumque; in illud à quadraginta annis omnia domorum et vicorum confluebant purgamenta; quandiù verò putridæ hæ feces aquâ immersæ latuerunt, nil mali indè prodiit; sed cùm in molem auctæ ad aquæ superficiem se extulissent, sæviit horrenda febris per vicina urbis loca, et deinde latius se diffudit; tanta fuit ejus*

M. Cassan observe que les marais sont peu pernicieux dans les Antilles, tant qu'ils sont couverts par des bois touffus qui empêchent l'accès du soleil; les voisins n'en éprouvent alors d'autre inconvénient que celui qui résulte ordinairement du voisinage d'un air extrêmement humide; mais lorsqu'on abat les bois, et qu'on met le terrein en contact immédiat avec les rayons solaires, des fièvres pernicieuses (dans lesquelles l'abondance et l'exaltation de la bile paroissent jouer le principal rôle), désolent alors toutes les habitations environnantes, et font périr le plus grand nombre des malheureux qui ont travaillé au défrichement.

---

vis, ut cùm quadringenti tantummodo aliis temporibus, quolibet anno efferrentur, duo hominum millia tunc intercideren. De nat. febr. recond. lib. 1, cap. 7, fol. 34 et 35.

CINQUIEME PROPOSITION.

L'action des vents seconde puissamment, dans quelques circonstances, l'influence des miasmes marécageux dans la production des Fièvres pernicieuses intermittentes.

CIII. Remarques. On lit dans Lancisi que trente personnes de la première distinction de Rome, ayant été se promener, par partie de plaisir, vers l'embouchure du Tibre, le vent souffla tout-à-coup du midi sur des marais infects, et qu'aussi-tôt vingt-neuf d'entre elles furent atteintes de la fièvre tierce (1). Sénac parle d'un village où une cause analogue donnoit pareillement naissance à des fièvres rébelles; elles dominoient sur-tout quand les marais étoient agités par certains vents. Les miasmes qui s'en exhaloient étoient alors si dangereux, que les individus même chez lesquels les paroxysmes avoient été supprimés, en éprouvoient de nouveaux, après deux ou trois jours, ou souvent plutôt. Plusieurs, qui d'abord en avoient été exempts, ne tardoient pas à en être attaqués (2).

---

(1) *De nox. palud. effluv.*

(2) *Si moveantur paludosæ aquæ, graviùs inficiuntur hâc putredine vicina loca; est pagus in quo sæviunt*

Il seroit à desirer que les médecins étudiassent davantage la nature des vents, relativement à la propriété qu'ils ont de dégager plus ou moins les vapeurs recélées dans le sein de la terre. Lind, cet habile observateur, fait remarquer que les épidémies extraordinaires de fièvres rémittentes et intermittentes, qui eurent lieu en 1765 et en 1766, dans la Grande-Bretagne, furent occasionnées en grande partie par le vent d'est. Il s'est assuré, par l'expérience, que ce vent charrie continuellement dans cette île, non-seulement les brouillards de la mer, mais la vase et les miasmes de tous les endroits marécageux ; on voit souvent ces exhalaisons s'élever dans l'atmosphère sous la forme d'une épaisse fumée « J'ai, dit-il, deux » viviers dans mon voisinage, l'un d'eau douce, » l'autre d'eau salée ; aux approches du vent » d'est, il en sort une vapeur dense, pareille » à celle qui sortiroit d'un pot d'eau bouil- » lante.

» La personne qui voudra voir distinctement

---

febres ex ejusmodi causâ oriundæ ; grassantur eæ imprimis cum quibusdam ventis perflantur stagna ; quæ tunc deferuntur miasmata in eum locum ita noxia sunt ut post duos tresve dies, aut aliquandò citiùs, recidant in febrem qui eâ defuncti fuerant ; multi prætereà, anteà intacti, eâ corripiuntur. Op. et lib. jam cit. fol 37.

» ce phénomène, n'aura qu'à se tenir à environ
» cent verges de distance des terreins limoneux,
» ou des étangs. Si le soleil luit quand le vent
» tourne à l'est, elle verra une colonne de va-
» peurs, qui s'en éleveront à la hauteur d'en-
» viron treize pieds, tandis que l'air ambiant
» restera pur et serein. Comme la vapeur ou
» le brouillard qui partent d'autres endroits,
» glissent sur la surface de la terre, et sont
» portés aux marais par le vent d'est, elle sera
» toujours à même de distinguer, pendant
» quelque temps, sur-tout si le soleil luit en-
» core, ne fût-ce que foiblement, les vapeurs
» montant perpendiculairement au-dessus des
» étangs, d'avec celles qui sont charriées par
» le vent en direction horizontale.

» L'évaporation que produit le vent d'est,
» paroît se manifester également par ses effets,
» tant sur le thermomètre que sur le corps hu-
» main : le thermomètre suspendu sur un ter-
» rein humide, tandis que les brouillards ou
» les exhalaisons s'en élèvent, peut indiquer
» un degré de froid qui soit au-dessous de la
» congélation.

» Celui qui se fait sentir d'une manière aussi
» frappante quand on est dans cette position,
» me paroît venir de la même cause, et pro-
» duire des sensations à-peu-près semblables à

» celles qu'on éprouve en entrant dans une » chambre dont le plancher vient d'être arrosé.

» Mais les vents ne produisent pas toujours » les mêmes effets ; quelquefois le temps est » chaud avec le vent du nord ; quelquefois il » l'est très-peu avec celui du midi. Il en est de » même des brouillards ; ils ne sont pas tou- » jours inséparables du vent d'est, et l'évapo- » ration dont nous avons parlé, ne s'apperçoit » pas dans tous les cas.

» Je sais parfaitement qu'on peut prendre le » change là-dessus, et qu'au lieu de supposer » que la quantité des vapeurs qui s'exhalent » est augmentée par le vent d'est, on peut ima- » giner que sa fraîcheur les condense et les rend » visibles. Mais cette idée même peut être com- » battue par de fortes objections ; car nos vents » du nord, qui sont très-froids, ne produisent » jamais, ou du moins bien rarement cet effet, » et sont ordinairement suivis d'un temps sec » et serein.

» Quoi qu'il en soit, le vent d'est est ordinai- » rement accompagné d'une vapeur froide, hu- » mide et mal-saine, qui, d'après l'observation, » nuit au règne végétal et animal, et dans plu- » sieurs lieux, donne naissance à des fièvres » intermittentes opiniâtres, ainsi qu'à des re- » chutes réitérées.

» Dans quelques endroits de l'île basse et » humide de Portsey, souvent la fièvre inter- » mittente, et quelquefois le flux, règnent pen- » dant l'automne. Ces maladies y sont plus » communes et plus violentes dans certaines » années que dans d'autres. On remarque que » les étrangers, ou ceux qui ont auparavant » habité des endroits plus secs et plus élevés, » en sont toujours frappés plus vivement.

» L'année 1765 fut mémorable par la durée » extraordinaire du vent d'est, et la chaleur » excessive. Ces maladies sévirent avec beau- » coup plus de violence, et plus généralement » qu'elles ne l'avoient fait depuis bien des an- » nées. Pendant les mois de mai, juin et juil- » let, l'hôpital d'Haslar contint rarement moins » de trente ou quarante personnes atteintes de » fièvres tierces régulières, ayant de vraies in- » termittentes. Dans ce nombre plusieurs en » avoient été attaqués à bord des vaisseaux » gardes-côtes, ancrés dans le havre, près de la » vase; mais la majeure partie étoient des sol- » dats de marine employés à Portsmouth (1) ».

---

(1) *Essai sur les maladies des Européens dans les pays chauds*, tome I, traduction déjà citée de Thion de la Chaume.

SIXIEME PROPOSITION.

Les pluies qui surviennent dans un temps très-chaud, peuvent influer sur la production des Fièvres pernicieuses intermittentes, en dégageant les vapeurs putrides, retenues dans le sein de la terre durcie.

CIV. REMARQUES. Au rapport des voyageurs, pendant plusieurs mois de l'année, le climat du Sénégal ne le cède à aucun autre par sa salubrité; mais aussi-tôt que les pluies arrivent, les Européens sont foudroyés par une fièvre maligne nerveuse du genre des rémittentes. Cette affection s'annonce par des contractions spasmodiques de l'estomac et des vomissemens de bile très-considérables, &c. Rien n'est donc plus généralement funeste qu'une sécheresse qui a long-temps régné dans un pays. Le retrait des rivières qui abandonnent une partie de leur lit, fournit cette terre dure exposée au soleil, ainsi que l'observe Lind. Aussi-tôt qu'il survient un orage, la glaise s'amollit, et le sol qui auparavant étoit inodore, exhale une odeur insupportable. Les bords des fleuves couverts d'un limon infect et dardé par les rayons du soleil ardent, les lieux plantés de rizières, &c. deviennent également très-funestes, lorsqu'ils sont arrosés par des pluies, après des chaleurs plus ou moins prolongées.

SEPTIÈME PROPOSITION.

C'est sur-tout dans les pays chauds que les terreins marécageux deviennent nuisibles à la santé de l'homme, et sont favorables au développement des fièvres pernicieuses intermittentes.

CV. Remarques. On conçoit, en effet, sans peine, que la chaleur du climat accélérant la décomposition des végétaux, et celle de toutes les matières putrescibles, doit accroître considérablement la quantité et l'énergie délétère des miasmes. On conçoit aussi que l'action évaporatrice du soleil, qui est très-forte sous la zône torride, se joignant à la force attractive et dissolvante de l'air atmosphérique, doit singulièrement favoriser l'exhalaison, soit des gaz pernicieux, qui sont le résultat de la putréfaction dont il s'agit, soit des molécules même de toutes les substances décomposées, qui s'élèvent et restent suspendues dans l'atmosphère. M. Cassan, observateur très-recommandable, dit que cet effet du soleil étoit principalement remarquable dans le temps de l'hyvernage, qui est dans les contrées de la zône torride la saison la plus chaude et la plus humide de l'année.

Il ajoute que les exhalaisons des marais sont sur-tout funestes dans les pays chauds, lorsqu'on creuse des fossés qui doivent servir à leur dessèchement, et qu'on ouvre le terrein pour la première fois avec la charrue ou avec la houe. Une expérience de deux siècles a appris que leurs ravages sont alors aussi terribles et aussi prompts que ceux de la peste; sur-tout si on laisse les ouvriers passer la nuit sur les lieux qu'ils ont ensemencés et plantés pendant le jour. Lorsque M. Cassan étoit médecin en chef des hôpitaux militaires de l'île Sainte-Lucie, qui passe pour la plus mal-saine des Antilles, il eut occasion d'observer un exemple funeste des effets dont nous venons de parler. Vingt-huit soldats de la garnison du *Morne-Fortuné* avoient obtenu la permission d'aller travailler pour deux colons qui défrichoient de terreins dans un endroit très-humide et très-marécageux qu'on appelle le *grand cul-de-sac*. Ils avoient entrepris de faire un certain ouvrage pour une somme déterminée, et le desir de parvenir à leur but, les porta à se livrer au travail avec une ardeur qui ne leur permit pas de calculer leurs forces et le danger auquel ils étoient exposés. En moins d'une semaine, ces vingt-huit soldats, sans exception d'un seul, furent portés à l'hôpital. Trois moururent en fort peu de jours, du *cholera morbus;* cinq d'une dyssenterie sanguine et bilieuse, qui fut accompagnée jusqu'à la mort des épreintes les plus cruelles; quatre périrent d'une fièvre adynamique, dans laquelle tout leur corps, devenu jaune, exhaloit une odeur si infecte, qu'on ne pouvoit approcher de leur lit, sans avoir la respiration étouffée. Les autres enfin, après avoir éprouvé des fièvres pernicieuses plus ou moins graves, se rétablirent, mais après avoir eu une convalescence extrêmement pénible, qui ne se termina que par un voyage aux eaux minérales. Le compte que M. Cassan rendit de cette catastrophe, fit sur-le-champ proclamer une ordonnance, par laquelle il étoit défendu d'accorder de nouvelles permissions aux soldats pour aller travailler chez les habitans de l'île.

Les fièvres pernicieuses intermittentes sont très-fréquentes en Egypte, ainsi que l'assure M. Pugnet (*Mémoires sur les fièvres pestilentielles et insidieuses du Levant*). Ce médecin a très-bien établi l'identité qui existe entre ce genre d'affection, et ce qu'on nomme en langue du pays le *dem-el-mouïa*. Il paroît que Prosper Alpin avoit observé plusieurs fois ces fièvres, mais qu'il les avoit imparfaitement déterminées. M. Pugnet le prouve en rapprochant et en comparant, avec beaucoup de sagacité, les observations consignées dans l'ouvrage de cet auteur, avec celles qu'il a eu occasion de faire à l'hôpital d'Ibrahim-Bey.

HUITIEME PROPOSITION.

L'habitude peut affoiblir jusqu'à un certain point l'influence des émanations marécageuses, sur l'économie vivante, et les rendre moins efficaces pour la production des Fièvres pernicieuses intermittentes.

CVI. REMARQUES. Cette proposition est appuyée sur les observations de tous les siècles, et nous savons que des peuples entiers habitent des contrées marécageuses, sans en éprouver des atteintes fâcheuses. Lancisi remarque en outre, que ceux qui se rendent pour la première fois dans des lieux mal-sains, sont d'autant plus affectés qu'ils ont été plus long-temps habitués à un air pur (1). Les voyageurs attestent aussi que la fièvre si éminemment pernicieuse, désignée communément par le nom de fièvre *jaune*, ou maladie de *Siam*, et si bien décrite par Lind, Rouppe, Hyllary, Bruce, Robertson,

(1) *At verò qui è puro cœlo ad palustre se conferunt, eò deteriùs afficiuntur, quò feliciori assueverint, et connutriti fuerint. De nox. Palud. effluv.*

Valentin, Volney, &c. n'attaque presque jamais que les Européens qui se rendent aux Indes Occidentales. Les habitans indigènes sont communément épargnés (1).

Thomas Raynal, en décrivant le climat de la basse Louisiane, observe que ce pays est couvert de brouillards dans la saison du printemps et dans celle de l'automne. Malgré les pluies qui y règnent tout l'hiver, malgré les forêts épaisses qui couvrent le sol, et le rendent inaccessible aux rayons du soleil, malgré la

(1) On peut lire, dans le voyage du lord Macartney, un exposé des ravages que les fièvres intermittentes pernicieuses exercent sur les étrangers nouvellement arrivés à Batavia, et qui ne sont point habitués au climat, tandis que les naturels sont épargnés. Il paroît qu'elles y sont le plus souvent mortelles, après deux ou trois paroxysmes. Ces fièvres, d'après le rapport du docteur Gillan, y sont spécialement marquées par un délire continuel et par une altération profonde des fonctions du cerveau. Mais par une fatalité difficile à concevoir, les médecins qui pratiquent l'art dans ces climats, n'ont aucune notion des véritables méthodes médicinales; ils négligent entièrement l'administration du quinquina. Ils n'ont d'autres remèdes à opposer à la fièvre qu'une solution de camphre dans l'esprit-de-vin. Ils en mettent de temps en temps une cuillerée dans un verre d'eau, pour la faire avaler aux malades; aussi quand les fièvres intermittentes n'y sont pas rapidement funestes, elles s'y perpétuent plusieurs années.

multitude des eaux croupissantes et marécageuses, les habitans y sont peu sujets aux maladies. Le philosophe que je viens de citer, se demande à quoi il faut attribuer cette salubrité, si c'est aux orages qui sont si fréquens dans cette contrée, à la nature des vents qui y soufflent, ou à des feux qu'on a coutume d'y allumer pour opérer la combustion des roseaux et autres productions végétales, nuisibles à la naissance et à l'accroissement des plantes utiles(1). Mais il paroît que ce phénomène doit être spécialement rapporté à l'habitude des peuples qui sont familiarisés avec l'influence de cette atmosphère; ce qui le prouve, c'est que les étrangers y sont sujets à tous les inconvéniens de la localité.

NEUVIÈME PROPOSITION.

Les miasmes marécageux favorisent d'autant plus l'invasion des fièvres pernicieuses intermittentes, que le systéme vivant a déjà été affoibli par des causes sédatives.

CVII. Remarques. C'est ainsi que les fièvres tierces pernicieuses observées par Lancisi, et

(1) *Histoire philosophique et politique des établissemens et du commerce des Européens dans les deux Indes*, tome VIII.

dont il a été question au commencement de ce traité, attaquoient principalement les indigens qui usoient d'une mauvaise nourriture, et qui avoient été sujets aux obstructions des viscères avant que l'épidémie eût commencé; c'est ainsi qu'au rapport du docteur Wind, dans la Zélande occidentale, ravagée par les fièvres doubles-tierces, vers la fin d'août et au commencement de septembre, ceux qui ne font aucun écart dans le régime, qui sont aussi bien logés que bien vêtus, et qui font un usage habituel du vin, échappent mieux aux dangers de la saison que les personnes indigentes, affoiblies par la disette, et exposées sans cesse aux intempéries de l'air. Lind lui-même a vu que les fièvres les plus funestes attaquoient de préférence les individus qui avoient de la tendance au scorbut. Il est inutile d'exposer de nouveau dans cet ouvrage, combien des impressions aussi débilitantes que la crainte et la tristesse, par exemple, disposent singulièrement à l'impression des miasmes et de la contagion. Il est peu d'épidémies où ce phénomène ne soit observé; et un médecin de Bergame, fils du célèbre André Pasta, a montré beaucoup de philosophie, en composant un livre entier, dont le but est d'apprécier l'influence du courage dans le traitement des maladies. Van-Helmont, Gaubius, Willis, Cheyne, Fuller, Werlhof, et beaucoup d'autres observateurs, citent les faits les plus concluans. J'ai vu régner, il y a près de sept années, des fièvres ataxiques continues et des fièvres pernicieuses intermittentes parmi des personnes dont le genre de vie avoit été absolument différent : c'étoit des ecclésiastiques et des militaires, la plupart proscrits pour leurs opinions politiques. Ceux qui avoient le plus d'espoir de recouvrer leur liberté, furent en général ceux qui furent le moins atteints. Les soldats, peu accessibles à la peur, étoient aussi plus facilement garantis de l'infection. Tout porte à croire que les peines et les souffrances de l'ame exercent sur le principe de l'irritabilité une action qui n'a pas été profondément étudiée; et qu'elles disposent ainsi directement le système humain à recevoir les atteintes des causes destructives qui l'environnent.

DIXIÈME PROPOSITION.

La question que Lind a voulu résoudre, en recherchant combien de temps les effets d'un air vicié pouvoient rester cachés dans le corps humain, sans manifester leur existence par le développement de la fièvre, reste encore imparfaitement déterminée.

CVIII. Remarques. Il résulte des observations de Lind à ce sujet, que quelques individus ont éprouvé sur-le-champ des nausées, ou sont tombés dans le délire; que d'autres n'ont été frappés de ces accidens qu'après avoir passé deux ou trois jours à bord; que plusieurs n'ont été que foiblement indisposés les cinq ou six premiers jours, et que certains (à la vérité en petit nombre) n'ont commencé à ressentir des dérangemens que vers le dixième ou le douzième. Ces faits, d'après l'assurance de Lind, ont été remarqués sur beaucoup de personnes qui avoient quitté leurs bâtimens, pour coucher à terre pendant la mauvaise saison, et qui, d'après cela ont été les seuls qu'on ait vu malades parmi tous les individus composant l'équipage d'un vaisseau mouillé dans une rade bien ouverte (1).

(1) *Essai sur les maladies des Européens dans les pays chauds*, tome I.

Le citoyen Baumes, professeur à l'école de médecine de Montpellier, s'est aussi occupé de ce problème. Il a pensé, d'après des faits observés qui lui sont propres, que dans les corps affectés par les miasmes marécageux, les paroxysmes de la fièvre se déclaroient durant les quinze premiers jours, et principalement vers le cinquième ou le septième jour chez les uns, et vers le douzième ou le quatorzième chez les autres (1).

Au surplus, il est probable qu'indépendamment des loix particulières de l'économie vivante qui peuvent exciter les mouvemens de la fièvre à une époque déterminée depuis l'infection, les données qui doivent servir à la solution du problême proposé, dépendent en grande partie du degré de virulence de la matière de l'infection, de la voie qu'elle prend pour s'introduire dans le systême, et spécialement du degré de susceptibilité des individus.

(1) Conférez le Mémoire où il a traité des *Effets des émanations marécageuses sur l'économie vivante.*

ONZIÈME PROPOSITION.

L'état actuel de nos connoissances ne nous permet pas d'établir d'une manière certaine, quel est le mode d'action des miasmes marécageux sur l'économie vivante, pour effectuer la production des Fièvres pernicieuses intermittentes.

CIX. Remarques. Quelques médecins ont avancé que les miasmes marécageux agissoient directement sur le système nerveux, pour en diminuer l'énergie ; d'autres ont prétendu que ces miasmes opéroient en décidant la diathèse septique du sang et des humeurs ; certains, enfin, leur attribuant une affinité chimérique avec la bile, veulent que par leur mélange avec elle, ils en désordonnent les fonctions, &c. La bonne méthode de philosopher ne sauroit admettre des assertions aussi vagues et aussi hasardées. Le vrai médecin se maintient sobre de théories, et se borne à la simple considération des phénomènes de l'état maladif. Nous observerons seulement que les symptômes qui se manifestent dans les lieux où ces fièvres se portent au plus haut degré de violence, tels que le délire subit, les contractions et les vomissemens forcés de l'estomac, les convulsions, la chute rapide du système des forces, l'altération physique de la peau qui, dans les pays excessivement chauds sur-tout, se couvre de taches plus ou moins livides, &c. font du moins conjecturer que la première impression des miasmes se porte immédiatement sur le principe de la sensibilité et de l'irritabilité.

DOUZIÈME PROPOSITION.

On n'a point encore assez de faits pour déterminer jusqu'à quel point les phases lunaires, les marées, l'électricité de l'atmosphère, les météores, &c. peuvent fortifier l'influence des émanations marécageuses, dans la production des Fièvres pernicieuses intermittentes.

CX. Remarques. Ce qu'il y a de positif, c'est qu'on a du moins observé que ces phénomènes agissent sensiblement sur l'état des malades, et qu'on a souvent cru pouvoir prédire d'après cette considération l'instant auquel ils devoient succomber. C'est ainsi qu'au Bengale, et d'après le rapport de Lind, la mort arrive fréquemment une heure après la cessation de la marée. Cette remarque, du reste, est plus importante qu'on ne l'imagine; elle prouve l'avantage qu'il y a d'administrer le quinquina aux époques de la pleine lune et au renouvellement des phases de cet astre (1). Quant à ce qui concerne l'influence de l'électricité, si l'on songe qu'elle accompagne presque toujours les brouillards et les exhalaisons qui s'élèvent des marécages, qu'elle enfante les météores, qu'elle préside à la formation des pluies, &c. on ne peut alors disconvenir qu'elle ne soit digne de toute l'attention des médecins. Le célèbre Achard, de Berlin, a publié un mémoire curieux, où il a pour objet de démontrer la nécessité de cet examen, pour la certitude et les progrès des observations météorologiques (2).

TREIZIÈME PROPOSITION.

La présence des végétaux vivans dans les lieux infectés par l'air des marais, tempère son influence pernicieuse, et diminue son activité dans la production des Fièvres pernicieuses intermittentes.

CXI. Remarques. Lancisi n'est pas le premier qui ait insisté sur l'utilité de la plantation des forêts, pour rétablir la salubrité de l'atmosphère. Cette opinion a été celle des pre-

(1) *Des maladies des Européens dans les pays chauds*, tome I.

(2) *Journal de Physique de l'abbé Rosier*, tome XXIII.

miers observateurs. Changeux, habile physicien, remarque qu'elle est fort ancienne en Asie, sur-tout chez les Persans qui, dans cette vue, cultivent des arbres et spécialement des platanes, aux environs et au milieu de leurs villes (1).

Les expériences des modernes, et particulièrement les travaux du physicien Ingenhouzs, ont jeté du jour sur ce phénomène; mais personne n'a traité plus amplement ce sujet intéressant que M. Senebier, dans le troisième volume de son excellent ouvrage sur la physiologie végétale (2). Nous croyons devoir relater ici les belles expériences qu'il a tentées sur cet objet, l'art de purifier l'atmosphère devant devenir un jour un des principaux moyens de l'art de guérir.

Les feuilles des végétaux immergées dans l'eau, et exposées ainsi aux rayons du soleil (après avoir été préalablement purgées de toute espèce d'air, à l'aide de lotions réitérées et de l'appareil pneumatique), laissent échapper des bulles qu'on peut recueillir à la surface de l'eau et constater comme étant du gaz oxigène. M. Senebier a prouvé que ce gaz qui s'échappe,

---

(1) *Journal de Physique de l'abbé Rosier*, tome VII.

(2) Tome III, page 184.

émane véritablement des végétaux, et non du fluide dans lequel ils sont plongés; qu'il est le résultat d'un travail organique qui a lieu dans leur économie. Pour démontrer cette assertion, il a commencé par rechercher la nature de l'air qui étoit adhérent à la surface de leurs feuilles; ayant en conséquence éprouvé cet air pris sur des feuilles de pêcher ou des feuilles de choux, il a trouvé qu'il étoit même inférieur en pureté à l'air commun ou air atmosphérique, puisqu'il contenoit une assez grande quantité d'acide carbonique.

Le physiologiste de Genève pense en second lieu que c'est du parenchyme vert que provient l'air obtenu des végétaux plongés dans l'eau et exposés au soleil. Il le prouve par l'expérience suivante : il enleva l'épiderme d'une feuille de joubarbe (*sempervivum*) et le plongea dans l'eau; il n'obtint pas des bulles d'air; il immergea alors le parenchyme écorché de cette même feuille, et des bulles d'air se dégagèrent avec abondance. Il agit de la même manière avec des feuilles auxquelles il n'avoit laissé que des nervures, et il ne réussit pas.

En troisième lieu, la production du gaz oxigène par les feuilles sous l'eau, semble s'opérer par l'intermède de l'acide carbonique. Les travaux de M. Senebier tendent à vérifier ce fait.

« Je fus curieux, dit ce savant, de constater » l'influence de l'acide carbonique dissous dans » l'eau sur la végétation par une expérience. Je » pris quatre plantes de menthe, égales et sem- » blables; je coupai leurs racines, et je laissai » à leurs sommités le même nombre de feuilles; » je les mis dans quatre bouteilles de la même » forme et de la même capacité : elles avoient » des cols étroits, presque fermés par les plan- » tes qui y étoient placées; j'en remplis une » avec l'eau commune qui contenoit de l'acide » carbonique, et dont je remplaçois toutes les » douze heures l'eau sucée et évaporée; j'en » remplis une seconde avec la même eau que » je vidois toutes les douze heures pour la re- » nouveler entièrement; j'en remplis une troi- » sième avec l'eau bouillie dont je remplaçois » le *deficit* avec la même eau toutes les douze » heures. Enfin, je remplis la quatrième avec » l'eau bouillie, que je renouvelois entière- » ment deux fois dans les vingt-quatre heures. » Tout cela fut disposé de cette manière au » milieu de prairial, et subsista jusqu'à la fin de » vendémiaire. La première et la troisième » eurent des racines cinq ou six jours après; » la seconde n'en montra qu'au bout du dixième » jour, et la quatrième au bout du quinzième; » mais ensuite les progrès de la seconde furent

» plus rapides et plus considérables que ceux » de toutes les autres, dont la première étoit » encore fort éloignée. La quatrième eut tou- » jours un air malade, et la troisième annon- » çoit plus de vigueur, parce qu'il s'étoit formé » de l'acide carbonique par la dissolution ou » l'altération des racines, qui n'avoit pû pro- » duire un effet aussi grand sur l'eau de la » quatrième si souvent renouvelée. Si la se- » conde au contraire, offrit une si belle végé- » tation, n'est-ce point parce que le renouvel- » lement de l'eau occasionnoit un renouvelle- » ment d'acide carbonique »?

M. Senebier appuie en outre son assertion sur la quantité de charbon que les plantes fournissent. Ce charbon résulte de la décomposition de l'acide carbonique qui pénètre facilement leur substance. Sans cela comment le charbon pourroit-il être dissoluble dans l'eau?

D'autres faits concourent à prouver la théorie de M. Senebier. Les produits végétaux les plus élaborés, tels que les résines, les huiles, sont aussi ceux qui contiennent le carbone en plus grande proportion. On en trouve sur-tout dans la partie colorante des feuilles des plantes. Leur substance corticale en donne plus que leur substance ligneuse, &c. Que les physiciens portent leur attention sur les plantes que l'on fait croître dans l'eau ou sous l'eau, ils trouveront qu'elles renferment presque une aussi grande quantité de carbone que les autres, malgré que ce principe ne puisse leur être fourni que par l'acide carbonique du liquide dans lequel elles se trouvent plongées. Il est aisé de voir que l'air atmosphérique est pour elles une source intarissable de ce principe si nécessaire à leur existence; aussi ne tardent-elles pas à périr lorsqu'elles cessent de communiquer avec l'atmosphère.

Il est un nombre infini de plantes dont les feuilles sont beaucoup plus grandes que les racines, telles, par exemple, que celles que l'on désigne communément sous le nom de plantes *grasses*. Elles végètent et prospèrent sur le sol le plus aride. Lorsqu'on les a privées de leurs racines, elles croissent même encore quelque temps, parce que leurs feuilles très-étendues, suppléent à cet organe, et continuent de prendre dans l'air atmosphérique le gaz acide carbonique qui sert à leur développement.

Au surplus, un Mémoire de M. de Saussure le fils, cité par M. Senebier, est très-propre à démontrer l'utilité de cet acide carbonique contenu dans l'air, sur la végétation. Ses résultats sont les suivans : Il conste que les plantes végètent vigoureusement au soleil, dans une atmosphère, qui contient un douzième de son volume d'acide carbonique, et qu'en même temps ces plantes augmentent de poids. D'une autre part, l'acide élaboré et décomposé par les organes végétaux, diminue d'une manière considérable. En effet, ce mélange d'air ordinaire avec l'acide carbonique, dont nous venons de parler, devient plus pur que l'air commun lui-même. Mais il n'en est pas ainsi lorsqu'on expose les plantes à l'ombre ; alors la plus petite quantité d'acide carbonique mêlée à l'air commun, devient préjudiciable à leur végétation : ce qui provient, d'après l'idée de M. Senebier, de ce que les végétaux placés à l'obscurité, diminuent considérablement la proportion de l'oxigène de l'atmosphère, leur carbone se combinant avec ce principe, ainsi que le prouve la diminution même de cette atmosphère.

La nécessité de l'acide carbonique dans l'air commun pour la végétation, est en outre clairement démontrée au moyen de l'expérience suivante, faite par M. Desaussure : elle consiste à introduire en pleine campagne, et dans un grand ballon, dont on aura tapissé intérieurement la surface inférieure avec de la chaux éteinte par l'eau distillée et séchée à l'air, une branche de chèvrefeuille, tenant au terrein et ne touchant pas la chaux; on ferme soigneusement le ballon.

On place en même temps dans un ballon semblable, mais qui n'est point intérieurement tapissé de chaux, une seconde branche de chèvrefeuille, et on ferme le ballon avec la même exactitude; à l'époque où M. Desaussure tenta cette expérience, il vit au bout de douze jours le rameau du premier ballon se dépouiller de ses feuilles, et la chaux se saturer d'acide carbonique : l'autre branche au contraire resta verte et conserva toute sa vigueur. Or, la chute des feuilles du rameau introduit dans le premier ballon, dont nous avons parlé, prouve bien manifestement qu'elles avoient perdu un aliment essentiel dans l'acide carbonique de l'air ambiant, qui, dans cette circonstance, s'étoit combiné avec la chaux éteinte du premier ballon.

L'acide carbonique pénètre-t-il dans les racines et les feuilles des végétaux sous forme de gaz, ou y passe-t-il étant préalablement dissous dans l'eau? Les essais de M. Senebier l'ont déterminé à adopter le dernier avis. La circulation d'un fluide gazeux et élastique étant donc très-difficile dans les plantes, il n'est pas étonnant qu'on les voie périr quelquefois, lorsqu'on les expose à l'action de l'acide carbonique, tandis qu'au contraire ce même gaz favorise très-bien leur développement, lorsqu'il est charrié par l'eau qui le dépose dans les vaisseaux capillaires des plantes. On explique ainsi comment ce jardin arrosé par les eaux du Vésuve, pouvoit prospérer merveilleusement au rapport de della Torre; et M. Senebier présume avec fondement, que les eaux qui roulent sur les volcans, acidulées par l'acide carbonique, doivent coopérer en grande partie à cette belle végétation qu'on admire au pied du mont Etna, dont les éruptions sont si célèbres.

M. Senebier examine dans son ouvrage une autre question non moins intéressante pour le physicien. Il y cherche à déterminer si l'acide carbonique préalablement dissous dans l'eau, pénètre le pétiole des feuilles pour arriver jusqu'à elles. Après avoir tenté plusieurs essais pour résoudre ce problême, il imagina de faire passer dans des récipiens pleins d'eau chargée d'acide carbonique des branches de pêcher avec leurs feuilles, de manière que les unes fussent plongées par leurs sommités dans une bouteille vide, où elles étoient soudées avec un lut qui empêchoit l'eau de pénétrer : il introduisit ensuite une autre branche de pêcher absolument semblable à la première, dans une bouteille d'eau chargée d'acide carbonique, qu'il luta avec la même précaution. « Tout, dit le physiologiste de » Genève, étoit parfaitement semblable dans » les rameaux, dans l'exposition au soleil, dans

» la capacité des récipiens, &c. Au bout de dix » heures, le rameau plongeant dans la bou» teille sèche, me fournit un volume de gaz » oxigène égal à celui de 134,546 grammes ou » 2,535 grains d'eau ; le rameau qui plongeoit » dans la bouteille pleine d'eau chargée d'acide » carbonique, me donna un volume de gaz oxi» gène égal à celui de 255,559 grammes ou » 4,815 grains d'eau, avec une diminution de » l'eau de la bouteille assez remarquable. J'ai » répété souvent cette expérience, et j'ai tou» jours eu un volume d'air plus grand du ra» meau plongeant dans la bouteille pleine d'eau » aérée, que de celui qui plongeoit dans la bou» teille vide, mais avec des proportions diffé» rentes, suivant la nature des eaux employées, » pour servir de milieu et remplir la petite bou» teille. Il paroît donc que l'acide carbonique » passe avec l'eau dans la feuille par son pé» tiole, qui la pénètre par ses pores, et que la » feuille le décompose ».

En rendant ainsi compte dans cette dissertation du beau travail de M. Senebier, sur une partie aussi intéressante de la physiologie végétale, nous ne devons pas oublier de faire mention des objections qu'on lui a faites, et de la manière dont il les a résolues. Je n'ai pas besoin de rappeler à mes lecteurs, que Spallanzani, dont le nom est pour la science un objet d'admiration et de regrets, s'étoit assidûment occupé de ce sujet dans les dernières années de sa vie. Ce grand observateur avoit remarqué que quelques végétaux, et notamment les plantes grasses, ne laissoient pas de donner de l'oxigène sous l'eau, quoique ce liquide eût été préalablement purgé d'acide carbonique, par le secours de l'eau de chaux.

Il présuma dès-lors que le dégagement de ce gaz pourroit bien ne pas provenir de la décomposition de l'acide carbonique de l'eau, qui n'en contenoit plus. Il fit part de ce fait au naturaliste de Genève, qui chercha aussitôt à le constater par une multitude d'expériences dont il seroit trop long de consigner ici les détails. Il en résulte néanmoins que le gaz oxigène fourni par les plantes exposées au soleil sous l'eau privée d'acide carbonique par l'eau de chaux, ou sous l'eau préalablement soumise à l'ébullition, provient de l'acide carbonique que renferme le parenchyme des feuilles, parenchyme qui a communément beaucoup de consistance dans les végétaux, chez lesquels un pareil phénomène se manifeste. Il est aisé de voir cet acide carbonique se dégager, lorsqu'on procède à l'expérience avec l'eau de chaux sous l'appareil pneumatique.

« Cette probabilité augmente, dit l'auteur, » quand on considère que la quantité du gaz » oxigène, produit par les feuilles exposées sous » l'eau chargée d'acide carbonique, n'est point » proportionnelle à la quantité d'air qu'elles » contiennent individuellement, mais à une » certaine quantité du gaz acide carbonique » dissous dans l'eau ; de sorte que cette aug- » mentation du gaz oxigène rendu, doit avoir » une cause; mais comme on ne peut la trou- » ver, suivant mes expériences, ni dans la » feuille, ni dans l'eau, il faut qu'elle soit dans » l'acide carbonique décomposé. Cette considé- » ration devient plus pressante, quand on voit » que la quantité d'air rendu au soleil par les » feuilles, dans l'eau bouillie, diminue chaque » fois en les changeant d'eau au bout de quel- » ques heures, parce que la source de cet air » se tarit à mesure qu'elle s'écoule. Cependant » lorsqu'elle a été ainsi épuisée, on la renou- » velle à volonté, en introduisant de l'acide » carbonique dans cette eau, ou en faisant passer » la feuille dans une eau chargée de cet acide : » alors le gaz oxigène reparoît au soleil, comme » si la feuille n'avoit pas cessé d'en fournir. » D'ailleurs, on remarque l'influence directe de » l'acide carbonique dissous dans l'eau, sur la » feuille qu'on y place, puisque les feuilles qui

» gagnent le fond de l'eau bouillie, par leur » évacuation naturelle au soleil, ou par celle » que la pompe pneumatique opère, surnagent » au bout de quelques minutes, quand on les » place dans l'eau chargée d'acide carbonique; » mais si elles donnent alors du gaz oxigène au » soleil, n'est-il pas bien probable que celui » qu'elles ont rendu d'abord dans l'eau bouillie, » est comme celui qu'elles rendent alors dans » l'eau chargée d'acide carbonique, le produit » de la décomposition de cet acide, que ces » feuilles contenoient avec abondance dans » leur épais parenchyme? Cela me paroît d'au- » tant plus vrai que ces feuilles qui ne donnent » plus de gaz oxigène sous l'eau bouillie, en » fournissent de nouveau dans cette eau quand » elles ont été mises dans l'eau chargée d'acide » carbonique.

» Les feuilles de cette espèce qui ont donné » le plus d'air, étoient d'abord gonflées, sans » rides, et surnageoient; elles contenoient donc » l'air qu'elles ont rendu, ou il étoit combiné » dans l'acide carbonique; ces feuilles ont donc » rendu au soleil, dans l'eau bouillie, l'oxigène » qui faisoit partie de cet acide; aussi elles s'en- » foncent dans cette eau quand elles l'ont per- » du, parce qu'elles ne peuvent plus le renou- » veler, tandis que les mêmes feuilles placées

» dans l'eau chargée d'acide carbonique, sur-
» nagent bien plus long-temps, quoiqu'elles
» fournissent beaucoup plus d'air, parce qu'elles
» reprennent de l'acide carbonique dans l'eau
» à mesure qu'il s'y décompose; mais elles ga-
» gnent aussi le fond lorsqu'elles se désorgani-
» sent, et elles sont alors flasques et ridées ».

M. Hassenfratz avoit pareillement combattu la théorie de M. Senebier, par plusieurs argumens qu'il n'est pas inutile de faire connoître (1). Il objecte, 1°. que les végétaux que l'on fait croître dans l'eau saturée d'acide carbonique, ne fournissent pas une plus grande quantité de carbone que les autres, lorsqu'on les soumet à l'analyse chimique; 2°. que l'air pur qui se dégage, résulte plutôt de la décomposition de l'eau que de celle de l'acide carbonique; 3°. que si dans la végétation il y avoit réellement décomposition de l'acide carbonique, et dégagement de gaz oxigène dans l'atmosphère, il s'ensuivroit qu'en plaçant une plante sous une cloche, contenant une très-petite quantité d'air commun, l'air de cette cloche devroit en très-peu de temps augmenter de volume; et que cependant il conste par l'expérience, que cet air n'est ni accru, ni amélioré par cette opération.

---

(1) Voyez les *Annales de Chimie*, juin 1792.

M. Senebier répond à la première objection, que chaque plante ne peut se combiner qu'avec une quantité donnée de carbone, quantité qui est constamment relative à son organisme particulier. Il est bien vrai que les végétaux que l'on fait croître dans l'eau, fournissent les mêmes produits que ceux qui croissent dans la terre; mais ils ont aussi beaucoup moins de vigueur, sans doute, parce qu'ils ne peuvent point assimiler à leur économie tous les élémens qui leur conviennent; elles reçoivent par conséquent une moindre proportion de carbone. D'une autre part, les végétaux aquatiques qu'on voit se développer et fleurir dans l'eau pure des fontaines, et sur un sable purement siliceux et perpétuellement lavé, présentent à l'analyse la même quantité de carbone, qu'ils n'ont pu prendre que dans l'acide carbonique contenu dans l'air atmosphérique, &c. Quant à la deuxième objection du professeur Hassenfratz, qui tend à établir qu'il n'y a point d'acide carbonique décomposé par la végétation, et que l'air pur obtenu est produit par la décomposition de l'eau, il n'est pas facile de l'admettre, parce qu'elle n'est fondée que sur une simple conjecture, tandis que l'assertion de M. Senebier repose sur des faits constatés. Le troisième fait, allégué par M. Hassenfratz, est d'un plus grand poids. Mais le physiologiste de Genève, après plusieurs essais réitérés, a constamment remarqué que l'air contenu dans des cloches de verre, sous lesquelles on avoit placé quelques branches de végétaux, devenoit meilleur après, qu'avant l'introduction de ces branches. Cet air devenoit bien plus pur, lorsqu'on renouveloit les branches, et qu'on ne les laissoit point sous les cloches pendant la nuit, sur-tout lorsque le rameau introduit dans le vase continuoit de tenir au végétal.

Non content de ces résultats, M. Senebier raconte qu'il tenta d'autres expériences. Il fit passer dans des récipiens de gaz hydrogène et de gaz azote très-pur, plusieurs branches de végétaux, et il s'assura ensuite par les essais eudiométriques, que ces gaz étoient devenus plus respirables. Le premier, en effet, détonnoit dans le pistolet de Volta, et le second faisoit brûler une bougie avec beaucoup de vivacité, ce qui n'auroit pas eu lieu, s'ils n'avoient pas reçu des rameaux des plantes, une quantité déterminée de gaz oxigène. Ces expériences ayant été faites avec l'air commun, ce dernier s'améliora aussi d'une manière sensible.

M. Senebier n'adopta pas non plus l'opinion de M. Hassenfratz, qui croit que le carbone s'introduit en grande partie dans les plantes, par le moyen des graines et des oignons. Cela, dit-il, seroit plus compréhensible pour les oignons; toutefois, comme on les voit végéter uniquement par leurs feuilles, lorsqu'on les tient immergées et en plein air; et comme alors le gaz oxigène s'échappe continuellement de ces feuilles, M. Senebier présume que l'oignon est presque passif dans cette végétation singulière, et que la plante vit plutôt aux dépens des feuilles, &c. M. Hassenfratz avoit pareillement avancé dans son Mémoire, que le carbone contenu dans le fumier et suspendu dans l'eau, pouvoit bien aussi passer jusque dans l'intérieur des végétaux; mais outre que le charbon est indissoluble dans l'eau, les calibres des vaisseaux des plantes ont trop peu de capacité pour l'admettre dans cet état.

Après une réfutation étendue et complète des faits opposés par M. Hassenfratz, l'habile expérimentateur de Genève examine dans le même chapitre de son ouvrage, plusieurs autres points de physiologie végétale que nous omettons, parce qu'ils n'ont point un rapport assez direct avec l'objet spécial que nous cherchons à éclaircir. Nous nous hâtons d'arriver à l'article où il cherche si réellement le gaz oxigène que les végétaux répandent constamment dans l'atmosphère, est un des moyens dont la nature se sert pour réparer les nombreuses altérations qu'elle peut subir. Il avoue qu'il avoit procédé d'abord à une multitude d'expériences, en essayant les divers gaz émanés des végétaux, soit pendant le jour, soit pendant la nuit, soit à l'ombre, soit à la lumière du soleil, et qu'il n'y avoit pas trouvé une différence bien sensible à l'aide du gaz nitreux. Mais dans la correspondance scientifique qu'il entretenoit avec Spallanzani, ce dernier lui apprit que s'étant occupé de ce point particulier de physique végétale, il avoit assez constamment reconnu que l'atmosphère des plantes soumises à l'action de la lumière solaire avoit plus de pureté que l'atmosphère de celles qui étoient exposées à l'ombre, que par conséquent l'air de la nuit est inférieur par ses qualités à celui du jour.

M. Senebier émet à ce sujet quelques idées ingénieuses qu'il importe de placer ici ; il fait remarquer que ce moyen de purifier l'atmosphère, a nécessairement un effet moins puissant pendant l'hiver ; mais aussi dans cette saison, les causes de l'altération de l'air sont plus rares et bien moins énergiques. Dans les pays chauds, au contraire, où ces mêmes causes sont aussi actives qu'abondantes, on observe une multitude de plantes, qui végétant toute l'année, réparent perpétuellement l'atmosphère par l'oxigène qu'elles dégagent. Dans nos climats même, cette ressource féconde dans la nature est bien loin d'être épuisée pendant l'hiver : nos plantes vertes continuent de fournir du gaz oxigène, comme M. Senebier s'en est convaincu par ses propres expériences. Dans ce nombre, il faut sur-tout compter les nombreuses familles des graminées vivaces, des mousses, des fougères, des tremelles, des conferves, et beaucoup d'autres.

On sait que c'est sur-tout aux premières recherches du célèbre Priestley, que nous devons nos connoissances sur la purification de l'atmosphère par les végétaux. Le physicien Changeux que nous avons cité en commençant cet article, ne croit pas qu'on puisse toujours rapporter ce phénomène aux causes qu'on lui a jusqu'ici assignées. Il fait remarquer que les plantes soit odorantes, soit inodores, ont toujours leurs esprits recteurs, et que leurs émanations se combinant avec les vapeurs dangereuses qui s'élèvent des marécages, ou que la chaleur dégage du sol, peuvent en neutraliser la pernicieuse influence. D'après sa manière de voir, les végétaux agissent par deux modes divers, sur les exhalaisons qui peuvent infecter l'atmosphère. Les végétaux odorans, par exemple, agissent plus par leurs émanations que par absorption. Ces émanations se mêlent à l'air que nous respirons, et en corrigent les différens vices par les qualités qui leur sont particulières. Les végétaux inodores, au contraire, agissent plus par leur faculté absorbante que par leurs émanations : ils déchargent l'air des vapeurs qui l'infectent, &c. *Voyez* l'expérience dont Changeux appuie son assertion (1).

QUATORZIÈME PROPOSITION.

Toutes les matières susceptibles d'éprouver une décomposition plus ou moins putride, impriment une qualité délétère aux eaux stagnantes, et les rendent propres à la production des Fièvres pernicieuses intermittentes.

CXII. REMARQUES. Au rapport de Lancisi, Charles Leigh s'est aidé du microscope, pour soumettre l'eau des marais à l'examen le plus attentif, et il a vu qu'elle étoit remplie d'un mélange de feuilles, d'herbes, de fleurs, de racines, de semences, de fruits, &c. d'insectes et de débris de différens animaux putréfiés.

Quoique les émanations qui résultent de ces

---

(1) *Journal de Physique*, tome VI, page 211.

diverses plantes en fermentation ne soient pas encore appréciées avec toute l'exactitude qu'on doit desirer, un médecin qui a fait quelques recherches sur leurs effets, augure que leurs élémens consistent dans une combinaison de gaz hydrogène, de gaz acide carbonique, de gaz azote, et peut-être de gaz ammoniacal (1).

D'une autre part, des chimistes et des physiciens célèbres ont entrepris des travaux précieux sur les atmosphères marécageuses. Ils ont apperçu quelques différences dans les produits qu'ils ont obtenus, suivant que les fonds des eaux stagnantes contenoient plus de substances végétales ou plus de substances animales en putréfaction (2). On ne peut douter que ces

---

(1) Le professeur Baumes. *Voyez* son Mémoire déjà cité sur les *Effets des émanations marécageuses*, &c. Consultez aussi le *Tableau du climat et du sol des Etats-Unis d'Amérique*, par C. F. Volney. Cet illustre voyageur a eu occasion d'observer combien le gaz hydrogène carbone, qui se dégage des matières végétales et animales putréfiées, est propre à favoriser le développement des fièvres intermittentes dans un pays couvert de marais, de flaques d'eau, de fondrières inondées, &c.

(2) Le gaz qui se dégage le plus naturellement des endroits marécageux, est de l'hydrogène qui tient en dissolution du carbone, et qui paroît contenir en outre quelque chose d'huileux et de nature animale. (Berthollet, *Leçons de l'Ecole normale*, tome v.) Ce gaz a été l'objet

découvertes ajoutées à d'autres, ne soient un jour de la plus grande utilité pour acquérir la connoissance parfaite de l'une des causes les

---

d'une multitude d'observations et d'expériences par le célèbre M. Alexandre Volta. Ce physicien vit près du lac Majeur, près de celui de Côme, &c. qu'il suffisoit, pour en obtenir, d'agiter légèrement le fond de l'eau avec un bâton : ce gaz se manifestoit aussi-tôt à la surface, par des bulles sans nombre, et il étoit aisé de s'en saisir, à mesure qu'il s'échappoit, avec des carafes renversées. Il reconnut bientôt, par la seule odeur, que ce gaz étoit de nature inflammable ; il brûloit avec lenteur, et sa flamme étoit d'une belle couleur bleue. Pour que l'expérience réussisse, il est bon d'employer des vaisseaux dont l'orifice soit très-large. Dans le cas contraire, la bougie allumée n'y excite que de petites explosions, à peine perceptibles. Volta se servoit d'un vase cylindrique de verre, de trois à quatre pouces de hauteur, et d'un pouce de diamètre; l'orifice avoit un demi-pouce.

Volta chercha à déterminer quels étoient les endroits les plus propres à dégager le gaz inflammable. Les fonds qui en donnent une plus grande quantité, sont ceux qui se composent d'un amas de plantes putréfiées, et mêlées d'une terre visqueuse et légère. Les eaux stagnantes et gâtées par les détrimens des substances végétales et animales, en recèlent une proportion très-considérable. Volta ne se borna point à l'examen des diverses eaux; il fit des recherches sur les terreins fangeux qui les entouroient; il y pratiquoit différens trous, les emplissoit d'eau, qui, à la moindre agitation, laissoit échapper le gaz inflammable. Il enfonça ensuite avec violence sa canne dans un

plus communes des fièvres pernicieuses intermittentes.

Toutefois nous devons aussi ranger parmi les exhalaisons productrices des fièvres dont il

---

lieu couvert d'herbes pourries, la retira soudainement pour placer devant le trou la lumière d'une bougie. Il raconte qu'aussi-tôt il se manifesta une flamme de couleur bleue, dont une partie s'élevoit dans l'air, tandis que l'autre plongeoit dans le fond de l'ouverture nouvellement formée. Lorsqu'il creusoit rapidement un certain nombre de trous peu distans les uns des autres, et qu'il en approchoit une chandelle allumée; c'étoit, dit-il, un spectacle merveilleux de voir la flamme courir et se propager successivement de l'un à l'autre, tantôt même s'élever à la fois de chacun d'eux. Ce phénomène explique aisément celui qui se manifeste sur plusieurs terreins, où le seul contact d'une allumette embrasée développe une flamme qui, d'après ses expressions, lèche, en les parcourant, toute leur superficie. Volta a donné le nom d'*air inflammable, natif des marais*, à ce gaz, dû le plus ordinairement à la décomposition des végétaux et des animaux, mêlés et macérés dans la vase, parce qu'il se distingue des autres airs inflammables naturels ou factices; par son odeur particulière, qui est facilement reconnue par les chimistes accoutumés à manipuler sur les divers gaz; par la couleur de sa flamme, qui est d'un bel azur; enfin, par la lenteur avec laquelle cette flamme se déploie en formant des ondulations. (*On peut consulter le Précis des lettres d'Alexandre Volta, sur l'air inflammable des marais, dans le tome onzième du Journal de Physique de Rosier.*)

s'agit, celles qui résultent du chanvre et du lin que l'on met à rouir dans des eaux croupissantes. Forestus, Salius-Diversus, Benedictus, Kirker, Rivière, et une multitude d'autres auteurs, ont parlé de ces dangereuses influences. La deuxième épidémie de fièvres pernicieuses intermittentes dont Lancisi fait mention, leur devoit précisément son origine; et Ramazzini, dans son *Traité sur les maladies des artisans*, n'a pas manqué d'insister sur le danger qu'entraîne la préparation de ces objets de commerce et d'industrie (1). Une opinion contraire ayant été émise par certains médecins, Lancisi a cherché à la concilier avec la précédente, en observant que la macération de ces substances ne présente plus les mêmes inconvéniens lorsqu'elle s'opère dans des eaux courantes.

QUINZIÈME PROPOSITION.

Les notions que nous fournit l'eudiométrie actuelle, ne jettent aucune lumière sur les qualités physiques de l'air le plus propre à développer les Fièvres pernicieuses intermittentes.

CXIII. REMARQUES. On doit sans doute regarder comme étant d'un grand prix pour les

---

(1) *De morbis artificum diatriba*, fol 627.

progrès ultérieurs de cette partie de la physique médicale, les travaux et les inventions de Priestley, Landriani, Magellan, Gérardin, Fontana, Schéelle, Gattay, Desaussure, Volta, Achard, Reboul, Seguin, Guyton-Morveau, Humboldt, &c. Mais les moyens proposés par ces savans célèbres, dans la vue d'apprécier la salubrité de l'air, n'indiquant que la quantité relative de gaz oxigène contenue dans l'atmosphère, ainsi que l'ont fait voir Jurine et Gattoni (1), ne sauroient atteindre en aucune manière la nature des corpuscules putrides charriés par ce même air, et que je regarde comme la source d'une multitude de maladies. Qui sait si le gaz oxigène réputé la plus pure portion de la masse atmosphérique, qui vient se décomposer à la surface du corps, ou dans l'organe pulmonaire, n'en est pas lui-même le véhicule? Comment reconnoître par le secours des eudiomètres usités (2), non-seulement les émanations des substances putréfiées, mais encore

(1) Les Mémoires donnés par ces deux savans, se trouvent insérés dans le tome dixième des *Mémoires de l'ancienne Société de Médecine*.

(2) Les eudiomètres les plus connus sont celui de Fontana, à air nitreux, et celui de Volta, à air inflammable. On sait que plusieurs physiciens ont eu recours à la combustion du phosphore, et que Schéelle employoit un mélange

les aromes particuliers de tant de corps divers, les débris et les semences d'un nombre infini de plantes microscopiques, les insectes de même nature, &c. que les corps vivans peuvent absorber?

Ajoutons que l'air des lieux bas, humides et marécageux, soumis à l'épreuve de l'eudiomètre, n'offre pas des résultats différens que celui des lieux bien exposés, qui est regardé comme le plus salutaire; c'est ce qui est prouvé par une observation très-importante consignée dans le Mémoire de Gattoni, et que nous allons extraire textuellement. Elle fut faite le 15 août, en 1779, sur l'air stagnant des marais putrides du fort de Fuentes, à l'embouchure de la Valteline.

« Quiconque (dit l'auteur) ose dormir en été » dans ce pays-là, est sûr d'y gagner la fièvre. » Or, cet air fut mis en comparaison avec celui

---

humecté de deux parties de limaille de fer, et d'une partie de soufre en poudre. En dernier lieu, le professeur Guyton-Morveau a proposé un eudiomètre à sulfure de potasse dont l'appareil paroît aussi simple qu'ingénieux. (*Journal de l'Ecole Polytechnique*, tome II, pag. 166.) Mais ayant déjà annoncé dans ma proposition générale que ces divers instrumens n'accusent aucune véritable cause des fièvres pernicieuses intermittentes, il n'est dans mon sujet, ni de les décrire, ni de discuter leurs avantages réciproques.

» de la haute cime du mont Légnone, toujours » couvert de neiges, formant chaîne avec les » hautes montagnes des Grisons, et dont l'élé- » vation au-dessus du niveau de la mer, est, » selon le savant professeur de Milan, le P. Pini, » de 4701 $\frac{39}{48}$ brasses milanoises (1440 t. ou 2880 » m.) environ. En confrontant donc ces deux » airs dans l'eudiomètre à air inflammable, » avec l'exactitude la plus scrupuleuse, l'air » marécageux, contre toute attente, fût trouvé » de deux degrés meilleur que celui du Haut » Légnone, me servant dans cette expérience, » d'un tube divisé en quatre cents parties égales » ou degrés. On réitéra plusieurs fois la même » expérience, en y changeant quelque circons- » tance de temps, de saison, &c. Poussée jus- » qu'à la quinzième fois, l'on eut encore les » mêmes résultats. Ayant ensuite confronté l'air » marécageux avec celui de la plaine ouverte et » libre de notre ville, on a trouvé que l'air de » la cime de Légnone avoit environ deux degrés » de respirabilité de moins que le premier, qui, » à l'épreuve de l'eudiomètre, étoit précisément » au degré des airs appelés communément *sa-* » *lubres* ».

On ne se borna point à cette première expé- rience. On fit un examen comparatif de l'air des montagnes où croissoient beaucoup de végétaux, avec l'air recueilli dans onze lieux différens, tous marécageux ou remplis d'eaux stagnantes. Ceux-ci parurent être au même degré de salubrité que le premier, et analogues à l'air ordinaire (1). Cependant ces airs influent sensiblement sur la santé des habitans, au point de les rendre presque tous cachectiques, en proie aux fièvres intermittentes les plus dangereuses, tandis que les hommes des montagnes vivent sains et vigoureux.

Puisqu'il est reconnu que la salubrité de l'air n'est point généralement proportionnelle à la quantité d'oxigène qu'il contient, il est évident que quelque perfection que l'on parvienne à donner aux instrumens eudiométriques employés jusqu'à ce jour, on n'atteindra jamais le principe matériel qui influe d'une manière spéciale sur la production des fièvres pernicieuses intermittentes. Il convient donc de diriger plus particulièrement les recherches sur l'eau corrompue qui entre perpétuellement en combinaison avec les couches d'air qui environnent les marécages (2). Or, il seroit aisé de la soumettre à des expériences dans les temps du jour

(1) Desaussure même a, comme l'on sait, éprouvé que la proportion d'azote étoit plus abondante sur les montagnes que dans les plaines.

(2) En effet, les fièvres pernicieuses intermittentes sont

et de l'année où l'élévation de température a augmenté la capacité dissolvante de l'atmosphère.

On se serviroit, pour cet objet, d'un instrument analogue à celui gravé dans la planche ci-jointe (fig. 1.), dont la confection est aussi simple que peu dispendieuse (1). Il est conçu sur le même principe que celui dont les membres de l'académie *del Cimento*, faisoient usage pour mesurer le degré d'humidité de l'air, et n'en diffère absolument que par plus de simplicité dans son appareil (2). Il consiste dans un cône de cristal *A* renversé et creux, ouvert

---

plus communes dans tous les lieux bas où la dissolution aqueuse est plus considérable; cette dernière assertion est sur-tout prouvée par l'expérience de Darcet, qui, ayant exposé un alcali caustique sur le sommet du pic du midi, le trouva encore sec et pulvérulent une heure et demie après; tandis qu'au pied de cette montagne, il étoit chargé d'humidité après l'espace d'une heure, etc. Il seroit curieux de déterminer jusqu'à quel point la compression de l'atmosphère peut influer sur son degré de saturation.

(1) M. Vassalli, physicien distingué, de l'Académie des Sciences de Turin, avec lequel j'ai conféré de cet instrument, m'a dit en avoir indiqué un à-peu-près semblable dans son ouvrage, qui a pour titre : *Physices experim. lineam. ad subalp.* Tome II. *Institut. de aere.*

(2) *Saggi di naturali esperienze fatte nell'academia del Cimento in Firenze.* M. DC.XCI.

nent à sa grosse extrémité, dont la pointe
çue dans un vase *B* qui est aussi de cris-
t suspendu par une même corde au même
d'appui. On pourroit aussi avoir recours
ne tronqué *C* placé dans la cuvette *D*
..). On rempliroit l'un ou l'autre de ces
de neige ou de glace triturée, et on les
iroit ensuite à l'aide d'un plateau.
n'ai pas besoin d'observer que la surface
eure du verre étant plus froide que l'at-
hère, l'humidité ambiante viendra s'y
nser en petites gouttelettes, qui, tombant
cumulant peu à peu dans le récipient in-
r, seront ensuite éprouvées par les réac-
imiques, ou scrupuleusement examinées
e microscope. Sans oser promettre ici de
les lumières de ces sortes d'*hygro-eudio-*
s, on peut assurer au moins que ces ins-
ns nous conduiront plus directement à
t de nos recherches, et nous fourniront
rités plus médicinales. Car il est à pré-
r, ainsi que nous l'avons déjà remarqué,
es marais influent moins sur la produc-
es fièvres pernicieuses intermittentes, par
vers gaz émanés de la décomposition des
nces animales et végétales qui fermentent
eur intérieur, que par des portions même
s substances putréfiées, suspendues et di-

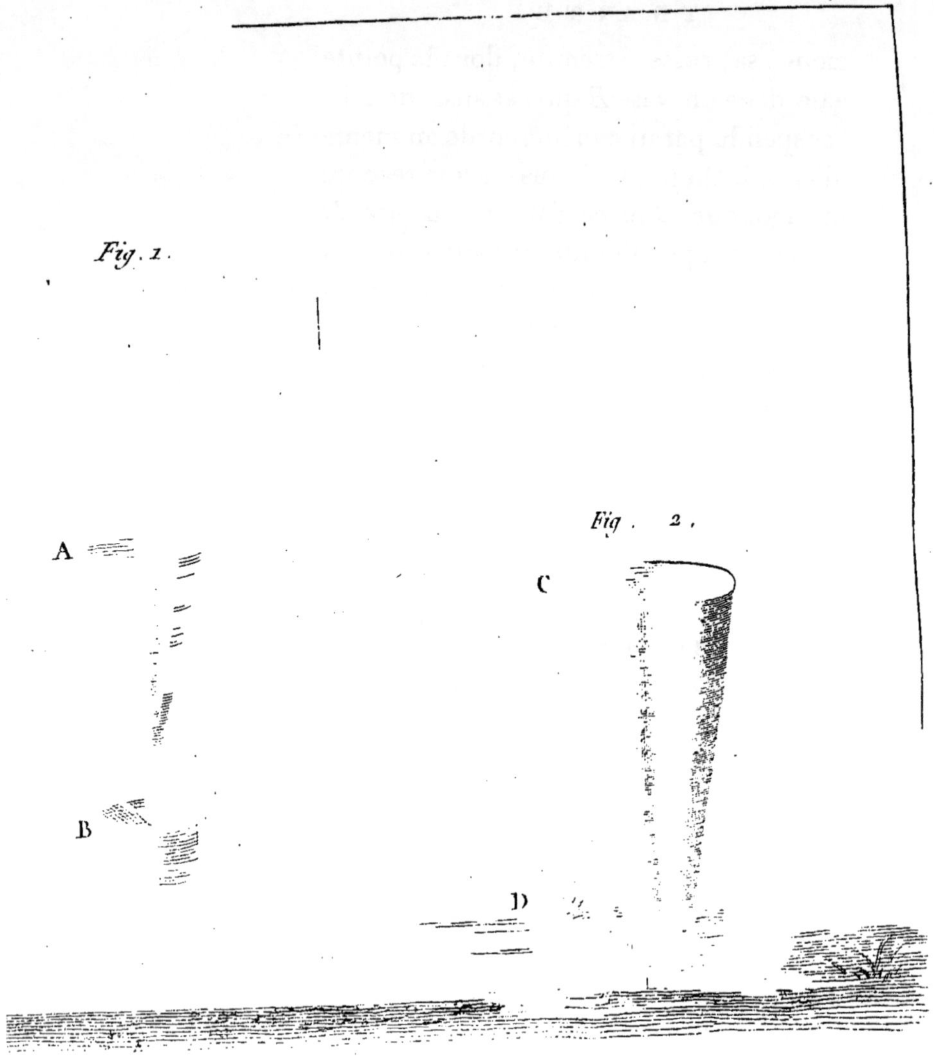

Fig. 1.

A

B

Fig. 2.

C

D

visées à l'infini dans l'eau que l'atmosphère tient en dissolution.

L'instrument proposé ne seroit pas moins utile pour recueillir et analyser la matière des brouillards dont l'odeur souvent infecte annonce, selon l'observation de Berthollet, qu'ils ne sont pas seulement dus à une combinaison de l'air et de l'eau, avec excès de ce dernier principe, &c.

On pourroit, au besoin, multiplier les appareils, les exposer, à différentes hauteurs, sur les bords des fossés, des étangs, de tous les lieux enfin où les eaux croupissent et se corrompent, et faire ensuite, à l'aide des moyens indiqués plus haut, un examen comparatif du contenu des divers récipiens.

SEIZIÈME PROPOSITION.

Les médecins observateurs ont établi des signes certains qui servent à faire reconnoître les pays marécageux, et les plus propres à favoriser le développement des Fièvres pernicieuses intermittentes.

CXIV. Remarques. On a judicieusement pensé que les mutations promptes et subites qui ont lieu dans l'atmosphère, sont l'indice le plus certain d'un sol infecté par des marécages.

Ce phénomène doit nécessairement résulter de l'union de la chaleur et de l'humidité. Un deuxième signe non moins important se tire de la présence des brouillards aux approches de la nuit ; ils sont formés par la prompte condensation des vapeurs suspendues dans l'air, et raréfiées par la chaleur du jour. Les brouillards doivent si bien leur origine aux marais stagnans, que l'observation et l'analyse ont constamment prouvé qu'ils participoient des qualités de ces derniers. Le professeur Pallas nous apprend qu'il est peu d'endroits dont l'habitation soit plus pernicieuse à l'espèce humaine, que Gourief et ses environs, et que les brouillards qui y règnent ainsi que la rosée, sont de nature saline, nature qui est absolument analogue à celle des marais, répandus dans ce lieu (1).

On remarque aussi que les insectes s'y multiplient à l'infini, et l'on sait que leur apparition a toujours été envisagée par les physiciens comme un phénomène indicateur de la constitution marécageuse d'un climat. D'après le rapport de l'illustre voyageur dont je viens d'invoquer le témoignage, les édifices et les

(1) *Voyages en différentes provinces de l'empire de Russie, et dans l'Asie septentrionale*, Tome I.

maisons de Gourief sont peuplés de cloportes et de tarakanes, qui semblent se plaire dans un air constamment chargé d'exhalaisons putrides.

On doit enfin juger qu'un pays est malsain si les métaux s'y oxident, et si les viandes s'y décomposent avec promptitude : la théorie de ces deux phénomènes est trop connue aujourd'hui, pour qu'il soit nécessaire d'ajouter aucun développement à notre assertion. Je pourrois encore parler des signes que peut fournir l'inspection attentive des végétaux sur lesquels les vapeurs qui s'élèvent des marécages ont certainement une action marquée. Mais cette partie de la physique n'est point suffisamment éclairée à l'heure où j'écris. Il seroit utile d'acquérir des notions précises sur les maladies que les plantes peuvent contracter par l'influence sédative des miasmes, &c. Toaldo, professeur de l'université de Padoue, a publié dans le temps un Mémoire, où cette question n'est que foiblement abordée; et tous les vrais observateurs doivent sentir la nécessité de reprendre en sous-œuvre son travail, pour l'étendre ou le perfectionner (1).

(1) Voyez le *Journal de Physique du mois d'Octobre 1778.*

DIX-SEPTIÈME PROPOSITION.

Les vapeurs élevées du corps de l'homme, et long-temps renfermées dans le même lieu, peuvent quelquefois, mais très-rarement, faire naître et développer des Fièvres pernicieuses intermittentes.

CXV. Remarques. En effet, presque toujours ces sortes d'exhalaisons ayant un degré d'énergie et de virulence supérieur à celui des miasmes marécageux, les fièvres qui en proviennent se montrent avec un type continu; toutefois cela n'arrive pas d'une manière constante. Sans doute qu'alors la force particulière du tempérament, chez les individus frappés de la contagion, tempère et affoiblit l'action sédative des vapeurs humaines. Ce qu'il y a de positif, c'est que j'ai vu sévir des fièvres pernicieuses intermittentes dans les hôpitaux qui n'avoient aucun marais dans leur voisinage, et où l'on ne pouvoit soupçonner d'autre infection que celle qui résulte de l'accumulation d'un trop grand nombre d'hommes dans leur voisinage.

DIX-HUITIÈME PROPOSITION.

Des expériences modernes démontrent que les acides, et spécialement l'acide muriatique oxigéné, sont des agens très-efficaces de la désinfection de l'air ; et sous ce point de vue, on peut les employer avec un extrême avantage, pour détruire les causes qui favorisent le développement des Fièvres pernicieuses intermittentes.

CXVI. REMARQUES. Cette découverte est une des plus importantes du siècle, puisqu'elle est un bienfait pour l'humanité : elle immortalisera le nom de M. Guyton-Morveau. En 1773, ce chimiste célèbre proposa, pour la première fois, de substituer le gaz acide muriatique aux différentes substances aromatiques, résineuses, bitumineuses, &c. dont on avoit usé jusqu'alors pour arrêter la contagion des miasmes putrides, et détruire les effets qui résultent de la trop grande accumulation d'hommes ou de malades dans les prisons ou les hôpitaux. On sait que les premiers essais qui furent exécutés dans une église et dans les prisons de Dijon, furent suivis d'un plein succès : dès-lors plusieurs savans étrangers s'empressèrent d'adopter et de mettre à profit cette découverte.

On avoit aussi cherché à employer d'autres vapeurs acides; mais en procédant à des expériences comparées, M. Guyton-Morveau s'est convaincu que le gaz muriatique doit être adopté de préférence, puisqu'étant plus expansif que le gaz nitrique, par exemple, il convient mieux pour corriger une plus grande masse d'air infecté; il agit d'ailleurs d'une manière plus prompte et plus efficace. On se souvient de quelle utilité fut cette substance dans les vaisseaux qui transportèrent les Français en Egypte, ainsi que M. Berthollet eut occasion de le remarquer. Aucun chimiste peut-être n'étoit plus en droit que ce dernier de prononcer sur les avantages d'une semblable découverte. (Voyez *son Rapport fait à la classe des sciences physiques et mathématiques de l'Institut.*) Il y prouve que le gaz muriatique oxigéné, est celui des acides le plus propre et le plus applicable à la désinfection de l'atmosphère.

Pour ce qui concerne M. Guyton-Morveau, ce savant a rendu sa théorie d'une application aussi facile qu'elle est avantageuse, par l'invention ingénieuse de quelques appareils de poche, assez analogues aux flacons qui contiennent des eaux odorantes. Ces appareils sont destinés à contenir et à conserver les matériaux qui, par leur combinaison, peuvent opérer la confection de l'acide muriatique oxigéné. Ces matériaux sont l'oxide de manganèse et l'acide nitro-muriatique. Ce sont en quelque sorte des foyers portatifs de désinfection, dont on dégage à son gré des vapeurs salutaires.

Pour purifier de vastes hôpitaux ou de grandes prisons, on dégage communément le gaz acide muriatique du muriate de soude par l'acide sulfurique. La manière la plus régulière de procéder, est de mettre quinze parties d'acide sulfurique sur douze de sel marin. Au surplus, je me borne ici à une simple indication des procédés; pour apprendre à les varier selon les circonstances, l'étendue des lieux, &c. nous renvoyons nos lecteurs à l'ouvrage même de M. Guyton-Morveau, qui a pour titre: *Traité des moyens de désinfecter l'air, de prévenir la contagion, et d'en arrêter les progrès.* Paris, an XI.

DIX-NEUVIÈME PROPOSITION.

Quoique les Fièvres pernicieuses intermittentes doivent presque toujours leur origine aux émanations délétères des marais, on est fondé néanmoins à avancer, d'après des faits bien observés, que d'autres causes sédatives, telles, par exemple, que la mauvaise qualité des eaux, un froid excessif ou des affections vives de l'ame, etc. peuvent aussi leur donner lieu.

CXVII. Remarques. Raymond attribue principalement les fièvres pernicieuses intermittentes qui dominent à Middelbourg et aux environs, à la qualité de l'eau que l'on y boit habituellement (1). En effet, l'île de Walkeren, dont cette ville est la capitale, est plus basse que la mer, et manque absolument de ruisseaux et de fontaines. On n'a, pour les usages domestiques, que l'eau de pluie que l'on conserve dans des citernes. Si on néglige d'en prendre soin, elle ne tarde pas à se corrompre par le mélange des insectes, des vers, des germes ou d'autres substances qui s'y putréfient. Cette eau provient

(1) *Dissert. exhib. febr. intermitt. autumn. quotannis Mittelb. et in vicin. Seeland. Batav. loc. grassant. etc.*

d'ailleurs le plus ordinairement des toits des maisons, couverts et imprégnés de la poussière qui s'élève des places, des rues, des chemins, &c. De plus, la fumée qui émane des cuisines, les exhalaisons des animaux et des végétaux vénéneux, les évaporations de la mer, peuvent d'abord s'attacher aux toits et se mêler ensuite avec la pluie. La nature des conduits métalliques de l'eau, faits de plomb et de cuivre, contribue aussi beaucoup à diminuer sa salubrité.

Pour ce qui regarde les fièvres de cette espèce occasionnées par le froid, le chagrin, &c. ces sortes de cas étant les plus rares, il est nécessaire de les appuyer de faits authentiques. Je ne citerai que l'exemple d'une fièvre cardialgique, que je trouve consigné dans la Dissertation d'Aurivill (1).

Au commencement de l'hiver, un jeune homme se fiant à la glace d'une rivière, voulut la traverser à pied. Il tomba dans l'eau, d'où on ne tarda pas à le retirer; saisi néanmoins par le froid, et frappé de terreur à l'aspect du danger qu'il venoit de courir, il éprouva le premier accès d'une fièvre tierce, qui s'annonçoit par des oppressions et des constrictions

(1) *Dissert de febrib. intermitt. malign.*

vives dans la région du colon. Les quatre ou cinq paroxysmes qui suivirent, ne furent pas très-alarmans ; mais un soir la fièvre se déclara avec plus d'intensité. La nuit, cardialgie violente, sorte de fureur, visage horrible, plaintes, agitations continuelles, &c. Il tomba enfin dans un profond assoupissement, et le surlendemain il expira. L'ouverture du cadavre ne présenta rien de remarquable, si ce n'est une couleur jaunâtre répandue dans l'abdomen, et des points enflammés épars en grand nombre dans le mésentère, l'épiploon et les intestins.

Nous avons cité dans ce Traité l'histoire d'une fièvre pernicieuse intermittente, occasionnée par un abus des travaux anatomiques. Il seroit sans doute à desirer qu'on recueillît soigneusement toutes les observations qui concourent à prouver que les fièvres pernicieuses intermittentes peuvent être engendrées par d'autres causes que par l'influence d'un air marécageux.

VINGTIEME PROPOSITION.

Les effets des grandes plaies impriment souvent un caractère pernicieux aux Fièvres intermittentes ou rémittentes qui se manifestent dans certaines épidémies.

CXVIII. REMARQUES. Le professeur Dumas a le premier déterminé la véritable nature de l'espèce de fièvre rémittente ou intermittente qui accompagne les grandes plaies; il a prouvé qu'elle a tous les caractères essentiels des fièvres pernicieuses auxquelles on peut l'assimiler; il en a donné une description exacte, qui présente tous les principaux traits de l'état pernicieux. Plusieurs circonstances se réunissent pour décider cet état, soit après une commotion violente, soit après une blessure profondément étendue dans l'épaisseur des chairs, soit après l'amputation d'un membre, soit après une large section des parties molles par un instrument tranchant, ou par l'explosion d'une arme à feu. La fièvre qui survient alors manifeste les caractères suivans :

1°. Elle s'annonce à chaque accès par un assoupissement profond.

2°. Elle contrarie le travail de la suppuration, et altère les plaies.

3°. Elle tend à la continuité.

Elle doit sa nature pernicieuse à différentes causes, parmi lesquelles le citoyen Dumas compte :

1°. La commotion imprimée à tout le systême nerveux.

2°. La douleur fixée sur l'endroit de la blessure.

3°. Le spasme qui en est la suite.

4°. La disposition des parties blessées, et le changement de leur tissu.

5°. La tendance des mouvemens de toutes les parties du corps vers celle qui devient le siége de la plaie.

A ces procédés, l'auteur du mémoire ajoute l'effet du traitement qu'il a déjà employé contre la fièvre rémittente des grandes plaies, et qui, semblable à celui des fièvres rémittentes pernicieuses, consiste dans l'usage du quinquina, donné à des doses suffisantes pour empêcher, le plutôt possible, le retour des redoublemens ou des accès. L'auteur termine son mémoire par une série d'observations, dont la lecture suffit pour démontrer combien sa méthode de traitement est préférable à celle jusqu'à présent employée dans les mêmes cas, et l'heureux succès qu'on doit en attendre, lorsqu'on la réduira en pratique. Nous allons joindre à cet extrait quelques-unes de ces observations qui nous ont paru les plus marquantes.

Première observation. Un homme avoit une blessure à la partie antérieure et supérieure de la jambe, produite par une balle qui avoit passé entre le ligament de la rotule et le tibia. On fit usage des moyens curatifs appropriés. Le huitième jour, on s'apperçut qu'il s'étoit formé un dépôt considérable, qui communiquoit avec la plaie; on l'ouvrit, mais on ne put le faire qu'en faisant de larges incisions dans la profondeur des chairs; le malade éprouva un léger frisson immédiatement après l'opération. Il n'y eut pas d'apparence de fièvre avant le cinquième jour; alors elle se manifesta avec des redoublemens réglés. Au deuxième paroxysme, le malade tomba dans un assoupissement profond, dont l'intensité augmentant à l'approche du paroxysme suivant, fit craindre pour sa vie. L'affection soporeuse ayant encore augmenté durant le troisième paroxysme, et résistant à tous les moyens employés pour la modérer, le professeur Dumas résolut de traiter cette fièvre à la manière des rémittentes pernicieuses; il prescrivit le quinquina à la dose de huit grammes (deux gros), en laissant l'intervalle de quatre heures entre l'administration des doses. Le quatrième paroxysme fut moins intense; il y eut moins d'assoupissement; la tête du malade fut plus libre; l'usage du quinquina fut continué jusqu'au neuvième paroxysme, qui fut le dernier; depuis le quatrième paroxysme jusqu'au neuvième, la violence des paroxysmes avoit diminué graduellement.

Seconde observation. Elle a pour sujet un homme auquel un éclat d'obus avoit causé une plaie considérable, dont le siége étoit la région lombaire. La suppuration s'établit d'une manière heureuse; mais le neuvième jour, il y eut de légers symptômes de fièvre, qui augmentèrent dans le second accès avec une intensité effrayante, et avec tous les signes propres aux fièvres malignes. Le type de la fièvre étoit celui de tierce. La plaie prit dès-lors un tout autre aspect : on se détermina à donner le quinquina dès la fin du second accès, et à la dose de douze grammes (trois gros). Le malade en prit quatre grammes (un gros), de six heures en six heures, et quelque temps avant l'invasion du troisième accès, il en prit encore douze grammes (trois gros). Comme il n'y eut pas de mieux bien marqué à la suite de ce régime, on porta le quinquina à la dose de quarante-huit grammes (d'une once et demie), distribuée dans l'intervalle de la rémission. Ce mode d'administration fut suivi du succès le plus complet, et on le continua jusqu'à l'entière extinction de la fièvre, qui eut lieu au septième accès.

Troisième observation. Le professeur Dumas rapporte qu'à la suite d'une fracture du pariétal droit d'un jeune homme de vingt-deux ans, produite par une balle, il y eut un accès de fièvre le onzième jour qui suivit cette fracture. Un autre accès ayant eu lieu le lendemain, on donna le quinquina à forte dose, et la fièvre disparut après cinq paroxysmes, qui portoient avec eux tous les caractères de la malignité.

Quatrième observation. Il s'agit également d'un jeune homme dont une balle avoit légèrement fracturé le pariétal gauche. La plaie touchoit à sa fin, lorsqu'il se manifesta une fièvre rémittente, avec type de double-tierce, et des redoublemens alternativement forts et foibles; l'usage du quinquina la fit disparoître dans l'espace de quelques jours.

Cinquième observation. L'auteur a retiré le plus grand fruit de l'administration du quinquina, dans les fièvres rémittentes survenues à la suite des plaies, soit de tête, soit dans les articulations, produites par des armes à feu.

Sixième observation. Un homme avoit eu l'articulation du bras avec l'avant-bras fracassés par un coup de feu; l'amputation fut jugée nécessaire, et exécutée. Sept jours après l'opération, la fièvre rémittente se manifesta ; le quinquina fut donné entre le premier et le deuxième accès; mais comme le malade étoit d'une constitution très-irritable, le professeur Dumas joignit à l'usage de ce médicament, celui du laudanum et du sirop diacode; le malade éprouva un mieux très-marqué. La dose du médicament fut doublée dès la fin du deuxième accès, et portée à quarante grammes (dix gros), avant l'invasion du troisième; la fièvre cessa, et le malade fut laissé en pleine convalescence.

Septième observation. L'auteur y rapporte la cure d'une fièvre rémittente survenue à un marin, à la suite d'une amputation de la cuisse, nécessitée par le délabrement complet des articulations du genou et du pied, produit par un coup de feu. Cinq jours après l'opération, il y eut dessèchement de la plaie, apparition d'un pus grisâtre à sa surface; le soir même il eut froid, puis un second accès de fièvre. Le professeur Dumas conseilla l'usage du quinquina comme dans les fièvres intermittentes pernicieuses : les paroxysmes disparurent, et le malade guérit. Enfin, ce qui mérite une considération toute particulière, c'est que le professeur Dumas a vu constamment périr les blessés qui, ayant des fièvres rémittentes, furent traités avec les émétiques, les purgatifs ou la saignée, &c. (Voyez le *quatrième volume des Mémoires publiés par la Société médicale d'émulation.*)

M. Marquis, observateur aussi exact que médecin instruit, a eu souvent occasion d'observer ce genre de fièvres pendant les années qu'il a été chirurgien en chef des armées de la république, et spécialement durant le siége de Toulon. M. Pontanier, chargé de l'ambulance de la division Victor, en l'an VII, à l'armée d'Italie, a recueilli pareillement des observations sur ce point; je me bornerai à citer les deux suivantes, dont l'issue a été funeste.

Un aide-de-camp polonais fut blessé devant Alexandrie, en Piémont, à la partie supérieure de la cuisse. Sur le champ de bataille, dilatation de la plaie, extraction de la balle, plaie pansée à sec. Arrivé à l'hôpital d'Alexandrie, à la visite du soir, on trouva la partie environnante enflammée et gonflée; le pouls étoit fort et élevé, et le malade étoit frappé de crainte. On pansa la plaie avec des cataplasmes émolliens, et l'on pratiqua une saignée du bras. Rien de nouveau jusqu'au cinquième jour, où il y eut suppuration et fièvre qui se manifesta par des alternatives de froid et de chaud.

Premier jour de la fièvre. Le matin, suppuration bien établie; le soir, suppuration diminuée, mais frisson suivi de chaleur, inquiétude, langue rouge et ardente, couverte d'inégalités à sa surface, pouls foible.

Deuxieme jour. Suppression totale de la suppuration; plaie bien blafarde, pansée avec l'eau-de-vie camphrée, et des cataplasmes émolliens : d'une autre part, tristesse, morosité, trouble dans les idées, crainte d'une mort prochaine. A sept heures du soir, carus profond, sensibilité presque éteinte, peau aride, brûlante, contraction de la mâchoire inférieure. (Vésicatoire aux jambes et sur la plaie.)

Troisième jour. Fond de la plaie gangréné, et d'une odeur infecte; pansement avec l'eau-de-vie camphrée, et cataplasmes: délire taciturne, yeux fixes ou fermés, pouls alternativement foible et déprimé, naturel, dur, chaleur brûlante, mais avec des anomalies; respiration tantôt naturelle et précipitée.

Quatrième jour. Mêmes phénomènes.

Cinquième jour. Le fond et les lèvres de la plaie frappés de la dégénération gangréneuse. Un peu de calme le matin; le soir, affection comateuse. (Æther nitrique dans l'eau.)

Sixième jour. Même état de la plaie, même

pansement. Soubresauts des tendons, déglutition difficile, sueurs froides, et mort.

Un commis du bureau de l'ambulance reçut un coup de sabre à la partie antérieure et supérieure de l'épaule, qui divisa obliquement le deltoïde : de suite, réunion de la plaie par les moyens usités. Le quatrième jour, l'appareil étant levé, on trouva les bords de la plaie récente, gonflés et tuméfiés. On pansa le malade par les procédés chirurgicaux ordinaires : pendant trois jours, suppuration abondante et de bonne consistance. Le malade éprouva une douleur sous-orbitaire, sensibilité à l'épigastre, langue muqueuse et bouche amère. (Deux grains de tartrite de potasse antimonié en lavage.) Ce remède produisit un vomissement copieux de matière biliforme, et quelques selles; les symptômes gastriques disparurent : la plaie suivit sa marche ordinaire; mais le malade ayant fait un excès dans le boire et le manger, éprouva, dans la nuit même du jour où il s'étoit livré à cet excès, un frisson, auquel succéda un grand chaud. Le lendemain, la suppuration fut moindre; céphalalgie, abattement. Le troisième jour, les symptômes de la plaie s'agravèrent : presque point de suppuration; altération des traits de la face, vue égarée, rire sardonique, confusion dans les idées. Le quatrième jour, point de suppuration, odeur fétide. Face livide, impossibilité d'articuler des sons, variations fréquentes du pouls, symptômes spasmodiques du tronc. Mort le cinquième jour depuis le développement de la fièvre.

On doit être surpris que, dans les deux cas que nous venons de rapporter, on n'ait point administré le quinquina d'après les principes de pratique générale.

CHAPITRE VI.

Considérations sur le traitement des Fièvres pernicieuses intermittentes.

CXIX. Dans ces sortes de fièvres, les indications sont de la plus grande évidence, et l'art y procède avec une certitude presque géométrique. La gravité des symptômes qui se manifestent, repousse la méthode d'expectation, et le soin le plus pressant du médecin, doit être de s'opposer au retour de l'accès. Aussi Mercatus avoit-il déjà entrevu la nécessité de se hâter dans leur traitement. « Celui, dit Leroy, » qui dans une fièvre intermittente maligne, » négligeant l'usage du quinquina, s'attendroit » à la voir se terminer par une crise, soit pro- » prement dite, soit par voie de solution : ce- » lui-là, dis-je, seroit évidemment téméraire, » et dépourvu de toute connoissance de cette » maladie (1) ». Aucun motif valable ne sauroit donc l'empêcher d'agir.

CXX. En second lieu, les témoignages des observateurs s'accordent pour regarder le quin-

(1) *Du pronostic dans les maladies aiguës*, pag. 81.

quina comme le seul remède à opposer aux fièvres pernicieuses intermittentes (1). Les autres moyens proposés sont de nul effet, ou ne remplissent que des vues secondaires de curation. La médecine doit donc placer au rang de ses époques les plus glorieuses, celle qui a été marquée par la découverte de ce médicament, et par son heureux emploi dans le traitement des fièvres pernicieuses intermittentes.

CXXI. Lorsque j'établis que le quinquina peut seul lutter avec efficacité contre le danger des fièvres pernicieuses intermittentes, on sent

---

(1) *Nosotros, que tan solamente atendemos a socorrer el vicio de malignidad, decimos que en estas calenturas el principal remedio, y aun unico, es la quina, de la que à mas de las muchas observaciones que cita dicho torti, tenemos repetidas experiencias tercianas, que son las mas regulares de las perniciosas con casi todos los symphomas expuestos: de modo, que si se logra dar la cantidad de una onza de quina, siempre he visito el efecto de curarse aun mejor que las intermittentes no perniciòsas.* Amar. *Instruction curativa de las calenturas, &c.* n°. 186. Comparetti observe que Morton est peut-être le premier qui ait démontré la vertu du quinquina dans la fièvre périodique avec dyssenterie, assoupissement et suffocation spasmodique. Il essaya les astringens, les anti-spasmodiques, etc. Mais il n'eut pas d'effet supérieur à celui qu'il obtint, ou du quinquina seul, ou de ce remède joint au laudanum, au diascordium, ou à quelqu'autre calmant.

que je veux parler de celles qui se distinguent facilement à la véhémence et à l'apparition précipitée de leurs symptômes ; et non de celles qui, quoique chargées des mêmes accidens que les précédentes, les manifestent pourtant à un moindre degré, et semblent former ainsi une nuance intermédiaire entre celles-ci et les intermittentes ordinaires, dites *bénignes*, par le commun des auteurs. Cette distinction est importante, parce qu'elle fixe les circonstances où le quinquina peut avec succès être remplacé par les remèdes indigènes.

CXXII. J'avertis en outre, que quoique l'administration du quinquina soit en général seule indiquée pour prévenir ou arrêter les paroxysmes des fièvres pernicieuses intermittentes, je ne nie pas que son action ne puisse être efficacement secondée par quelques moyens auxiliaires, spécialement dirigés contre des symptômes prédominans, comme, par exemple, les grandes foiblesses, les cardialgies intolérables, le carus profond, &c. Toutefois ces moyens auxiliaires variant à l'infini, et n'influant que d'une manière secondaire sur le plan essentiel de traitement, nous n'en parlerons qu'après avoir exposé la méthode qui doit diriger le médecin, dans le choix et l'administration du quinquina.

CXXIII. Il importe d'abord que le médecin, à l'aide de l'histoire naturelle et de la chimie, s'éclaire suffisamment sur les qualités physiques, les principes et les matériaux immédiats du quinquina qu'il doit employer. Cette précaution est d'autant plus nécessaire, que le mauvais succès de ce remède dépend presque toujours du mauvais choix des écorces. Ce n'est que lorsqu'on n'a absolument rien à desirer sur l'excellence de ce remède et sur la certitude de son action, qu'on doit en diriger l'emploi d'après les règles que nous allons établir. Nous nous bornerons à celles qui sont sanctionnées par une longue expérience, et par des succès multipliés.

PREMIER THÉOREME PRATIQUE.

Le quinquina en substance doit être préféré à toutes les autres préparations de ce remède, dans le traitement des Fièvres pernicieuses intermittentes.

CXXIV. Remarques. On a long-temps attribué des effets plus énergiques à l'extrait de cette écorce ; mais l'expérience les a démentis. Le professeur Fourcroy attribue cette plus grande activité du quinquina en poudre, à ce que la substance extracto-résineuse n'ayant point été altérée par les divers modes de préparation, et n'absorbant plus d'oxigène, porte et conserve toute l'énergie qui la distingue dans les premières voies où elle subit l'action des sucs de l'estomac et des intestins (1).

Il est cependant des circonstances où le quinquina ne sauroit être administré sous cette forme; et on est contraint de recourir à l'extrait, qui réussit toutes les fois qu'il est préparé avec la meilleure écorce de quinquina. C'est ce qu'attestent, par exemple, les nombreuses observations de Joseph de Jussieu, qui l'employa dans ses voyages, et même en France, avec des succès toujours nouveaux. On doit alors (et Torti en a fort bien fait la remarque), faire prendre au malade autant de quinquina en extrait, qu'il en faut pour égaler la quantité requise du même médicament en poudre.

Ceci peut s'appliquer aux décoctions et aux infusions de cette écorce, qui ne sont pourtant d'aucun avantage pour combattre les fièvres pernicieuses intermittentes parvenues au plus haut degré d'intensité, à moins que la difficulté de la déglutition n'oblige d'administrer le remède en lavement. Leur inefficacité dépend sans doute fréquemment, d'après l'opinion du professeur Fourcroy, du mode défectueux de

(1) *Annales de Chimie*. Février 1791.

leur préparation. Sydenham et plusieurs autres médecins, veulent qu'on laisse infuser le quinquina pendant quelques jours, avant d'en faire usage. Certains, comme Lewis, le soumettent à des décoctions prolongées. Dans ces deux cas, le professeur Fourcroy a fait voir que la matière résino-extractive devoit devenir moins soluble et se précipiter enfin toute entière, à mesure qu'elle se combinoit avec l'oxigène atmosphérique; qu'il importe par conséquent de prescrire le quinquina dans des infusions ou des décoctions très-rapides, dans des vases clos ou d'étroite ouverture; que lors même que ces préparations sont terminées, il est utile de les garantir du contact de l'air, pendant que les malades en font usage, afin de ne pas donner lieu à de nouveaux dépôts, &c. (1).

Mais en revenant à la meilleure manière de donner le quinquina, c'est-à-dire, en substance, nous n'oublierons pas que Sydenham a prononcé qu'il devoit être administré seul et sans autre véhicule que celui qui est nécessaire pour le transmettre dans les voies digestives. Quelques-uns ont prétendu qu'il empruntoit un surcroît d'énergie des substances auxquelles on l'a successivement associé. C'est ainsi qu'Hoff-

(1) *Voyez* le Mémoire déjà indiqué.

mann et Galeazzi l'ont uni avec succès aux aromatiques, tels que la cascarille et la cannelle; c'est ainsi que le célèbre Cazimir Médicus l'a mêlé avec des astringens décidés, tels que l'alun et le cachou (dans la pernicieuse dyssentérique), et Sarcone avec l'opium (dans une pernicieuse pleurétique); certains, avec la moutarde en poudre; d'autres avec des alkalis ou des terres absorbantes, &c.

Ces différens mélanges que paroissent solliciter des circonstances particulières, méritent peu néanmoins de fixer l'attention, quand la fièvre se déclare avec une intensité propre à faire pronostiquer une mort prompte. Il faut alors s'en tenir aux procédés les plus sûrs et les mieux constatés pour arrêter les paroxysmes et s'opposer à leur retour (1).

---

(1) Cette pratique d'administrer le quinquina en substance, dont les médecins européens ont si bien constaté les avantages, n'a point réussi au docteur Mutis. Il est persuadé que la fermentation est le meilleur moyen d'extraire la partie active de ce remède, et de l'approprier à l'estomac des malades. Il propose en conséquence, pour l'usage médicinal, une sorte de bière de quinquina, composée d'une livre de cette écorce, de huit livres de miel ou de sucre, et quatre-vingt-dix ou cent livres d'eau. M. Zea, qui nous a fait connoître cette préparation, observe qu'elle ne réussit que lorsqu'elle est exécutée en grand, et les pro-

DEUXIÈME THÉORÊME PRATIQUE.

Pour que le quinquina produise un effet convenable dans le traitement des Fièvres pernicieuses intermittentes, il faut le donner dans la distance la plus éloignée du paroxysme que l'on se propose d'arrêter.

CXXV. REMARQUES. Cullen, au contraire, s'est formellement déclaré contre cette opinion,

---

portions que nous venons d'établir sont les plus petites possibles. La fermentation vineuse étant terminée, dit ce savant, on fait en sorte que la liqueur soit bien imprégnée du principe actif médicamenteux du quinquina. Pour cet objet, on décante la partie supérieure du liquide toujours moins chargée que l'inférieure; ou l'on remue légèrement le tonneau qui le contient. On peut opérer trois ou quatre fermentations successives, sans ajouter d'autre écorce, et en se bornant à renouveler l'eau et le sucre, à mesure que la masse entière diminue.

Après toutes ces opérations préalables, si l'on ajoute du sucre et de l'eau au sédiment qui reste, dans des proportions convenables, on fait passer la liqueur par tous les degrés de la fermentation, et on obtient un vinaigre excellent pour les usages économiques, lorsqu'il a été décanté dans sa partie supérieure; le reste du liquide fournit, en outre, un bon vinaigre que la médecine peut employer avec fruit.

Enfin, M. Zea nous apprend qu'on prépare aussi une tisanne de quinquina en mettant, dans une petite quantité

et a établi, comme un principe général, que l'écorce du Pérou devoit être administrée le plus près possible du paroxysme. Quand bien même cette erreur ne seroit pas suffisamment démontrée par les observations journalières des médecins, il suffiroit de lui opposer les expériences de Home (1), alléguées avec avantage par le professeur Baumes, qui a émis une opinion analogue à la nôtre.

---

d'eau, une partie d'écorce pulvérisée grossièrement avec du sucre, dans la proportion déjà ci-dessus déterminée. Cette eau doit à peine couvrir la masse, pour entretenir la fermentation sucrée : on prend la quantité nécessaire de cette pâte et on la délaie dans de l'eau, du vin, ou dans tout autre véhicule qu'on préfère, pour préparer la tisanne qui doit se faire à un feu doux au bain de sable.

M. Mutis se sert de ces trois préparations, pour remplir toutes les indications du remède; et elles sont les mêmes, quelle que soit l'espèce officinale que l'on emploie. Au surplus, quels que soient les avantages que puisse nous présenter cette nouvelle manière d'administrer le quinquina, nous ne pensons pas qu'on doive l'adopter dans le traitement des fièvres pernicieuses intermittentes, avant d'avoir long-temps expérimenté sur cet objet. En effet, nous ignorons absolument quels sont les cas où M. Mutis a pu y recourir avec un plein succès; et la méthode qui est aujourd'hui usitée parmi nous a une certitude qui ne doit jamais la faire abandonner.

(1) *Clinical experimentz.* Sect. 1.

Home, en effet, a vu que le fébrifuge n'est jamais plus certain que lorsqu'on l'administre aussitôt après la chute du paroxysme, ou quarante heures avant qu'il se déclare de nouveau. C'est ce qui a été constaté chez cinq malades, dont les accès ont été complètement supprimés. Huit, au contraire, ont pris le remède immédiatement avant le frisson, et la fièvre n'a point cédé; au contraire, elle a acquis dans ce cas une intensité plus grande, et deux d'entre eux ont éprouvé des vomissemens. Home a vu, en outre, que chez trois individus qui avoient avalé le quinquina peu de temps avant l'accès, le paroxysme imminent n'a point été arrêté, mais que le suivant n'a pas eu lieu; ce qui l'a porté à conclure que ce médicament a besoin d'un temps déterminé pour agir.

La même observation avoit été faite par Torti; ce dernier même avoit très-judicieusement remarqué, que de petites doses de quinquina données loin de l'accès, agissoient plus efficacement que de fortes doses données dans un temps très-voisin de ce même accès. Il ajoute pourtant que ce fébrifuge administré d'après ce dernier mode, peut influer avec avantage sur les paroxysmes subséquens.

TROISIÈME THÉORÊME PRATIQUE.

L'administration du quinquina n'est généralement convenable que dans le temps de l'intermission ou de la rémission.

CXXVI. Remarques. Un danger pressant peut néanmoins exiger l'emploi du quinquina durant le cours du paroxysme, ainsi que l'a observé l'illustre Sénac. Alors on peut et l'on doit même ne pas différer son administration, pourvu que la fièvre ne soit pas trop violente, qu'il y ait au contraire de la foiblesse dans le pouls, et une grande prostration de forces, que l'estomac et le canal intestinal soient exempts de toute irritation, et enfin que ce remède ne soit contre-indiqué par aucun symptôme (1). Car malgré le génie intermittent de la fièvre,

(1) *De nat. febr. recond. lib. 14. cap. 13. Et quidem si motus febrilis intensior non sit, sed contrà adsit virium prostratio et pulsûs debilitas, si non magna urgeat in ventriculo aut intestinis irritatio, si denique per symptomatum vim liceat, non liquet profectò quare in re tam ancipiti, non exhiberi possit cortex, aut solus, aut cum aliis conjunctus remediis, &c.* Selle a administré avec succès la thériaque à la dose de quatre jusqu'à huit grammes (un gros jusqu'à deux gros), durant l'accès même d'une fièvre pernicieuse intermittente.

dans des circonstances aussi douteuses, il est difficile de prévoir quelles seront sa durée, sa terminaison et ses suites.

QUATRIÈME THÉORÊME PRATIQUE.

Si la Fièvre pernicieuse à type intermittent est manifestement sub-intrante, ou si les accès s'étendent au point de se toucher, il convient de placer de préférence le quinquina dans la déclinaison des accès ou des redoublemens.

CXXVII. REMARQUES. Une semblable règle est naturellement déduite de ce que nous avons exposé précédemment sur la nécessité de donner le quinquina hors le temps de l'exacerbation de la fièvre, et le plus loin possible de l'accès à prévenir. Voulonne a eu raison de l'indiquer (1).

Il seroit superflu de s'attacher à prouver que les médecins qui ont prétendu que, sans avoir égard aux intermissions ou aux rémissions qui surviennent, on pouvoit administrer le quinquina dans tous les temps de la fièvre pernicieuse intermittente, ont commis une erreur infiniment dangereuse pour les malades. D'autres, sans doute, ont émis une opinion plus sage,

(1) *Mémoire sur les fièvres intermittentes.*

lorsqu'ils ont prescrit d'épier avec soin le court instant de l'intermission, pour faire un emploi avantageux du quinquina ; mais ce précepte est le plus souvent impraticable ; car dans ces sortes de cas, les paroxysmes par leur anticipation, leur extension ou leur mélange, offrent rarement entre eux le moindre intervalle de lucidité.

Le précepte trop vague donné par Reichard, de combattre préalablement les causes qui allongent les paroxysmes et abrègent les intermissions, qu'il attribue soit à la pléthore, soit à un épaississement gratuitement supposé du sang qui dispose le système à l'inflammation, soit à la saburre des premières voies, &c. ne sauroit avoir ici son application (1).

Toutefois, si dans le cas dont il s'agit, on n'a pas assez de temps pour administrer la quantité nécessaire du fébrifuge, il ne faut pas continuer de le faire prendre dans l'accès qui suit, mais attendre la déclinaison de ce même accès. (Voulonne.)

---

(1) *Disput. inaug. med. de peruviani corticis in plurium generum febribus exhibendi opportunitate. Gottingæ*, 1768.

CINQUIEME THÉORÊME PRATIQUE.

La quantité de vingt-quatre grammes (six gros) de quinquina, ou de trente-deux grammes (une once) au plus, suffit communément pour arrêter les paroxysmes d'une Fièvre pernicieuse intermittente arrivée à son plus haut degré d'intensité.

CXXVIII. Remarques. Cette dose indiquée par Torti nous paroît celle qui convient dans le plus grand nombre de cas. Nous supposons toujours que le quinquina est donné en substance, mode de préparation que nous avons regardé comme le préférable. Le professeur Pinel obtient même très-fréquemment un plein succès avec une moindre quantité à l'hospice de la Salpêtrière (1). Cependant Baumès fixe la dose à

(1) Je puis en citer un exemple dont j'ai été le témoin. Une femme âgée de soixante-treize ans, éprouva le 22 fructidor de l'an VI, le sentiment d'un froid violent avec foiblesse et lassitude dans les jambes; une demi-heure après il se développa une chaleur intense avec un état soporeux alarmant, elle fut transportée à l'infirmerie, où des symptômes gastriques déterminèrent l'usage d'un évacuant. Le 23, à deux heures après midi, la maladie se manifesta de la manière la moins équivoque; sentiment d'un froid très-vif avec tremblemens, ensuite chaleur très-forte, état soporeux profond, et perte totale de

quarante-huit grammes (une once et demie). Sims l'a portée quelquefois jusqu'à cent soixante grammes (cinq onces).

Galeazzi a vu fréquemment que le quinquina donné à la dose prescrite par Torti est insuffisante, et ne produisoit pas le moindre effet. Il a vu des fièvres qui étoient sujettes à des récidives fréquentes, s'il n'employoit cent soixante ou quatre-vingt-douze grammes (cinq ou six onces), ou même davantage de quinquina. Il cite l'exemple d'un homme, auquel il fallut donner une livre entière de cette substance, dans l'espace d'environ quarante jours, pour anéantir totalement les symptômes qu'il éprouvoit. C'est sur-tout dans l'hémitritée, dans la fièvre tierce rémittente-sub-intrante, et dans celles que Torti désigne par le nom de sous-continues, que

connoissance; le lendemain l'accès retarda, mais les symptômes furent également intenses; le quinquina fut donné à la dose de huit grammes (deux gros); les deux jours suivans, l'accès eut lieu, mais seulement accompagné d'un assoupissement léger; on se borna à administrer du vin d'absinthe; l'état soporeux s'étant encore renouvelé, le quinquina fut administré de rechef à la dose de huit grammes (deux gros), et les accès diminuèrent par degrés, en donnant le vin d'absinthe; la malade fut radicalement guérie le huitième jour, à compter de la dernière administration du quinquina.

Galeazzi a remarqué la nécessité d'administrer une grande dose de quinquina. Il est aussi certaines fièvres dont Torti n'a point parlé, qui prennent d'abord le type continu, pour devenir ensuite intermittentes pernicieuses; dans ces sortes d'affections, on ne doit pas négliger d'administrer le fébrifuge à plus forte dose, et son effet est alors très-prompt (1).

SIXIÈME THÉORÊME PRATIQUE.

Dans les cas ordinaires des Fièvres pernicieuses intermittentes, la première prise, ou celle qui est donnée dans le temps le plus éloigné de l'accès (deuxième théorême), *doit être la plus forte; on débute communément par la moitié de la dose, dont le reste est donné ensuite en portions successivement décroissantes, et dans un intervalle plus ou moins considérable, selon la nature de la Fièvre, et la distance réciproque des paroxysmes entre eux.*

CXXIX. Remarques. On voit, d'après ce théorême, que la réussite du fébrifuge dépend moins de sa quantité, que de la façon dont on l'administre. Au surplus, si, comme l'observe Torti, le paroxysme imminent est très-peu éloigné,

(1) *De Bonon. Scient. art. instit. atque acad. comment.*

et que la prise subite d'une demi-once soit insuffisante à cause du danger où se trouve le malade, et de la brièveté de l'intermission, on pourra administrer jusqu'à vingt-quatre grammes (six gros) de quinquina en une seule fois; cette méthode lui a souvent réussi.

SEPTIÈME THÉORÊME PRATIQUE.

L'action du quinquina est d'autant plus énergique dans le traitement des Fièvres pernicieuses intermittentes, qu'une plus grande quantité de cette substance est administrée dans un temps plus court.

CXXX. Remarques. Torti a fait voir que les médecins qui prescrivent le quinquina à la dose même de quatre-vingt-seize ou cent vingt-huit grammes (trois ou quatre onces), l'administrent infructueusement, lorsque les malades les prennent par petites prises et dans l'espace de plusieurs jours. Il ajoute que non-seulement il importe de prescrire le quinquina en grande quantité dans un très-court espace de temps, mais encore dans la proportion qui a déjà été assignée; en sorte que si deux malades ont pris, dans un temps égal, une égale portion de quinquina, l'un peut guérir, et l'autre succomber, uniquement parce qu'on aura donné au premier seize grammes (une demi-once), tout d'un coup, tandis que l'autre n'en aura pris que quatre grammes (un gros), toutes les trois heures, selon la méthode de quelques médecins. Car, d'après ce dernier mode d'administration, le quinquina agit trop foiblement dans les premières heures qui sont les plus éloignées du paroxysme futur, &c. C'étoit-là le défaut de la méthode de Morton, qui, partageant la dose en parties égales, en donnoit trop en finissant.

HUITIEME THÉORÊME PRATIQUE.

Lorsque la Fièvre pernicieuse intermittente s'annonce par des symptômes alarmans, le quinquina doit être administré sans délai, et sans aucune préparation préalable de l'individu.

CXXXI. Remarques. En effet, la plus urgente indication est ici d'arrêter la fièvre. Lind, surtout, a insisté sur cette pratique, parce qu'il en a obtenu les plus heureux succès en Angleterre, dans les épidémies meurtrières de 1765, de 1766 et 1767 (1). Il éprouva sur lui-même et sur deux

(1) Voyez l'appendice sur les fièvres intermittentes, dans le tome deuxième de son *Essai sur les maladies des Européens dans les pays chauds.*

cens de ses malades, que toutes les fois qu'il parvenoit à supprimer la fièvre par la prompte administration du quinquina, la cessation de la fièvre n'avoit aucune suite fâcheuse. Dans le cas contraire, si l'emploi du quinquina étoit négligé ou différé, l'hydropisie, la jaunisse, des douleurs de tête habituelles, &c. ne tardoient pas à se manifester. Lind observe qu'il est souvent nécessaire de faire prendre le quinquina dès la première intermission. Il fait mention de quelques fièvres intermittentes qui se déclarent avec un tel caractère de violence dans quelques lieux mal-sains de l'Angleterre, que le deuxième accès amène souvent la mort.

Torti, du reste, est un des premiers qui a sapé le préjugé où l'on étoit de donner des purgatifs, et de pratiquer des saignées avant l'administration du quinquina, et Grant remarque fort bien que toute fièvre d'accès doit être arrêtée aussitôt qu'il se manifeste le moindre signe de malignité (1).

(1) *Recherches sur les fièvres*, tom. I.

NEUVIÈME THÉORÊME PRATIQUE.

Lorsque la Fièvre pernicieuse intermittente débute par des symptômes peu graves, si néanmoins un de ces symptômes prédomine constamment sur les autres, et si la nature de l'épidémie régnante donne lieu de soupçonner le danger de la Fièvre, il faut administrer le quinquina sans différer davantage.

CXXXII. Remarques. Cette règle est fondée sur la promptitude avec laquelle la fièvre pernicieuse intermittente prend, dans quelques circonstances, le caractère pernicieux. L'observation a prouvé que le danger des symptômes n'augmente pas graduellement, mais qu'un paroxysme mortel peut succéder à un ou à plusieurs paroxysmes qui n'ont eu rien d'alarmant.

DIXIEME THÉORÊME PRATIQUE.

Toutes les fois que la Fièvre pernicieuse intermittente se déclare en double-tierce, il n'y a ordinairement que l'un de ses accès alternant en tierce, qui soit véritablement pernicieux ; l'autre est léger et moins à craindre ; c'est donc spécialement vers le premier qu'il faut diriger les moyens curatifs.

CXXXIII. REMARQUES. Ceci pourtant n'est pas sans exception. Le Mémoire de Voulonne contient l'observation d'une double-tierce avec affection soporeuse, dans laquelle l'accès subalterne se montra réellement plus intense qu'un premier accès pernicieux qui avoit précédé. Il se prolongea, sans aucune sorte de rémission, jusqu'à l'arrivée du paroxysme suivant, auquel le malade ne put résister (1).

(1) *Mémoire sur les fièvres intermittentes.*

ONZIÈME THÉORÊME PRATIQUE.

On peut, dans quelque cas, à l'aide d'une méthode moins énergique, changer le caractère pernicieux des Fièvres pernicieuses intermittentes, et les éteindre ensuite graduellement par l'heureux emploi des fébrifuges indigènes.

CXXXIV. Remarques. Cette méthode mutatrice qui n'est qu'indiquée dans l'excellent ouvrage de Werlhof (1), a été infiniment perfectionnée par le professeur Pinel. Chez plusieurs malades atteints en divers temps de la fièvre pernicieuse intermittente soporeuse, et traités par le vin d'absinthe, et des bols faits avec la poudre de gentiane (*centaurium minus*), des fleurs de camomille (*chamæmelum*), le nitrate de potasse et le sirop de miel, il est parvenu à convertir des paroxysmes assez graves en paroxysmes ordinaires, ou tels qu'ils se présentent dans les intermittentes bénignes, et à les faire disparoître ensuite peu à peu. Mais je dois observer que ces essais n'ont été tentés qu'à l'hospice de la Salpétrière, où en général, ainsi que nous l'avons déjà dit en commençant ce Traité, les fièvres pernicieuses à type intermit-

(1) *Observ. de febrib.*

tent ont des causes occasionnelles moins intenses que dans les lieux très-marécageux, et que dans deux cas de ces fièvres accompagnées de symptômes alarmans, le quinquina a été employé à la dose de trente-deux grammes (une once). Dans le traitement de cette maladie, comme dans celui de beaucoup d'autres, il faut faire une attention particulière aux localités, et déterminer par-là les modifications à apporter dans l'usage des médicamens (1).

(1) Mosca, médecin italien, a proposé le syrop fébrifuge suivant, qui pourroit convenir dans les cas où les symptômes des fièvres dont il s'agit, auroient peu d'intensité. On prend égale partie de suc dépuré de scordium, de chardon bénit, de camomille et de petite centaurée; on y ajoute une quantité suffisante de sucre blanc : ensuite on prépare le syrop selon les préceptes de l'art. On exprime le suc de chacune de ces plantes séparément. On choisit les plantes dans leur pleine vigueur, c'est-à-dire quelque temps avant leur floraison. A défaut de ces sucs, on peut faire le syrop avec l'eau distillée, ou bien une forte décoction de ces plantes; mais il faut observer qu'alors l'effet est moindre, et l'expérience a démontré qu'il faut renouveler la dose; car l'eau distillée étant très-foible, il en doit être de même du syrop. Ses effets, du reste, ne sont jamais si constans, que lorsqu'on le prépare avec le suc de toutes les plantes ci-dessus. Si la camomille et la petite centaurée ne donnent pas une grande quantité de suc naturellement, on peut y suppléer par une forte décoction de ces plantes, non sèches, mais bien

J'ajouterai d'ailleurs que cette méthode, quelle que soit sa conformité avec les loix de la nature, ne pourra jamais être mise en usage que par des praticiens extrêmement familiarisés avec la marche particulière des pernicieuses intermittentes; car leur caractère insidieux et l'extrême irrégularité qui se remarque dans l'accroissement des symptômes et des paroxysmes, induiroit fréquemment en de funestes erreurs.

---

vertes. La dose de ce syrop est de trente-deux grammes (une once) pour les adultes, et de seize grammes (une demi-once) pour les enfans.

Comme certains malades ont de la répugnance pour les médicamens liquides, on peut donner ce fébrifuge sous une autre forme, et le faire avaler d'une manière beaucoup plus commode. A l'aide d'un feu très-lent, on rend ce même suc plus épais, jusqu'à consistance d'extrait, en sorte qu'on peut en former des pilules; cet extrait étant préparé avec soin, il conserve les mêmes vertus. La dose est depuis quatre grammes (un gros), jusqu'à huit.

On pourroit aussi substituer avec avantage, dans certaines circonstances, la cascarille au quinquina. On sait que cette substance fut administrée, avec un succès extraordinaire, dans une épidémie de fièvres sub-intrantes, observée à Herzpruch et aux environs, par Apinus, et dont ce médecin a publié la relation en 1697, quoiqu'on voie bien, d'après sa description, qu'il en a méconnu le caractère. Nous en avons déjà parlé au commencement de ce Traité.

DOUZIEME THÉORÊME PRATIQUE.

Lorsque par le secours de la méthode la plus convenable, on est parvenu à supprimer les paroxysmes d'une Fièvre pernicieuse intermittente, pour éviter les rechutes, il est nécessaire d'insister quelque temps sur l'usage du quinquina.

CXXXV. Remarques. Pour remplir de semblables vues, le professeur de Modène conseille de donner le quinquina comme prophylactique, à la dose de quatre grammes (un gros), tous les jours, pendant trois jours, et de le donner ensuite à la dose de deux grammes (un demi-gros) deux fois le jour, pendant le même espace de temps; il veut aussi qu'après un repos de six jours, on en administre encore seize grammes, par deux grammes (demi-once par demi-gros), chaque jour; et il ajoute qu'il est rare que la fièvre reparoisse, lorsqu'elle a été ainsi subjuguée.

Les médecins, du reste, ont communément remarqué que les rechutes de la fièvre pernicieuse intermittente supprimée par le quinquina, se manifestent rarement avec cet appareil de symptômes formidables qui caractérisent la première invasion; qu'elles cèdent aux plus petites doses de quinquina, ou même au seul emploi des plus foibles fébrifuges.

On ne sauroit trop exhorter les médecins à vérifier l'observation importante de Werlhof, qui a vu que la fièvre récidivoit spécialement dans les troisièmes ou dans les quatrièmes semaines, selon que la fièvre est tierce ou quarte. Dans ce cas, je ne pense pas, comme cet auteur, qu'il faille donner de préférence le quinquina dans les semaines paroxystiques, mais plutôt dans celles qui les précèdent, fondé sur ce que ce fébrifuge n'agit jamais plus efficacement que lorsqu'il est administré d'une manière prophylactique, comme nous l'avons déjà démontré dans notre deuxième théorême.

Ces interruptions ainsi prescrites dans l'usage du quinquina, sont d'une utilité majeure, parce qu'elles empêchent le systême vivant de s'habituer au remède, et de rendre ainsi nulle son action.

Malgré ces précautions, il est des rechutes opiniâtres qui résistent à des doses réitérées de quinquina; et alors, selon le précepte de Sydenham, il faut recourir à d'autres médicamens. On n'ignore pas avec quel succès Hamilton donnoit le sel d'absinthe dans l'eau minérale de Spa, et quels avantages d'autres praticiens ont retirés des alkalis fixes, &c.

CXXXVI. Nous devons rejeter, comme étant de nulle valeur, toutes les objections généralement faites contre l'administration du quinquina dans le traitement des fièvres pernicieuses à type intermittent ou rémittent. Ramazzini et Stoll citent, à la vérité, des exemples où ce remède a été sans succès. Mais ces praticiens célèbres n'ont pas assez vu : 1°. qu'il peut exister des phénomènes de malignité indépendans du génie intermittent ; 2°. que les pernicieuses épidémiques sur-tout peuvent se compliquer d'une multitude d'accidens qui ne tiennent point à la périodicité de la fièvre, telles, par exemple, que certaines obstructions des viscères qui persistent souvent après que les paroxysmes ont cessé ; 3°. que le quinquina enfin n'a aucune prise sur des symptômes provenant de circonstances étrangères à la nature du mal ; j'ajouterai aussi que les méthodes vicieuses qui ont si souvent réglé l'administration du fébrifuge, ont seules déterminé ses funestes effets, ainsi qu'on l'a observé chez des individus qui ont succombé à la fièvre, pour avoir pris le quinquina immédiatement avant l'accès. (*Epist. ad Rob Brady.*) Ce n'est donc jamais à l'insuffisance du remède qu'il faut attribuer l'issue fâcheuse de quelques fièvres pernicieuses intermittentes, mais au défaut d'observation des médecins, qui ne discernent point, avec assez de précision, les circonstances où il doit et ne doit point être administré.

CXXXVII. Après avoir exposé les principales règles qui doivent diriger les médecins dans l'administration du quinquina, il seroit superflu et contraire à la sévère exactitude que je me suis imposée, de prétendre éclairer sur sa manière d'agir dans le corps vivant, en comparant ou en balançant à ce sujet les diverses conjectures de quelques écrivains. Dirons-nous, en effet, avec Brown et ses ardens zélateurs, que ce médicament agit comme un stimulant énergique, qu'il remonte les forces de l'économie? Mais alors, pourquoi des toniques non moins puissans, les boissons éminemment spiritueuses, par exemple, ne jouissent-elles pas de la même prérogative? Faut-il lui attribuer une action anti-spasmodique? Mais les liqueurs éthérées possèdent cette faculté à un bien plus haut degré; et cependant elles seroient presque nulles dans le traitement des fièvres pernicieuses intermittentes. Dirons-nous, avec quelques autres, qu'il neutralise le levain prétendu de la fièvre, par les matières salines qu'il contient, ou qu'il influe sur le solide vivant par une faculté purement oxigénante? Avancerons-nous avec plus de vraisemblance, d'après le soupçon d'un chimiste célèbre, que la vertu du quinquina réside dans le principe tannin, très-abondant dans cette écorce, et que c'est à ce même principe qu'il faut rapporter la propriété fébrifuge de nos écorces indigènes, telles que l'écorce de chêne, d'aulne, de marronnier d'Inde, de saule? &c.

D'après l'état actuel de nos connoissances, il est sans doute plus sage de se borner à la considération des effets salutaires du médicament, sans chercher à démêler comment ces effets s'opèrent, en attendant que de nouvelles observations nous aient plus complètement éclairés.

Nous ne saurions néanmoins terminer cet article, sans agiter un point de doctrine intéressant, dont plusieurs médecins recommandables se sont occupés. Beaucoup d'entr'eux ont prétendu que le quinquina opéroit ses effets les plus salutaires sans exciter aucune évacuation critique. Mais Albertini est bien loin d'adopter une semblable assertion (1). Il soutient n'avoir vu aucune fièvre efficacement combattue par ce remède, qui n'ait été suivie d'une crise analogue à celle que la nature, ou, si l'on veut, d'autres remèdes, ont coutume

(1) *De Bonon. Scient. et art. instit. atque acad. comment.*

de provoquer. Ces crises surviennent même dans les fièvres longues et obstinées, et qui ne cèdent qu'à des prises réitérées de cette substance; mais elles sont plus tardives et plus difficiles, et on les distingue à peine des autres excrétions. Il est vrai que, pour être témoin de ce phénomène, il ne faut pas terminer son observation avec la maladie. Il faut suivre les malades dans leur convalescence, et après qu'ils sont totalement revenus à la santé.

D'après cette manière de voir, il est aisé de se rendre compte de toutes ces différentes affections imparfaitement guéries, dans lesquelles les crises manquent, ou sont tardives et insuffisantes, en sorte que l'individu ne se rétablit qu'avec une extrême difficulté et après un temps très-long; ou qui se convertissent enfin en d'autres affections secondaires, remarque qui n'avoit point échappé au père de la médecine. On explique pourquoi certains auteurs ont écrit que des personnes ayant recouvré leur santé par l'usage du quinquina, ont éprouvé néanmoins des sueurs très-copieuses pendant plusieurs nuits. D'autres ont vu les urines s'échapper avec abondance après l'administration d'un pareil remède. Sydenham a cru appercevoir que cette substance purgeoit quelquefois comme un violent cathartique, &c.

Albertini n'attribue pas seulement au quinquina la faculté d'exciter les sueurs, les selles et les urines, mais d'augmenter en outre la transpiration insensible ; ce qu'il confirme par une multitude de faits. Il remarque effectivement que si les malades qui ont pris une certaine quantité de quinquina, n'ont point de crise apparente, ils ont parfois une haleine fétide, qui va jusqu'à exciter des nausées, et dont le médecin s'apperçoit aisément lorsqu'il s'approche d'eux, et qu'il soulève la couverture qui les couvre. Il confirme ce qu'il avance par l'observation qui suit : Durant la saison de l'automne, un homme étoit atteint d'une fièvre sub-intrante double-tierce, dont le caractère étoit très-particulier. On lui administra le quinquina. La fièvre disparut ; mais, peu de jours après, le malade commença à exhaler une odeur si forte, que ses amis pouvoient à peine la supporter. Cette odeur persista jusqu'à ce que s'étant levé de son lit quelques jours après, il fut repris par ses paroxysmes fébriles. Il eut de nouveau recours à l'écorce du Pérou, et, après en avoir avalé plusieurs doses, il éprouva des sueurs nocturnes, et enfin une abondante évacuation d'urines, qui termina entièrement la maladie.

D'après Albertini, les crises qui suivent l'administration du quinquina, diffèrent de celles qui suivent l'usage des autres remèdes. Les uns, en effet, provoquent régulièrement les sueurs, d'autres les urines, d'autres les selles, et d'autres les crachats. Mais le quinquina produit tantôt l'une, tantôt l'autre de ces évacuations. Souvent même ces évacuations critiques, loin d'être uniformes, se succèdent l'une à l'autre, en sorte qu'on peut dire que le quinquina pousse par toutes les voies. Elles n'ont pas non plus un temps fixe et déterminé; elles arrivent plutôt ou plus tard. Quelquefois elles se prolongent, jusqu'au temps où l'individu convalescent a commencé de sortir. Albertini rapporte qu'il a souvent rencontré dans les promenades des personnes qui se plaignoient de ces crises, et c'est ce qui a attiré son attention.

Enfin, de toutes ces considérations ci-dessus exposées, Albertini avoit déduit trois corollaires majeurs, qu'il appliquoit à la pratique de la médecine. 1°. Si, lorsqu'on a donné le quinquina, on voit survenir des crises louables, et telles que la nature de la maladie les demande, il est superflu d'administrer de nouvelles doses de ce fébrifuge. 2°. Si des évacuations critiques suivent l'administration du quinquina, le convalescent peut adopter un régime moins sévère, s'exposer à l'air, et prendre, s'il est nécessaire, quelques légers purgatifs, attendu que les rechutes sont moins à craindre. 3°. Il faut faire prendre plus ou moins souvent le quinquina, suivant que les crises s'effectuent plutôt ou plus tard, et d'une manière plus ou moins convenable. Nous n'ajouterons rien à ces réflexions particulières d'Albertini, qui sont le résultat de sa propre expérience, et qui nous ont paru mériter d'être présentées à la méditation des médecins de nos jours. Peut-être que des recherches ultérieures parviendront ou à les confirmer, ou à les modifier, ou à les étendre.

CXXXVIII. Il est des moyens auxiliaires propres à remplir les indications relatives aux symptômes qui constituent chaque variété de la fièvre pernicieuse intermittente. Quelques circonstances particulières peuvent même en déterminer l'emploi, quoique les phénomènes généralement liés à la marche de la fièvre, dérivent d'un principe unique, et cessent de se manifester avec elle, lorsqu'elle est à temps et à propos combattue par des doses convenables de quinquina. C'est ce dont il sera facile de se convaincre, pour peu qu'on réfléchisse sur les divers cas que nous avons rapportés au commencement de cet Ouvrage.

PREMIERE CIRCONSTANCE.

Il peut arriver que le médecin soit appelé au milieu d'un accès caractérisé par les accidens les plus funestes, que le malade soit menacé d'une mort prochaine, parce qu'on aura omis de donner le quinquina; alors, sans doute, le but du médecin doit être de modérer ces accidens, pour prolonger la vie jusqu'au prochain paroxysme, et combattre ensuite la fièvre par les doses prescrites du fébrifuge.

CXXXIX. Remarques. Si dans cette circonstance, par exemple, le malade est froid et cadavéreux, si ses forces sont considérablement abattues, si son pouls est presque éteint, si l'affection comateuse est au plus haut degré, &c. on pourra s'aider avec avantage des stimulans et des cordiaux. On remplira l'indication énoncée par l'application des synapismes, des vésicatoires, par l'approche des substances odorantes (dans les fièvres léthargiques); par des fomentations spiritueuses et chaudes (dans les fièvres algides), &c.

Dans des cas opposés, où la réaction des forces vitales est extrême, comme dans les fièvres marquées par des cardialgies, des convulsions, &c. l'opium pourroit convenir. Les vives céphalalgies sur-tout cèdent à l'action de ce remède, selon la remarque de J. P. Frank, à moins que ces douleurs ne viennent d'un état de pléthore ; dans cette dernière conjoncture, il conseille la position élevée de la tête, et sa dénudation, des lotions froides, &c. (1).

DEUXIÈME CIRCONSTANCE.

Quelquefois à cause d'un état particulier d'irritation de l'estomac, le quinquina est constamment rejeté par la voie du vomissement (spécialement dans la cholérique), à quelque dose qu'il soit administré. Rien n'est plus pressant alors que d'obvier à cet accident, par les remèdes les mieux appropriés.

CXL. Remarques. On doit appaiser cette irritation en combinant, à l'imitation de l'habile praticien Sarcone, l'opium avec le quinquina. On sait d'ailleurs que Störck avoit coutume de donner ce narcotique dans toutes les fièvres intermittentes où prédominoient les symptômes nerveux et convulsifs : et qu'Hoffmann et Rivière l'employoient avec un grand succès pour appaiser les mouvemens spasmodiques de

(1) *De curand. homin. morb. epitome*, tom. I.

l'estomac, qui s'opposoient à l'admission de l'écorce du Pérou. C'est par ce seul moyen qu'on parvient à arrêter ces évacuations tumultueuses qui épuisent la nature sans la soulager. Mais personne, peut-être, n'a employé l'opium avec plus de succès que le professeur Barthez, dans le traitement des fièvres pernicieuses intermittentes, et je regrette que les circonstances ne lui aient pas permis encore de rédiger des observations précieuses qu'il avoit bien voulu promettre de me communiquer sur cet objet.

TROISIEME CIRCONSTANCE.

Les Fièvres pernicieuses intermittentes peuvent se compliquer d'un embarras des premières voies, qui nécessite l'emploi des émétiques et des évacuans, avant l'administration du quinquina.

CXLI. Remarques. Finke cite un cas semblable. La fièvre étoit soporeuse. Au jour de l'exacerbation, le malade, dit cet auteur, étoit frappé de tous les symptômes si bien décrits par le célèbre Werlhof. Il se rétablit parfaitement en ne prenant le quinquina qu'après que la bile fut entièrement évacuée (1). Senac rapporte que, dans une épidémie, il faisoit succéder les vomitifs à la saignée dès le commencement de la fièvre, avec un plein succès.

Dans une autre constitution, où l'action de la fièvre se portoit principalement vers la tête, le symptôme comateux disparoissoit par le seul usage des mêmes remèdes (2). Raymond remarque que, dans les pernicieuses intermittentes de Middelbourg, les émétiques étoient très-bien indiqués dans le commencement, et qu'ils secondoient merveilleusement la nature, en facilitant l'expectoration de l'humeur bilieuse. On administroit de préférence l'ipécacuanha, parce qu'il produisoit des effets moins violens que le tartre-stibié (3).

(1) *De morbis biliosis anomalis.*

(2) *De nat. febr. recond.*

(3) *Dissert. exhib. descript. febr. intermitt. autumn. quotannis Mittelburgi, &c.*

QUATRIEME CIRCONSTANCE.

Si, par un effet de l'influence du climat ou de l'épidémie régnante, les Fièvres pernicieuses intermittentes se combinent avec quelque autre maladie, il importe de joindre au quinquina les remèdes analogues à la nature des différentes complications.

CXLII. Remarques. C'est ainsi que, dans le climat de Middelbourg, la fièvre pernicieuse intermittente se trouve souvent unie au scorbut. Cette complication se reconnoît à la fétidité, à la flaccidité, à l'érosion des gencives, à la couleur foncée de l'urine, aux exanthèmes, &c. On y joint alors, avec avantage, à l'écorce du Pérou, l'usage des acides, et notamment de l'acide sulfurique ; car, ainsi que l'observe Raymond, les acides végétaux sont rarement assez forts pour résister aux symptômes de la tendance à la putridité.

CINQUIEME CIRCONSTANCE.

La diathèse vermineuse s'étant combinée quelquefois avec les pernicieuses intermittentes épidémiques, on a proposé de recourir à l'helminthocorton et aux drastiques usités en pareil cas, afin de combattre séparément ce symptôme. Mais des observations exactes ont prouvé qu'il cédoit à l'action du quinquina (1).

CXLIII. REMARQUES. Il paroît que le quinquina agit ici en rétablissant le ton du canal in-

(1) Voyez Rammazzini, *const. de 1689*. Lancisi, *de nox. palud. effluv.* Heïster *Practisches medicinisches, &c.* Quoi qu'il en soit, pour donner encore plus de perfection à nos méthodes de traitement, on doit vivement desirer que les historiens de maladies, se montrant aussi naturalistes que médecins, décrivent avec précision les vers observés dans les différentes épidémies. Il n'est pas douteux qu'il n'y ait certaines constitutions de l'air, et certains états morbifiques des premières voies, particulièrement propres à faire éclore et croître de préférence telle ou telle espèce de vers. C'est ainsi que le trichuride (*trichuris Wagleri et rœdereri*) s'est principalement montré sous les influences qui avoient produit la maladie muqueuse de Gottingue, quoiqu'il ait pu également se développer dans d'autres circonstances, selon la remarque de Wrisberg. (*Descrip. trich.*) Il paroît, du reste, que

testinal; car, d'après l'observation de Boerhaave et de beaucoup d'autres médecins, l'affoiblissement de cet organe favorise d'une manière spéciale le développement des vers dans l'intérieur de sa cavité. De-là vient que l'affection vermineuse qui n'est qu'un produit secondaire de la fièvre (1), se manifeste le plus com-

---

des vers appartenant à diverses espèces ou à divers genres, comme l'ascaride lumbricoïde (*lumbricus intestinalis*, Pallas. *Ascaris lumbricoides*. Bloch, *&c.*), l'ascaride vermiculaire (*pollicaris*, Linné. *Ascaris vermicularis*. Bloch.), le tænia (*tænia solium*, *&c.* Linné), la fasciole (*fasciola intestinalis*. Linné, *&c.*), peuvent exister ensemble, et se mêler même dans le tube intestinal. On trouve des exemples de ce fait dans une Dissertation très-savante, publiée à Turin par le docteur Buniva, qui s'est occupé des vers sous le triple rapport de l'histoire naturelle, de la physiologie et de la médecine pratique. Pour ce qui regarde les épidémies de fièvres pernicieuses vermineuses, on ne sauroit trop méditer et comparer entre elles les constitutions décrites par Lancisi, déjà cité plus haut, par Degner, Kloekhoff, Vandesbosch, &c.

(1) Je ne regarde le symptôme vermineux que comme un produit secondaire de la fièvre, parce qu'il conste d'après les observations d'Hoffmann, de Vandesbosch, de Bianchini, &c., que les vers intestinaux périssent par l'effet d'un mouvement fébrile violent. Aussi les anciens avoient-ils remarqué que ces animaux ne se manifestoient le plus communément que dans les affections

munément chez les personnes indigentes, qui

---

chroniques, où la réaction du systême est modérée ou foible. *Lumbricus, qui latus appellatur, in his qui febre carent abundat, et in longis ac diuturnis enascitur morbis.* Aëtius. *Tetrab. III, Serm. I.*

On verra, d'après ce que nous venons de dire, combien sont dépourvues de fondement les idées hypothétiques de Moreali, qui n'a pas balancé à rapporter la cause des fièvres malignes pétéchiales, observées à Reggio en 1734 et en 1735, à la présence des vers dans les intestins. (*Delle febbri maligni e contagiose nuovo sistema, &c.*) Nous ne parlons ici de cette production pleine d'erreurs et d'assertions hasardées, que pour montrer dans quels écarts pernicieux peut parfois entraîner l'esprit de systême. Après un examen diffus de la question, si long-temps et si inutilement agitée sur l'origine des vers dans le corps de l'homme, l'auteur prononce que ce n'est, ni à leur accumulation excessive dans l'intérieur du tube digestif, ni à l'irritation qu'ils peuvent occasionner dans cet organe, qu'il faut attribuer la cause des affections dont il traite; mais plutôt à un état véritablement maladif de ces animaux, provenant de la nature des alimens dont l'individu se nourrit. Cet état pathologique doit entraîner des altérations dans les sécrétions de leur économie, dans leurs excrémens. Ceux-ci alors s'écoulent dans les intestins grêles, se mêlent au chyle, lui impriment des qualités nuisibles, passent dans la masse du sang, où leur présence détermine le développement de la fièvre, dont l'intensité est proportionnelle à la quantité des parties morbifiques, charriées dans le systême de la circulation. Quand on fait le premier pas dans le vague des hypothèses,

font usage d'une mauvaise nourriture, ou d'une

---

il est rare que l'on s'arrête. On est entraîné; on marche de vision en vision, au gré de l'imagination et des conjectures. Ce n'étoit pas assez pour le docteur Moreali, d'avoir déterminé la cause des fièvres malignes, il falloit trouver un remède qui pût guérir les maladies dont les vers intestinaux sont susceptibles, et il n'en connoît pas de meilleur que le mercure. Il rapporte plusieurs cas où ce remède paroît avoir été favorable à la guérison de ces fièvres : mais devoit-il conclure de-là que les fièvres malignes dépendent essentiellement de l'affection primitive des vers intestinaux ? Ne falloit-il pas auparavant prouver qu'aucune autre cause ne pouvoit déterminer le développement de ces maladies; que les vers des intestins peuvent réellement éprouver les altérations morbifiques dont il est question; et sur-tout s'assurer, par une multitude de dissections anatomiques, de l'existence de ces animaux dans tous les individus qui avoient péri de la fièvre maligne? Au surplus, on se contente rarement d'alléguer des faits; on veut leur assigner des causes, et on veut encore déterminer leur manière d'agir. Nous nous abstiendrons de consigner ici une foule d'autres argumens non moins insoutenables, auxquels il a recours pour prouver que le mercure guérit secondairement la fièvre maligne, non en tuant les vers; mais en délivrant ces animaux des maladies dont eux-mêmes sont atteints. L'ouvrage du docteur Moreali doit être voué à l'oubli, ou cité comme un affligeant témoignage des erreurs auxquelles l'esprit humain peut être livré, lorsqu'il s'éloigne du flambeau de l'observation et du sentier de l'expérience.

eau mal-saine (1). De-là vient aussi que cette affection se complique particulièrement avec les pernicieuses épidémiques, qui, presque toujours, introduisent une débilité remarquable dans le système des voies digestives.

SIXIÈME CIRCONSTANCE.

Dans les Fièvres pernicieuses intermittentes qui se déclarent aux approches du printemps, chez des sujets vigoureux et robustes, et qui suscitent une irritation grave dans certains viscères, la saignée peut devenir nécessaire au malade.

CXLIV. Remarques. C'est ce qu'on observe principalement dans les fièvres pernicieuses intermittentes qui tendent au type de continuité. Senac cite des fièvres tierces caractéri-

---

(1) Les vers se développent aussi plus facilement dans l'âge et le sexe le plus foible. C'est pourquoi il arrive que les enfans en sont plus souvent attaqués. Nous ajouterons que sur environ cent soixante-quatre observations recueillies par Pallas, on remarque quatre-vingt-dix femmes atteintes de vers, et seulement soïxante-quatorze mâles. Werner a trouvé que ce rapport étoit de trois à un. Pallas a pareillement remarqué que chez les poissons et les quadrupèdes, on rencontre plus fréquemment des vers dans les femelles que dans les mâles, &c.

sées par un pouls si dur, des céphalalgies si violentes, des douleurs si vives de l'estomac et des intestins, des oppressions telles de poitrine, qu'on étoit contraint de faire ouvrir la veine plusieurs fois. Les autres moyens luttoient vainement contre ces symptômes (1). Sarcone fait mention d'une fièvre pernicieuse sous-continue, qui dirigeoit particulièrement ses effets vers l'organe pulmonaire, et qui nécessitoit l'emploi de la saignée dans le fort de l'accès et dès le commencement de l'invasion (2).

Medicus a fort bien décrit une fièvre intermittente maligne, qui fut épidémique à Manheim pendant un été excessivement chaud. Cette fièvre, lorsqu'elle étoit funeste, se terminoit par un tétanos universel. Dans cet état, chez quelques sujets, la déglutition étoit empêchée, et les liquides ressortoient par la bouche à mesure qu'on les y versoit, comme si le gosier eût été fermé. Dans d'autres malades, le fond de la bouche sembloit paralysé : la boisson paroissoit tomber dans le passage, ou bien être reçue par des convulsions qui la chassoient tantôt en bas, et tantôt en dehors. La poitrine étoit aussi relevée vers la gorge avec violence;

---

(1) *De nat. febr. recond.*

(2) Tom. 1, pag. 188.

et cet état convulsif subsistoit même après la mort. Le bas-ventre étoit retiré et applati d'une manière surprenante. Les intestins étoient violemment contractés, comme il paroissoit d'abord par la difficulté qu'on avoit de faire retenir les lavemens, et ensuite par l'ouverture des cadavres. La peau étoit si retirée, que l'huile dont on vouloit la frotter ne pénétroit pas.

Medicus ayant trouvé dans les cadavres de ceux qui périrent de cette fièvre maligne, que l'estomac et la vésicule du fiel renfermoient beaucoup de bile noire et épaisse qui teignoit profondément les membranes voisines, combattoit ainsi le caractère pernicieux de cette fièvre périodique. Il faisoit saigner suivant l'indication du pouls, et évacuoit ensuite la bile avec grand succès par de petites doses d'ipécacuanha (qui, d'après son opinion, procuroient le vomissement comme des doses plus fortes, sans exciter autant la convulsion de l'estomac par laquelle la convulsion générale auroit pu être déterminée). Il donnoit ensuite le quinquina, dont il faisoit prendre toutes les heures, vingt grains avec six grains de nitre dans du lait d'amandes.

SEPTIÈME CIRCONSTANCE.

Lorsque la déglutition est impossible, et que le danger est imminent, les lavemens de quinquina ont pu être administrés avec avantage dans certains cas de fièvres pernicieuses intermittentes.

CXLV. REMARQUES. Comparetti cite un exemple de fièvre catarrhale intermittente que nous avons déjà rapporté, où l'écorce du Pérou administrée par cette voie, a parfaitement réussi. Les clystères étoient composés de seize grammes (une demi-once) de quinquina en poudre, avec cent vingt-huit grammes (quatre onces) d'eau pure. Les médecins de Montpellier, devenus si célèbres par la perfection de leur clinique, ont fait beaucoup d'observations analogues.

CXLVI. On voit que ces cas particuliers que je viens d'assigner, et qui sont eux-mêmes susceptibles de varier à l'infini, n'apportent que quelques légères modifications aux théorêmes généraux que j'ai précédemment établis, et que les principes que j'ai énoncés n'en sont ni moins positifs ni moins incontestables.

CXLVII. Plusieurs médecins ont prétendu que le quinquina pouvoit être heureusement suppléé par d'autres remèdes, dans le traitement des fièvres pernicieuses intermittentes. Dans ces derniers temps sur-tout, les partisans du célèbre docteur Brown n'ont cessé de recommander les préparations d'opium les plus énergiques. Ils n'en ont pas même excepté les cas de carus et d'apoplexie, quoique Senac ait essentiellement expérimenté qu'elles pouvoient être funestes, lorsqu'elles étoient administrées dans la prédominance de ce symptôme. Joseph Frank, qui a défendu avec tant d'énergie les opinions du médecin écossois, rapporte une observation de fièvre pernicieuse intermittente comateuse, faite par Hoffmann, et relatée dans une dissertation de Wirtenson (1). Ses symptômes avoient l'apparence la plus redoutable. Hoffmann versa dans la bouche de la malade, quatre-vingt-quinze gouttes de laudanum, que celle-ci avala au bout de quelque temps. Le pouls se releva soudain, et tous les symptômes s'amendèrent. Le paroxysme suivant fut de même tempéré par le laudanum, ainsi que le troisième. Elle prit ensuite une infusion de quinquina dans le vin, et se rétablit parfaitement (2).

---

(1) *Dissert. inaug. demonst. opium vires cordis debilitare, et motum tamen sanguinis augere. 1774.*

(2) *Ricerche sullo stato della medicina secondo i principj della filosofia induttiva con un appendice contenente*

CXLVIII. Quelle que soit l'authenticité de ce fait, je pense qu'on s'en est saisi avec beaucoup trop d'empressement, pour le faire plier à l'esprit de systême ; et que les vrais praticiens doivent s'en tenir au quinquina, qui, dans le plus grand nombre de cas, supplée tous les médicamens, sans être presque jamais efficacement suppléé par aucun ; peut-être que les travaux de la chimie plus avancés, nous fourniront les moyens d'extraire des autres végétaux, la substance purement médicinale qui réside au degré le plus éminent, dans l'écorce précieuse dont il s'agit ; et on a tout lieu de l'espérer. Alors seulement on verra se réaliser les avantages d'une proposition faite par M. Marabelli, chimiste très-ingénieux de l'Italie, qui vouloit que l'on procédât à la confection d'un quinquina artificiel, en combinant habilement les principes élémentaires qui constituent son écorce. Plusieurs médecins français ont tenté de mettre à exécution le même projet ; mais un pareil travail réclame de nouvelles recherches de la part des chimistes et des praticiens.

---

varj casi pratici con reflessioni del dott. Roberto Jones. Traduzione dell' englese coll' aggiunta di alcune note di Giuseppe Franck, &c.

CXLIX. J'achève ici ce que j'avois à exposer sur l'histoire, la nature, les causes et la cure des fièvres pernicieuses intermittentes. J'ai choisi de préférence ce sujet de dissertation, parce que les points de doctrine qu'il renferme, peuvent se démontrer avec cette évidence de fait, qui seule constate le progrès des sciences; parce que, sans donner carrière aux spéculations et aux subtilités théoriques, ce sujet d'ailleurs atteste éminemment la puissance de l'art, contre une espèce de fièvres presque toujours mortelles avant la découverte du quinquina. Les connoissances acquises sur cette matière sont d'une telle certitude, qu'elles répondent de reste aux sophismes et aux vaines déclamations des détracteurs de la médecine. Qui oseroit en effet la présenter comme une science douteuse et conjecturale, si, dans tous les cas, elle étoit fondée à présumer les mêmes succès de ses efforts?

CL. Au surplus, en exécutant le plan que je m'étois tracé pour la confection de ce travail, j'en ai écarté avec sévérité toutes les assertions hasardées, toutes les inductions trompeuses, tirées de quelques analogies peu confirmées; en un mot, toutes les questions futiles qui occupent les loisirs du théoricien, mais qui ne sauroient être du ressort du médecin clinique;

profondément convaincu que les seuls ouvrages qui contribuent à la perfection de l'art, sont ceux où l'on n'avance rien qui ne soit déduit des expériences les mieux constatées, et des plus rigoureuses observations.

FIN.

APPENDICE

Sur les espèces de quinquina qu'on peut employer pour la guérison des Fièvres pernicieuses intermittentes.

I. Il est bien démontré aujourd'hui que l'imperfection de nos connoissances, tant sur la nature que sur le véritable caractère des différentes espèces de quinquina, a souvent entraîné les médecins dans des fautes graves, relativement à son administration; que les écrivains même les plus éclairés de notre art, sont tombés dans des contradictions frappantes, parce qu'ils n'avoient été dirigés que par des expériences tentées au hasard (1); qu'il importe par conséquent de débrouiller ce mélange d'erreurs et de vérités, dont se trouvent remplis les différens ouvrages publiés sur la matière

(1) Tandis qu'on voit Sydenham, Morton, et beaucoup d'autres écrivains non moins recommandables, préconiser les vertus suprêmes du quinquina, on voit Etmuller, Baglivi, Ramazzini, le célèbre Stahl, même Juncker, s'élever avec force contre ce fébrifuge, condamner et repousser son usage, et se plaindre avec amertume des effets funestes qui ont suivi son administration.

médicale, et de refaire, en un mot, dans son entier, l'histoire de ce médicament célèbre, en procédant d'après des faits mieux vus et mieux constatés. Comme je suis le premier médecin européen qui fais usage des notions acquises sur cet intéressant objet, par les voyageurs les plus éclairés et les plus recommandables, j'ai cru devoir les développer à la fin de ce Traité, avec toute l'étendue dont elles sont susceptibles.

II. Aucun sujet de matière médicale n'est plus digne de nous occuper. Les propriétés souveraines du quinquina rappellent sans cesse aux praticiens la certitude et les grands moyens de leur art. A l'instant où j'écris cet article, le courageux et infatigable Humboldt se livre sans doute à ses savantes incursions dans la plaine riante de Quito, ou sur les hautes et majestueuses montagnes des Andes. Assis à l'ombre de ces arbres salutaires, il médite peut-être sur les nombreux résultats de ses découvertes, et ajoute de nouveaux matériaux aux connoissances que je vais exposer..

III. C'est aujourd'hui aux longs travaux de l'illustre et respectable Mutis, directeur en chef de l'expédition botanique de Santa-Fé, qui, pendant trente-sept années, n'a cessé d'observer les diverses espèces de l'arbre qui nous fournit un si utile médicament, et d'expérimenter sur leurs propriétés particulières (1) ; c'est aux

(1) On peut lire dans les Annales d'Histoire naturelle, publiées à Madrid par le savant M. Cavanilles, un article intéressant sur Joseph-Célestin Mutis, qui doit occuper un rang distingué parmi nos plus célèbres botanistes. Il est né à Cadix, et passa à Santa-Fé en 1760. Doué d'un talent supérieur et d'un zèle infatigable, il a cultivé avec un égal succès la médecine, les mathématiques, la physique, la zoologie, la minéralogie, et spécialement la botanique. Il a observé avec soin les marées atmosphériques, et a composé sur cette matière un ouvrage aussi neuf qu'utile. Il s'est occupé des fourmis du nouveau royaume de Grenade, a examiné l'anatomie de chaque espèce, a observé les mœurs et le gouvernement de celles que l'on désigne communément en Espagne sous le nom de *Arrieras*, leurs mouvemens, leurs chasses, leurs moyens d'attaque et de défense; il a fait des remarques curieuses sur les quadrupèdes, les oiseaux, les insectes de ce pays, et en a fait exécuter les dessins; on lui doit des observations importantes sur les maladies du climat, et sur l'affection lépreuse appelée *mal de Saint-Lazare*. Il a rédigé plusieurs mémoires sur les mines de tous les métaux et les pierres précieuses de ce royaume, sur l'agriculture, l'exportation des fruits, la culture des bananiers et du riz. Après plus de quarante années d'étude, il est parvenu à completter la Flore de la Nouvelle Grenade, qui est composée aujourd'hui de quatre mille figures, et d'autant de descriptions. Les botanistes verront avec plaisir dans son ouvrage des fructifications

communications amicales, et aux entretiens réitérés du savant et modeste M. Zéa, son disciple et son digne collaborateur, que je suis redevable de l'inestimable avantage que j'ai de pouvoir disserter sur un semblable sujet avec quelque exactitude. J'ai dû pareillement puiser des lumières dans les ouvrages de M. Vahl, ainsi que dans ceux de MM. Ruiz et Pavon. Ces botanistes, indépendamment de leurs observations intéres-

---

singulières et des parties nouvelles des végétaux, auxquelles il a fallu donner de nouvelles dénominations. On lira avec intérêt ce qu'il a écrit sur le sommeil des plantes, la polygamie et les fécondations hybrides. La modestie de l'auteur, et le peu de confiance qu'il a en ses moyens (ainsi que nous l'apprend Cavanilles), lui ont fait différer la publication de ses ouvrages, qu'il s'occupe journellement de perfectionner. Tant de travaux divers, qui chacun sembleroit exiger le temps d'un seul homme, seroient encore ignorés, si ses disciples les plus instruits n'en avoient porté les résultats en Europe. Linnæus et Smith ont aussi contribué à le faire connoître, en enrichissant leurs ouvrages de plusieurs descriptions et dessins de M. Mutis. Il a aussi fait passer à M. Cavanilles, dont nous avons emprunté cette note, quelques espèces rares, le plus habilement figurées, que le botaniste de Madrid s'est empressé de publier, &c. Mais rien n'est plus digne de l'attention des médecins, que sa Quinologie de Bogota, dont cet appendice offrira les principaux résultats.

santes, ont publié des dessins exacts, qui peuvent être d'une utilité infinie pour les médecins qui veulent acquérir une connoissance parfaite des espèces officinales du quinquina.

IV. J'avertis d'abord que mon intention n'est point de m'étendre sur l'histoire de la découverte de ce médicament célèbre, et sur son premier emploi dans la médecine. On peut voir dans les auteurs qui se sont successivement copiés, les circonstances majeures qui ont signalé sa vogue dans divers temps; son importation en Europe en 1640; sa grande renommée en Italie en 1649; et, quelques années après, son discrédit et sa proscription, par le mode défectueux qui dirigea son administration; enfin, ses nouveaux triomphes en 1679, où Robert Talbot le fit revivre, et perfectionna ses préparations.

V. Je passe de suite à la détermination des espèces de quinquina, dont l'art de guérir peut user avec avantage. Il importe d'autant plus de distinguer ces espèces, que, suivant l'observation de M. Mutis, les propriétés de chacune d'elles ont des différences remarquables, et que par conséquent, le mélange vicieux qu'on en fait journellement dans le commerce, peut donner lieu à des inconvéniens graves.

VI. Le quinquina ou *cinchona*, forme un genre très-naturel de la famille des rubiacées.

Ce genre n'admet, jusqu'à ce jour, que sept espèces, dont quatre seulement sont officinales, d'après l'opinion du botaniste de Santa-Fé. Mais MM. Ruiz et Pavon, auteurs de la Flore péruvienne, en ont décrit plusieurs autres, dont il ne sera pas inutile de faire mention, quoique la plupart ne doivent être envisagées que comme de simples variétés, d'après l'opinion de M. Zéa, qui a procédé à un examen attentif de l'herbier de ces voyageurs (1).

VII. Ces méprises sont d'autant plus faciles, que les espèces du genre *cinchona* sont très-susceptibles de varier, selon les qualités particulières du terrein. Il est, par conséquent, nécessaire, non-seulement d'observer sur les lieux ces espèces, mais encore de recourir à certaines épreuves, pour s'assurer, dans le commerce, de la vraie nature des écorces.

VIII. L'imperfection de la nomenclature botanique a pu influer beaucoup, sans doute, sur les erreurs qu'on a commises dans la classification des divers quinquina. Les savans qui ont eu occasion de parcourir les pays où ce végétal croît avec abondance, assurent que, dans la même province, la même espèce est fré-

(1) *Anales de historia natural, mes de setiembre, de 1800.*

quemment désignée par une multitude de noms vulgaires; que plus fréquemment encore, le même nom est attribué à différentes espèces. Il est aisé de comprendre dans quels inconvéniens pouvoit entraîner une pareille confusion. C'est à M. Mutis qu'étoit réservée la gloire de dissiper tant d'obscurités; et nous nous empressons de mettre à profit les recherches et les découvertes qui lui sont dues, dans l'exposition suivante des faits relatifs à l'histoire des espèces officinales renfermées dans le genre *cinchona*.

ARTICLE PREMIER.

Première espèce officinale.

(*Voyez* planche 1.)

IX. Quinquina orangé. *Cinchona officinalis*. Linnæus. *Sp. pl. Cinchona lancifolia*. Mutis. *period. de Santa-Fé prosp. Cinchona tunita*. D. Lopez. *M. S. Cinchona nitida*. Ruiz et Pavon. *Flor. Péruv. et Chil.* Cette espèce a été très-bien caractérisée par M. Vahl. (Om slaegten cinchona og dens Arter.)

Rameaux, couverts d'une écorce d'un brun pourpre, quelquefois lisse, plus souvent creusée de fentes transversales et obliques, et alors rude au toucher; marquée de cicatrices formées par la chute des feuilles.

FEUILLES, opposées, très-rapprochées vers le sommet des rameaux, qui ne produisent point de fleurs; horizontales., pétiolées, ovales en lance, aiguës, veineuses ou d'un vert pâle en dessous, glabres et lisses sur chaque surface; longues de deux pouces.

PÉTIOLES, convexes en dehors, sillonnés intérieurement, ridés et rudes au toucher vers leurs bases, longues d'un demi-pouce.

STIPULES, situées entre les pétioles, opposées, en lance, aiguës, très-petites.

PANICULE, au sommet des rameaux, ouverte, trichotome.

PÉDUNCULES, parsemés d'un léger duvet, à une fleur.

BRACTÉES très-petites, situées à la base des péduncules et de leur partie moyenne.

CALICE, adhérent à l'ovaire dans presque toute son étendue, libre à son limbe, qui est divisé en cinq dents très-courtes.

COROLLE, à peine de la longueur d'un ongle, drapée en dehors, divisée à son limbe en cinq découpures aiguës, laineuses en dedans, plus courtes que le tube.

ETAMINES, filets très-courts; anthères de la longueur du tube.

OVAIRE, adhérent au calice. Stigmate dilaté à son sommet, et à deux divisions courtes.

Capsule, oblongue, glabre, parsemée de stries peu apparentes, longue d'un demi-pouce.

X. Le quinquina orangé est très-rare, tant à Santa-Fé de Bogota qu'au Pérou; et, d'après M. Mutis, on doit craindre que cette espèce ne se perde entièrement. Plusieurs savans qui on fait de très-longues incursions dans ce pays, n'en ont apporté qu'une très-petite provision; certains d'entre eux n'ont même pu la rencontrer. D'après les échantillons que j'ai sous les yeux, et qui m'ont été communiqués par le savant M. Zéa, rien n'est plus aisé que de confondre son écorce avec celle du quinquina jaune, dont nous aurons bientôt occasion de parler. C'est en vain qu'on prétendroit les distinguer par l'aspect et la cassure, lorsqu'elles sont mélangées dans le commerce. Il est, par conséquent, indispensable de les pulvériser et de les comparer avec la poudre et la teinture qu'on en retire, pour obtenir des caractères sûrs et constans, d'après le conseil que donne M. Mutis.

XI. On reconnoît donc l'écorce du quinquina orangé aux caractères suivans;

1°. Sa couleur intérieure est d'un jaune foncé et tirant sur le fauve.

2°. Lorsqu'on le mouille, sa couleur devient plus intense, et proprement fauve.

3°. Sa couleur, loin de s'affoiblir par la pulvérisation, augmente d'intensité, et est peu susceptible d'être altérée par l'air.

4°. Une quantité déterminée de cette poudre, mise en infusion à froid, dans une quantité déterminée d'eau, pendant vingt-quatre heures, produit une teinture foible, presque sans écume, et semblable à celle de l'écorce mouillée: elle a beaucoup d'amertume.

5°. La même infusion exposée au feu, et poussée jusqu'au degré de l'ébullition, donne une teinture plus chargée, et d'une couleur plus vive; elle manifeste un principe amer, plus actif encore.

6°. La poudre de la même écorce, infusée dans l'esprit-de-vin, donne une teinture absolument analogue à la précédente.

7°. Lorsqu'on mâche quelque temps l'écorce, on lui trouve non-seulement cette amertume propre à tous les quinquina, mais encore une saveur aromatique qui est propre à son espèce.

8°. La salive prend une teinte fauve; elle devient déliée et écumeuse.

9°. L'écorce ne cause point d'astriction sur la langue, le palais et les lèvres.

10°. Lorsqu'on examine la cassure du quinquina avec la lentille, on y apperçoit des fibres longitudinales, parallèles, en forme d'aiguilles.

11°. La couleur intérieure est d'un jaune pâle.

12°. On apperçoit dans les interstices du bois, la poudre aglomérée, sèche et de couleur fauve.

XII. C'est dans cette espèce de quinquina, dont nous venons de décrire les principaux caractères pharmaceutiques, que réside (d'après l'opinion de M. Mutis), la propriété fébrifuge par excellence. Il y a ordinairement dans les substances dont on fait usage en médecine, un principe particulier qui prédomine en quelque sorte sur les autres, et duquel émanent toutes leurs vertus médicinales. La qualité majeure du quinquina orangé est d'être éminemment balsamique, ainsi que le remarque le savant botaniste de Santa-Fé. Or, il est possible que, par cette qualité, il agisse d'une manière spéciale sur le systême nerveux, qui, comme nous l'avons déjà dit dans ce Traité, est le principal siége des fièvres pernicieuses intermittentes. Du moins est-il démontré que les écorces qui appartiennent aux autres espèces, n'attaquent ce genre d'affection ni avec la même énergie, ni avec la même certitude; et que l'effet de celle-ci est, pour ainsi dire, infaillible. Au surplus, on ne doit pas conclure de ce que nous venons d'avancer, que le quinquina orangé de M. Mutis soit préférable aux trois autres dans toutes les circonstances, et dans toutes les maladies où un pareil remède est indiqué. La préférence qu'on peut lui donner, est relative à la nature du mal que l'on veut combattre. Car il est certaines épidémies et certaines complications de fièvre que l'expérience pourra déterminer, où le *quinquina rouge, le quinquina jaune* et le *quinquina blanc,* peuvent être plus convenablement administrés. Toutefois, dans le plus grand nombre de cas, c'est à l'écorce de cette première espèce qu'il faut recourir. Il seroit donc important qu'on s'occupât à la propager, et à la rendre plus commune dans les pays où les voyageurs ont eu occasion de la rencontrer. La culture plus soignée de cette plante, pourroit fournir à toutes les nations de l'Europe une branche de commerce aussi étendue que profitable.

XIII. MM. Ruiz et Pavon, voyageurs très-recommandables par leur zèle pour les progrès de la botanique, ont bien voulu me faire parvenir des écorces de quinquina orangé du Pérou, qui diffèrent par quelques caractères physiques, de celles que M. Zea a apportées de Santa-Fé de Bogota. Ce sont de petites écorces d'une amertume très-active, marquées par un nombre plus ou moins grand de fentes transversales, dont la surface extérieure est d'un clair obscur, avec des taches noires, grises et blanches, et dont la surface intérieure est d'un roux de miel plus ou moins prononcé. On observe que ces écorces sont très-roulées sur elles-mêmes, ce qu'on ne remarque point dans le quinquina orangé de la Nouvelle-Grenade. Est-ce au climat qu'il faut attribuer cette variété de forme que présentent les échantillons qui me sont parvenus? Est-ce à la manière dont on les coupe, quand on les recueille pour le commerce? (Consultez *Supplemento A la Quinologia, etc. por don Hipòlito Ruiz y don Josef Pavon. Madrid, anno de* M. D. CCCI.)

XIV. M. Cadet, pharmacien très-éclairé de Paris, a fait, à ma sollicitation, quelques essais chimiques, sur un petit nombre d'écorces de quinquina orangé de Santa-Fé, que je lui avois remises. Il a expérimenté que ce quinquina étoit très-analogue au quinquina jaune; qu'il étoit seulement un peu moins amer, et plus résineux; son infusion aqueuse est moins foncée en couleur que celle de ce dernier; mais elle se comporte d'une manière absolument analogue avec la sulfate de fer; la gélatine, le tartrite de potasse antimonié, la noix de galle. Le précipité, que sa teinture alcoholique fait avec l'eau rougeâtre, est plus abondant.

ARTICLE II.

Seconde espèce officinale.

(*Voyez* la planche II.)

XV. QUINQUINA ROUGE. *Cinchona oblongifolia*. MUTIS. *Cinchona magnifolia*. RUIZ et PAVON. *Flor. Pér. et Chil.* Nous allons consigner ici les caractères botaniques qu'en donnent les savans botanistes du Pérou.

BRANCHES, cylindriques, lisses, de couleur brune; jeunes RAMEAUX relevés de quatre angles obtus et peu saillans, feuilles d'un rouge clair.

FEUILLES, opposées, pétiolées, oblongues et ovales, relevées en dessous de nervures rameuses et purpurines; munies dans les aisselles de chaque nervure de soies nombreuses, et rapprochées en faisceaux; les plus grandes, longues d'un à deux pieds.

PÉTIOLES, convexes en dehors, planes en dedans, de couleur pourpre, longs d'un à deux pouces.

STIPULES, situées entre les pétioles, opposées, droites, réunies à leur base, ovales renversées, pointues, tombant promptement.

PANICULE, au sommet des rameaux, droite, feuillée, longue d'un pied.

Péduncules, opposés en croix, alongés, divisés, a plusieurs fleurs.

Fleurs, presque disposées en corymbes, portées chacune sur un pédicule particulier.

Bractées, à la base des pédicules, solitaires, ovales, aiguës, très - petites, tombant promptement.

Calice, adhérent à l'ovaire dans presque toute son étendue, de couleur pourpre, divisé à son limbe en cinq dents très-courtes.

Corolle, de la longueur d'un pouce, blanchâtre, répandant une odeur agréable; limbe ouvert, parsemé intérieurement de quelques poils courts.

Étamines, insérées au-dessous du milieu de la corolle; filets très-courts; anthères ne s'élevant point au-dessus de l'orifice, oblongues, fendues à leur base.

Capsule, longue de six pouces, légèrement courbée, parsemée de stries peu apparentes.

Semences, ovales, de couleur fauve, entourées d'un rebord large et déchiré.

Cette espèce s'élève à une très-grande hauteur, et se termine en une cime vaste. L'écorce qui recouvre le tronc et les branches est lisse, d'un brun cendré en dehors et de couleur fauve en dedans; sa saveur est amère, légèrement acide, et assez agréable au goût.

XVI. Le quinquina rouge, ainsi que nous l'apprennent les auteurs de la Flore péruvienne, se trouve le plus communément au voisinage des torrens, près de *Chinchao*, *Cuchero* et *Chacahuasi*. Ses fleurs répandent une odeur très-suave, et analogue à celle de la fleur de l'oranger. Il est très-abondant dans les forêts de Santa-Fé de Bogota, d'où son exportation en Europe seroit un grand bienfait pour l'humanité. Les expériences nombreuses faites à Londres et à Paris, attestent sa grande efficacité.

XVII. M. Zéa observe que, quoique la couleur de l'écorce de ce quinquina soit sujette à beaucoup d'altération, il y a néanmoins des caractères assez constans, qui servent à la faire reconnoître.

1°. L'écorce bien sèche et sans altération accidentelle, présente dans son intérieur une couleur rougeâtre.

2°. Mouillée et comparée avec l'écorce sèche, elle manifeste une couleur plus intense.

3°. Lorsqu'on la réduit en poussière, elle conserve une couleur plus uniforme.

4°. L'infusion à froid donne une teinture plus chargée que le quinquina orangé, presque sans écume, de couleur rouge, semblable à celle de l'écorce mouillée, d'une amertume qui lui est particulière.

5°. L'infusion à chaud donne une teinture plus chargée encore, sans écume, d'un rouge plus vif, assez semblable à la couleur du sang, d'une amertume plus considérable.

6°. Son infusion dans l'esprit-de-vin fournit une teinture analogue à la précédente.

7°. Lorsqu'on mâche l'écorce, elle a une saveur amère propre à son espèce, et qui a quelque chose d'austère.

8°. La salive devient rougeâtre, déliée, et offre peu d'écume.

9°. Cette écorce cause une astriction et une sorte d'aspérité sur la langue et le palais, et plus sensible sur les lèvres, lorsqu'on les frotte avec la langue.

10°. Lorsqu'on examine sa cassure à la loupe, elle présente ses fibres longitudinales parallèles, en forme d'aiguilles, beaucoup plus rapprochées que celles du quinquina orangé.

11°. Sa couleur est pâle et rougeâtre.

12°. Sa poudre, aglomérée dans les interstices du bois, est d'un rouge plus vif.

XVIII. Aux qualités que possèdent les autres espèces de quinquina, celle-ci joint la faculté d'être éminemment astringente : aussi occupe-t-elle le premier rang parmi nos remèdes antiseptiques; et beaucoup de médecins l'ont utilement employée pour arrêter les progrès de la gangrène et autres affections de cette nature. Il paroît que son action se dirige plus directement sur le système musculaire. On voit, par conséquent, de quelle utilité elle peut être dans toutes les fièvres adynamiques, soit intermittentes, soit continues. La propriété corroborative, qui dépend d'une sorte de ton qu'elle imprime à la fibre, a dû en faire un médicament pernicieux dans beaucoup de circonstances, notamment dans les fièvres angioténiques, et dans toutes les affections qui dépendent d'une exaltation du systême des forces vitales. Il est en outre aisé d'appercevoir que ce quinquina est spécialement approprié à certains tempéramens; qu'il ne convient point aux personnes d'une constitution ardente et bilieuse, mais plutôt à celles qui sont affectées d'une sorte de relâchement dans les solides. M. Mutis croit avoir observé que c'est celui dont l'administration, long-temps continuée, dispose le plus ordinairement aux obstructions des viscères, à la jaunisse, à l'hydropisie. Cette espèce a immédiatement succédé au quinquina orangé, qui, comme nous l'avons déjà dit, est excessivement rare dans le commerce.

XIX. Il paroît démontré que le quinquina rouge a été très-anciennement employé par les médecins. Dès les premiers temps de ses voyages,

Joseph de Jussieu lui accorda la prérogative sur tous les autres, et en prépara un extrait dont l'énergie s'est conservée jusqu'à ce jour. J'ai eu occasion de montrer aux élèves qui assistent à mes leçons de *thérapeutique et de matière médicale*, un échantillon de cet extrait préparé sur les lieux avec l'écorce fraîche, et qui m'avoit été remis par M. Antoine de Jussieu, célèbre professeur de botanique au Jardin des Plantes de Paris. Tout le monde connoît le beau travail chimique que M. Fourcroy a publié sur le quinquina rouge, en comparant les principes qui le constituent avec ceux du quinquina de Saint-Domingue. M. Westring, médecin suédois, homme doué d'une sagacité rare et d'un savoir profond, s'en est aussi occupé. Mais nous devons particulièrement rappeler à nos lecteurs la dissertation de M. Guillaume Saunders, associé du Collége Royal de Londres. Son but est de prouver l'excellence de cette écorce, et la préférence qu'on doit lui accorder. Il étaie ses propres expériences de celles qui ont été faites par M. Skéete de l'île des Barbades, qui a constaté les propriétés éminemment anti-septiques du quinquina rouge dans l'hôpital de la Guiane.

ARTICLE III.

Troisième espèce officinale.

(*Voyez* la planche III.)

XX. Quinquina jaune. *Cinchona cordifolia.* MUTIS. *Cinchona pubescens.* VAHL. *Om slaegten cinchona og dens Arter. Cinchona micrantha.* RUIZ et PAVON. *Flor. Péruv. et Chil.* M. Vahl lui donne les caractères que nous allons exposer :

RAMEAUX, pubescens dans leur partie supérieure.

FEUILLES, pétiolées et se prolongeant sur le pétiole, ovales, obtuses, relevées en dessous de nervures rameuses et pubescentes; longues de 14 centimètres et larges de 8.

PÉTIOLE, convexe en dehors, plane en dedans, pubescent, long de 2 pouces.

PANICULE, terminale, pubescente, rameaux opposés en croix, plusieurs fois divisés.

FLEURS, portées sur des pédicules très-courts, et munies à leur base de bractées très-petites.

CALICE et COROLLE, comme dans l'espèce précédente. Tube renflé dans sa partie moyenne.

ETAMINES et PISTIL, comme dans le C. officinal.

CAPSULE, longue d'un pouce, cylindrique,

un peu amincie à chacune de ses extrémités.

XXI. L'usage du quinquina jaune a été introduit dans la médecine en 1740. M. Zéa observe que sa ressemblance avec l'espèce primitive, fit long-temps croire que c'étoit la même, quoique son écorce n'offrît point la même activité. En effet, c'est une de celles dont la vertu agit avec le moins d'énergie.

XXII. Nous avons fait remarquer que rien n'étoit plus facile que de confondre l'écorce du quinquina jaune avec celle du quinquina orangé ; les caractères qui suivent, servent pourtant à l'en faire distinguer.

1°. L'écorce bien sèche présente, dans son intérieur, une couleur d'un jaune paille.

2°. L'écorce mouillée dans l'eau, et comparée avec la sèche, manifeste une couleur plus intense.

3°. Lorsqu'on réduit ce quinquina en poudre, il acquiert une couleur plus pâle, qui, par l'action de l'air, devient à sa surface semblable à celle de l'écorce.

4°. Son infusion à froid fournit une teinture foible, presque sans écume, d'une couleur de paille, plus pâle que celle de l'écorce même, d'une amertume qui lui est particulière.

5°. L'infusion à chaud donne une teinture plus chargée sans écume, d'une couleur plus vive, et se rapprochant beaucoup de l'infusion à froid faite avec la poudre de quinquina orangé.

6°. L'infusion à l'esprit-de-vin donne une teinture semblable.

7°. Lorsqu'on mâche cette écorce, on lui trouve une saveur amère, particulière à cette espèce.

8°. La salive est d'un jaune paille, déliée, et a peu d'écume.

9°. L'écorce ne cause aucun sentiment d'astriction et d'âpreté sur la langue ou au palais.

10°. Lorsqu'on examine la cassure à la loupe, on y voit des fibrilles longitudinales, parallèles, en forme d'aiguilles, séparées par des intervalles à-peu-près semblables à ceux qui se rencontrent dans le quinquina orangé.

11°. Sa couleur d'un jaune paille est plus pâle.

12°. La poudre aglomérée est d'un jaune paille.

XXIII. M. Mutis regarde l'amertume comme le caractère distinctif de cette espèce. Il pense aussi qu'elle exerce un empire particulier sur les humeurs; qu'elle peut arrêter plus efficacement qu'une autre espèce leur tendance à la décomposition ; qu'elle a enfin, dans quelques circonstances, une propriété laxative : comme, dans aucun cas elle ne produit les mauvais effets du quinquina rouge, on peut la substituer avec plus d'avantage au quinquina orangé.

XXIV. M. Marabelli, chimiste de Pavie, a publié une analyse très-détaillée du quinquina jaune. J'aurai occasion de faire connoître ce travail intéressant, dans mes *Nouveaux Elémens de Thérapeutique et de Matière médicale*. J'ai remis plusieurs écorces de cette espèce à M. Cadet, qui a constaté son extrême amertume, et sa moindre astringence, en l'examinant sous des rapports comparés avec les autres espèces de quinquina. Nous devons aussi rappeler à nos lecteurs une excellente dissertation de M. Westring, sur le *cinchona flava*, communiquée par cet habile médecin à l'Académie royale des Sciences de Stockholm.

ARTICLE IV.

Quatrième espèce officinale.

(*Voyez* la planche IV.)

XXV. Quinquina blanc. *Cinchona ovalifolia*. MUTIS. *Cinchona macrocarpa*. VAHL. *Om slaegten cinchona og dens Arter*.

RAMEAUX, articulés, velus et drapés, de la grosseur d'une plume de cygne.

FEUILLES, pétiolées, oblongues, coriaces, lisses

et glabres en dessus, relevées en dessous de nervures drapées, longues de 8 centimètres. Les plus jeunes, velues sur chaque surface, et sur tout le long des nervures.

Pétiole, convexe en dehors, plane en dedans, long d'un pouce.

Stipules, réunies à leur base, droites, en lance, glabres en dedans, plus longues que le pétiole; tombant promptement.

Panicule, au sommet des rameaux, pubescente, formée de rameaux opposés et trichotomes.

Péduncules, comprimés, à trois fleurs, longs d'un demi-pouce.

Fleurs, presque sessiles.

Bractées, de deux sortes, les unes linéaires et en lance, longues d'un pouce, situées sur chaque côté des divisions du péduncule universel; les autres en alène, très-petites, solitaires à la base de chaque fleur.

Calice, en cloche, pubescent en dehors, soyeux en dedans, divisé à son limbe par cinq ou six dents peu apparentes.

Corolle, coriace, soyeuse, longue d'un pouce et demi, divisée à son limbe par cinq ou six découpures, en lance, obtuses et de la longueur du tube.

Etamines, insérées au milieu du tube. Filets

très-courts; antères linéaires, s'élevant un peu au-dessus de l'orifice.

Ovaire, pentagone, adhérent au calice. Stigmate bifide.

Capsule, cylindrique, glabre, un peu rétrécie à sa base. Ces caractères sont empruntés de M. Vahl.

XXVI. Cette espèce est nouvelle en médecine. Elle a été prônée et discréditée alternativement par divers savans. On ne l'a point trouvée au Pérou. M. Zéa observe que quand ses écorces ne sont pas très-minces, son aspect seul suffit pour la faire distinguer des autres espèces de quinquina.

XXVII. On reconnoît l'écorce du quinquina blanc aux caractères que nous allons exposer.

1°. L'écorce bien sèche et sans altération accidentelle, offre, dans son intérieur, une couleur blanchâtre et presque basanée.

2°. Par son immersion dans l'eau, elle perd davantage sa blancheur pour une couleur plus basanée.

3°. Réduite en poudre, sa couleur est plus uniforme, et elle est plus blanchâtre que basanée.

4°. L'infusion à froid donne une teinture plus forte que les teintures des autres espèces : couverte d'écume sur toute sa surface, elle a un principe amer assez actif.

5°. Son infusion à chaud fournit une teinture plus chargée, et beaucoup d'écume qui se dissipe difficilement.

6°. L'infusion dans l'esprit-de-vin donne une teinture moins forte que celle de l'eau froide; elle donne moins d'écume que dans les deux opérations précédentes.

7°. L'écorce mâchée manifeste une amertume très-active, plus acerbe et plus agréable que celle des autres espèces.

8°. La salive est de couleur basanée; elle se charge de beaucoup d'écume.

9°. Cette écorce ne cause ni astriction ni âpreté sur la langue; elle communique au contraire une sorte de relâchement aux solides.

10°. Sa cassure, examinée à la lentille, présente des fibrilles moins ligneuses, déliées, plus fragiles, longitudinales, parallèles, et un peu moins rapprochées que dans le quinquina rouge.

11°. Sa couleur blanchâtre tire sur le basané.

12°. Son suc est plus concret, plus épais, plus abondant que dans les autres espèces, d'un blanc pâle.

XXVIII. M. Mutis regarde cette espèce comme jouissant d'une propriété savoneuse. Il préconise son excellence dans les fièvres intermittentes rebelles, et dans les maladies chroniques.

Selon cet observateur, l'action de ce quinquina se dirige particulièrement sur les glandes et sur le systême lymphatique ; elle influe d'une manière puissante sur le rétablissement des sécrétions. M. Mutis observe avec raison que sa foible astringence doit la faire préférer dans le traitement des fièvres inflammatoires, toutes les fois qu'il convient de faire usage de ce médicament.

XXIX. Telles sont les quatre espèces officinales de quinquina que le médecin peut employer utilement dans ses prescriptions : il importe de leur rapporter toutes leurs variétés : car, quel que soit le changement qu'elles éprouvent, celles-ci possèdent au même degré les vertus qui sont propres à chacune des espèces.

XXX. C'est sans fondement que l'on dit assez communément, qu'une espèce de quinquina est préférable à une autre. La meilleure est sans doute celle qui convient à la nature de la maladie que l'on veut combattre. Ce qu'il importe sur-tout, c'est de ne pas se méprendre sur l'espèce qui convient le mieux.

XXXI. MM. Mutis et Zéa remarquent que dans ces quatre espèces, l'écorce du tronc et des grosses branches a des propriétés plus actives que celle des petites ; que celle des vieux arbres est également supérieure à celle des autres. Ces mêmes observateurs ont expérimenté que plus on garde l'écorce de quinquina, plus son activité est grande, pourvu néanmoins qu'elle soit garantie de l'humidité de l'air, qui doit nécessairement affoiblir ses vertus.

XXXII. M. Félix Asti a publié une dissertation sur les différentes espèces de quinquina recueillies dans le royaume de Santa-Fé : ce savant leur donne une préférence marquée sur celles du Pérou, parce que leur arrivée en Europe est plus prompte, et que, par ce moyen, on peut obtenir les écorces dans un état plus frais et plus récent. Il fait des vœux pour que ce commerce s'établisse, étant moins dispendieux et plus facile. Ce vœu avoit déjà été exprimé par l'ancienne Société de Médecine. (Voyez *le tom. III, de ses Mémoires, 1782.*) M. Asti fait observer que Santa-Fé est couvert d'arbres qui portent cette écorce merveilleuse; il fait voir que ce pays, situé à quatre degrés et demi au plus de latitude de l'équateur, est frappé par des influences à-peu-près analogues; et il en tire cette conséquence naturelle, qu'il n'est pas étonnant que les mêmes productions se remarquent dans des climats semblables. En même temps il donne de justes éloges à la Quinologie de M. Mutis; ouvrage qui embrassera toute la doctrine d'un remède aussi salutaire. (*Memoria o Dissertazione sopra la nuova china-china del regno de Santa-Fé, nell' America meridionale, &c. Secunda edizione. In Venezia, M. DCC. XCI.*)

XXXIII. Les Mémoires de l'ancienne Société royale de Médecine (*tome III, déjà cité*), contiennent le résultat de quelques recherches chimiques sur deux espèces de quinquina de Santa-Fé, par Bucquet et Cornette. J'ai aussi remis il y a quelques mois une certaine quantité de ce quinquina à M. Bouillon-Lagrange, qui a bien voulu l'analyser, et qui a très-bien constaté qu'il pouvoit remplacer avantageusement les quinquina du Pérou et de S. Domingue, qui sont aujourd'hui les plus communs dans le commerce. M. Cadet a fait la même observation.

ARTICLE V.

De quelques autres espèces de quinquina qui agissent à un degré inférieur aux précédentes dans le traitement des Fièvres pernicieuses intermittentes.

XXXIV. Il est à présumer que les quatre espèces officinales de quinquina, avec les variétés qui s'y rapportent, sont les seules qu'on puisse employer utilement à la guérison des fièvres pernicieuses intermittentes. Ce qui me donne lieu de concevoir cette opinion, ce sont les essais chimiques et cliniques que M. Cadet et moi avons commencés sur des échantillons appartenant à d'autres espèces, que MM. Ruiz et Pavon ont bien voulu me faire parvenir. Malheureusement le manque d'une suffisante quantité d'écorces ne nous a pas permis de les continuer.

XXXV. Parmi les nombreuses espèces de quinquina que nous avons été à même de soumettre à notre examen, il faut principalement distinguer, 1°. le *cinchona lanceolata :* écorce brune, chagrinée, et parsemée de plaques grises ou blanchâtres. Cassure ligneuse, ne présentant aucun point brillant et résineux; saveur aromatique et d'une amertume très-légère. L'intérieur de l'écorce, et la poudre de ce quinquina, ont la couleur jaune de la cannelle; 2°. le *cinchona ovata :* écorce épaisse, grise, blanchâtre à l'extérieur, couverte d'un épiderme lisse et blanc, cassure à moitié ligneuse, moitié nette, présentant à la loupe des points brillans et résineux, l'intérieur couleur de cannelle claire, saveur aromatique, sans amertume sensible, poudre rouge orangée; 3°. *cinchona acuti-folia :* écorce mince, fibreuse, extérieur gris brun, parsemé de taches blanchâtres, brunes, grises, noirâtres, couleur châtain sous l'épiderme, ayant des gerçures fines, intérieur brun, rougeâtre, comme l'acajou, ou mieux encore, comme la cannelle de Manila, ainsi que M. Tafalla l'observe; un peu plus obscur, cassure ligneuse, saveur légèrement aromatique, amère, styptique, très-désagréable, poudre d'un fauve foncé; 4°. le *cinchona hirsuta :* écorce mince, brune, très-roulée, derme chagriné et fendillé, cassure ligneuse, surface intérieure jaune brune, ou couleur de feuille morte, saveur de bois sans arome et sans amertume, poudre grise brune; 5°. le *cinchona rosea :* écorce mince, d'un rouge violet, fibre très-serrée, cassure nette, d'apparence résineuse, saveur ligneuse, sans amertume: la poudre est d'un brun rosacé; 6°. le *cinchona purpurea :* écorce mince, très-fibreuse, extérieur gris brun, intérieur rouge brun, cassure ligneuse, saveur extractive, sans arome, et presque sans amertume, poudre grise brune, légèrement rougeâtre. Les divers caractères physiques que nous venons d'exposer, prouvent assez que les écorces de ces différentes espèces de quinquina agissent avec peu d'énergie sur l'économie animale. Nous n'avons point été à même de procéder à l'examen des écorces du *cinchona grandiflora*, qu'on trouve dans les forêts brûlantes des Andes, vers les bords du fleuve Pozuzo.

XXXVI. Les recherches chimiques de M. Cadet mènent aux mêmes conclusions. L'auteur s'empressera sans doute de les publier, lorsqu'il les aura portées à leur complément. Toutefois il paroît, d'après les essais déjà faits, que ces écorces de quinquina ne contiennent point, ou contiennent en très-petite proportion, les principes auxquels on a voulu attribuer la propriété fébrifuge du quinquina. C'est ainsi que la plupart sont dépourvus de résine, de tannin, d'acide gallique, du principe amer, &c. et n'ont qu'une astringence et une amertume très-peu perceptibles.

XXXVII. Il importeroit de soumettre à des épreuves les espèces nouvelles de quinquina découvertes au Pérou sur les montagnes des Andes, par M. Tafalla, disciple estimable de MM. Ruiz et Pavon. Ces espèces sont, 1°. le *cinchona micrantha :* cet arbre est représenté comme ayant trente pieds de hauteur, ayant une cime très-rameuse. Son écorce est roussâtre extérieurement, plus rouge intérieurement. Il croît dans les hautes montagnes des Andes du Pérou ; 2°. le *cinchona dichotoma ;*

de dix-huit pieds de longueur, à cime très-rameuse; l'écorce de ses branches est fauve, tachetée de blanc. Il a une saveur amère, avec un acide assez agréable; croît dans les forêts des Andes du Pérou, près de *Pueblo-Nuovo*, aux environs de Chicoplaya; 3°. le *cinchona glandulifera :* arbrisseau de douze pieds de hauteur, formé de trois ou quatre troncs de trois pouces de diamètre, et d'une cime très-rameuse. L'écorce est de couleur cendrée, tachetée de blanc, d'un fauve clair dans sa fracture; saveur très-amère, cependant agréable, acidule, styptique, aromatique. On la trouve dans les montagnes des Andes, appelées *Carpales de Chicoplaya*. Il y est recouvert par d'autres arbres et arbrisseaux. Les lieux où il vient ne sont pas à une très-grande hauteur, ni très-élevés en température; 4°. le *cinchona acutifolia :* j'ai parlé plus haut de l'écorce de ce quinquina, dont les auteurs de la Flore péruvienne ont bien voulu me faire parvenir des échantillons. C'est un arbre de vingt-quatre pieds de hauteur, à tronc solitaire, à cime vaste et touffue. Son écorce, dans l'état frais, est raboteuse, d'un marron foncé, cendrée et noirâtre, d'une saveur très-désagréable. Il a été découvert par M. Tafalla, près du fleuve du Tase, dans les montagnes des Andes. (Voyez *Suplemento a la Quinologia, &c.*)

XXXVIII. Il faut encore mentionner ici un nouveau quinquina, dont il a été question sous le nom de quinquina de *Huanuco*, dans un journal espagnol. MM. Ruiz et Pavon nous ont fourni quelques connoissances sur ces écorces, dont cent quatre-vingts caisses arrivèrent en 1799 au port de Santander, sur la frégate la *Veloz*. Huanuco est une ville célèbre, éloignée de Lima de près de soixante lieues. MM. Ruiz et Pavon ne l'ont point observé dans leurs incursions vers cet endroit, ce qui donne lieu de croire que c'est peut-être un mélange d'écorces appartenant à différentes espèces de quinquina. Les recherches actuelles de M. Humboldt, et celles de M. Tafalla, éclairciront peut-être ce fait. Les auteurs de la Flore péruvienne représentent les écorces comme ayant une superficie très-scabreuse, avec des fentes transversales, un épiderme d'un brun clair, avec des taches blanchâtres, noirâtres et grisâtres; leur couleur intérieure est d'un jaune doré assez foncé. Elles se roulent très-facilement en cylindres simples, quelquefois doubles; d'une consistance un peu forte et difficile à casser; ayant une odeur aromatique, peu sensible, mais plus appercevable quand elles sont dans l'eau bouillante. Leur saveur est peu amère, très-styptique, et peu acide.

XXXIX. Le *cinchona laccifera* est peut-être une des productions les plus précieuses du Pérou; mais ce quinquina intéresse davantage les arts que la médecine. Son écorce est d'un noir gris, tachée irrégulièrement des mêmes couleurs, plus ou moins sombres. L'épiderme enlevé présente une foible couleur de carmin. La couleur intérieure de ce quinquina est semblable à la lacque en pâte; son odeur est aromatique, et devient beaucoup plus sensible par décoction; sa saveur est légèrement amère, et n'est pas désagréable. Le *cinchona laccifera* vient dans les bosquets et vallées de Chicoplaya, du côté du fleuve Monzon, dans la province des Haumalies, voisine des montagnes *Panathuas*, d'où M. Tafalla les a envoyées en 1798 : on les a reçues en 1800. Les écorces de cette espèce sont celles, parmi tous les quinquina rouges du commerce, qui ont la couleur plus foncée, et sous ce point de vue, elles sont précieuses pour les teintures, comme le bois de Campêche. M. Tafalla dit, dans sa lettre du 21 février 1798, qu'en râclant avec un couteau la partie intérieure de ce quinquina, au moment où il vient d'être coupé, on recueille un suc qui, épaissi à la chaleur du soleil, peut être employé en place de la lacque et de la cochenille à la teinture, et c'est pour cela que le père Gonzales l'a envoyé de Lima sous le nom de *lacque cinchonique*. (*Extrait du supplément à la Quinologie de MM.* RUIZ *et* PAVON.)

ARTICLE VI.

De quelques espèces de quinquina recueillies dans les Antilles, et que certains auteurs ont employées pour le traitement des Fièvres pernicieuses intermittentes.

XL. Il est des botanistes qui prétendent que ces espèces connues et usitées depuis quelques années, constituent elles seules un genre voisin du *cinchona*, mais ne lui appartiennent point. Ce fait est loin encore d'être convenablement éclairci, et réclame de nouvelles recherches.

XLI. Celui de ces quinquina dont on a fait le plus fréquent usage, est le *quinquina-piton*, ou des montagnes. *Cinchona floribunda*, WARTZ. *Cinchona montana*, BADIER. Il est indigène de Sainte-Lucie, de la Guadeloupe, de la Martinique, &c. Ce quinquina est bien distinct du *cinchona caribœa*, avec lequel Davidson l'avoit confondu. Badier l'apporta en France en 1777;

et M. Mallet, médecin de Paris, chercha à le mettre en crédit. Anderson l'observa à Sainte-Lucie en 1780. Sa couleur est grisâtre ou d'un gris brun foncé, couverte çà et là de taches blanches, et comme provenant de lichens. Son amertume est extrême. Le *cinchona floribunda* a près de quarante pieds de hauteur; il se plaît sur les mornes des montagnes, ce qui l'a fait appeler *quinquina-piton*. Indépendamment de sa propriété tonique, on lui attribue une propriété émétique et purgative; mais ces deux effets n'ont point été remarqués lorsqu'on en a fait usage à l'hospice de la Salpétrière, sous la pratique du professeur Pinel.

XLII. Immédiatement après l'emploi et l'essai du *cinchona floribunda*, ou *quinquina-piton*, M. Levavasseur a proposé en France deux autres espèces de quinquina, indigènes de l'île de S. Domingue. Le premier est le *cinchona caribœa*, dont Wright a donné la description dans les Transactions philosophiques de Londres. Cet arbre croît spontanément aux îles Caraïbes. M. Guersent a bien voulu me remettre des échantillons de ce quinquina, que M. Cadet et moi avons soumis à un examen attentif. Leur écorce étoit roulée, d'un jaune verdâtre à l'intérieur, et couverte d'un épiderme grisâtre et lisse, comme celle des bois blancs, sa cassure étoit nette et d'apparence résineuse, sa saveur, d'abord mucilagineuse et sucrée comme la réglisse, est ensuite très-amère, colorant promptement la salive en un jaune verdâtre; la poudre est d'un gris jaunâtre; elle a une odeur herbacée. M. Cadet a soumis le *cinchona caribœa* à des expériences chimiques. Son infusion aqueuse est d'un rouge brun, d'une saveur très-amère. Elle ne rougit point la teinture du tournesol; elle se trouble légèrement par le repos; elle donne une belle couleur noire avec le sulfate de fer. L'infusion récente de noix de galle, et l'acide gallique, y forment un précipité d'un brun rougeâtre. La dissolution de colle-forte y fait un précipité fauve floconeux. La teinture alkoolique de ce cinchona est de couleur citrine. Elle ne précipite pas l'eau; elle précipite en verd le sulfate de fer. En résultat, cette espèce de quinquina paroît contenir un principe amer du tannin et de l'acide gallique, mais point de résine. L'autre quinquina, dont on doit la connoissance à M. Levavasseur, est le quinquina épineux, *cinchona spinosa*. Il a été découvert par le baron de Beauvois, correspondant de l'ancienne académie des sciences, et associé national de la Société royale du Cap. (Voyez le *Journal de Physique de l'abbé Rosier*, *tom. XXXVII*, où sa description se trouve consignée, ainsi que celle du quinquina caraïbe.) Il reste à déterminer si les deux espèces dont nous venons de parler font véritablement partie du genre CINCHONA ; et peut-être la science réclame-t-elle des recherches nouvelles sur cet objet.

XLIII. Telles sont les différentes espèces de quinquina qu'il importoit de faire connoître à nos lecteurs. C'est principalement à la chimie à nous guider sur le choix des meilleures écorces, et à nous fournir des lumières nécessaires sur les meilleurs modes de leur préparation. Elle saura un jour, comme le remarque très-judicieusement M. Zéa, nous éclairer sur les combinaisons multipliées que l'on peut faire des principales espèces officinales, lesquelles, se ressemblant par quelques qualités communes, possèdent cependant chacune, au plus haut degré, leurs vertus caractéristiques. Quels remèdes énergiques et salutaires ne doit-on pas attendre de ces combinaisons ! Et qui sait, ajoute M. Zéa, si les succès extraordinaires qu'obtient quelquefois le quinquina, ne sont pas dûs au hasard de quelque mélange heureux !

XLIV. Quoique cet Appendice sur les différentes espèces de quinquina, soit une sorte de digression dans notre principal sujet, on sent combien cette digression étoit autorisée, et par l'importance de la matière, et par la nécessité qu'il y a de diriger avec certitude le plan de curation des Fièvres pernicieuses intermittentes. Nous sommes d'ailleurs parvenus à cette époque glorieuse de la médecine, où toutes les sciences physiques doivent également concourir à son avancement et à ses progrès. On n'ignore pas combien la marche de cet art sublime a été retardée par l'abandon et la négligence des puissans moyens qu'elles lui offrent.

FIN.

TABLE ALPHABÉTIQUE

DES PRINCIPALES MATIÈRES CONTENUES DANS CET OUVRAGE.

A.

B.

C.

D.

E.

F.

G.

H.

I.

L.

M.

Q.

T.

V.

FIN DE LA TABLE DES MATIÈRES.

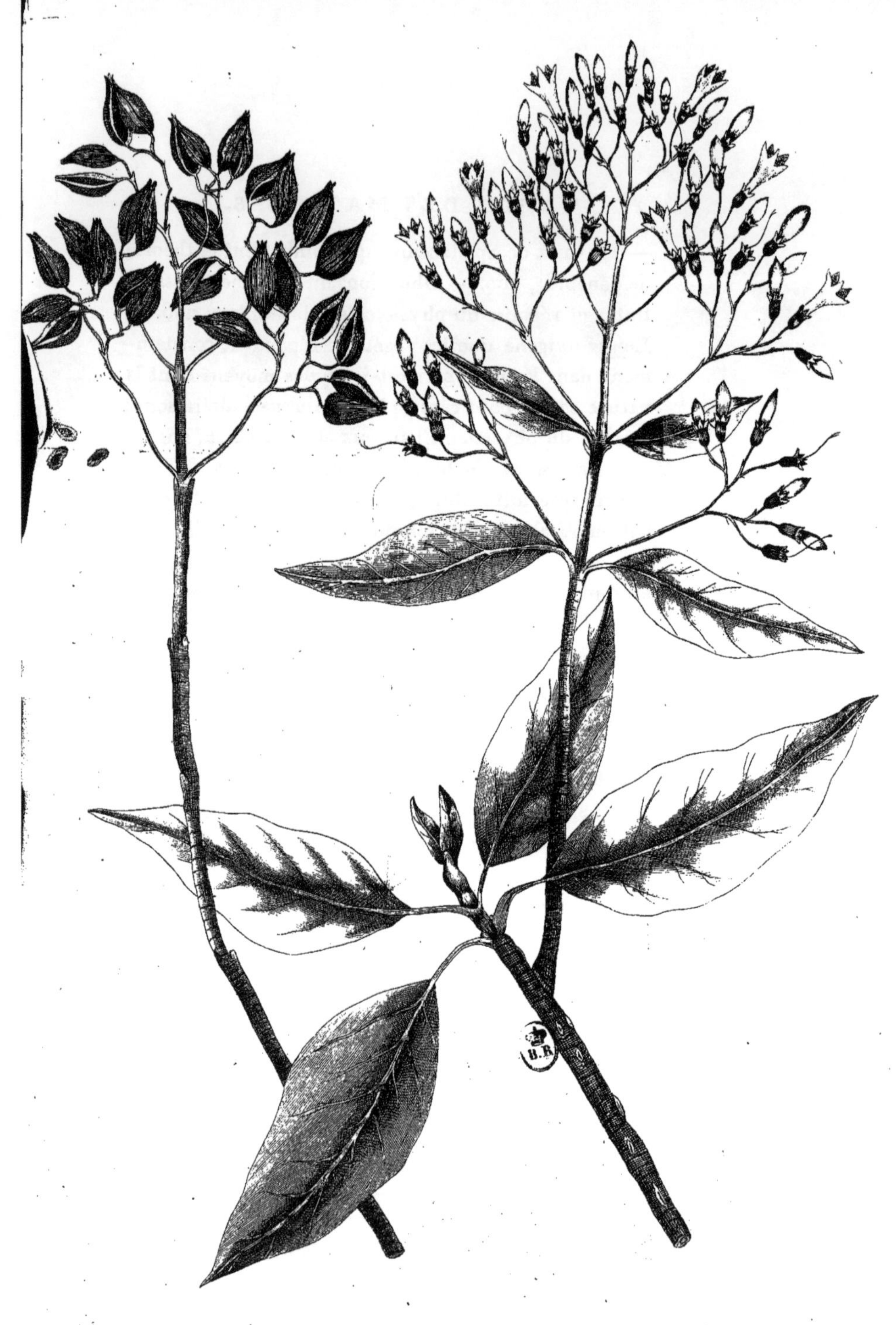

QUINQUINA Orangé.

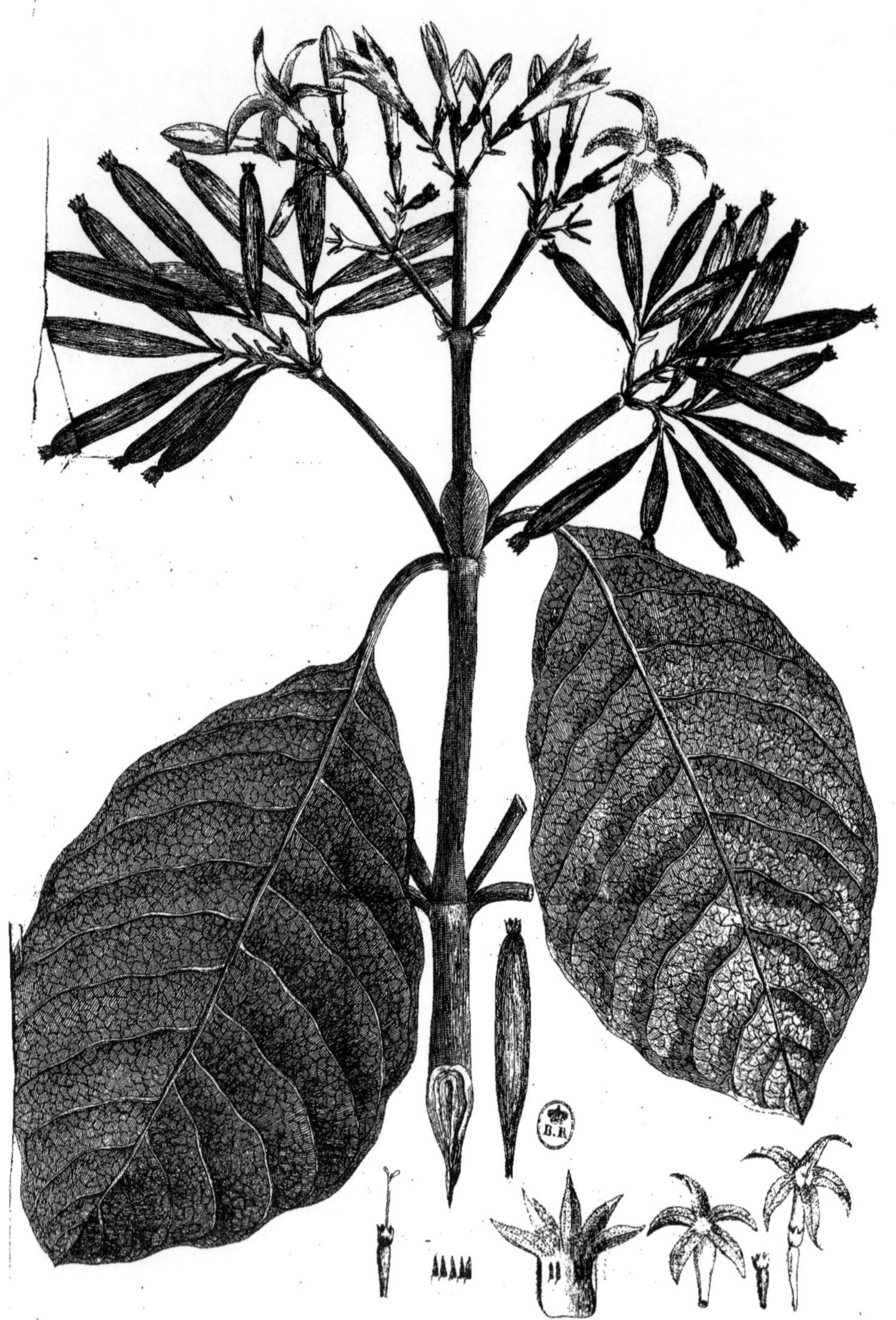

QUINQUINA Rouge.

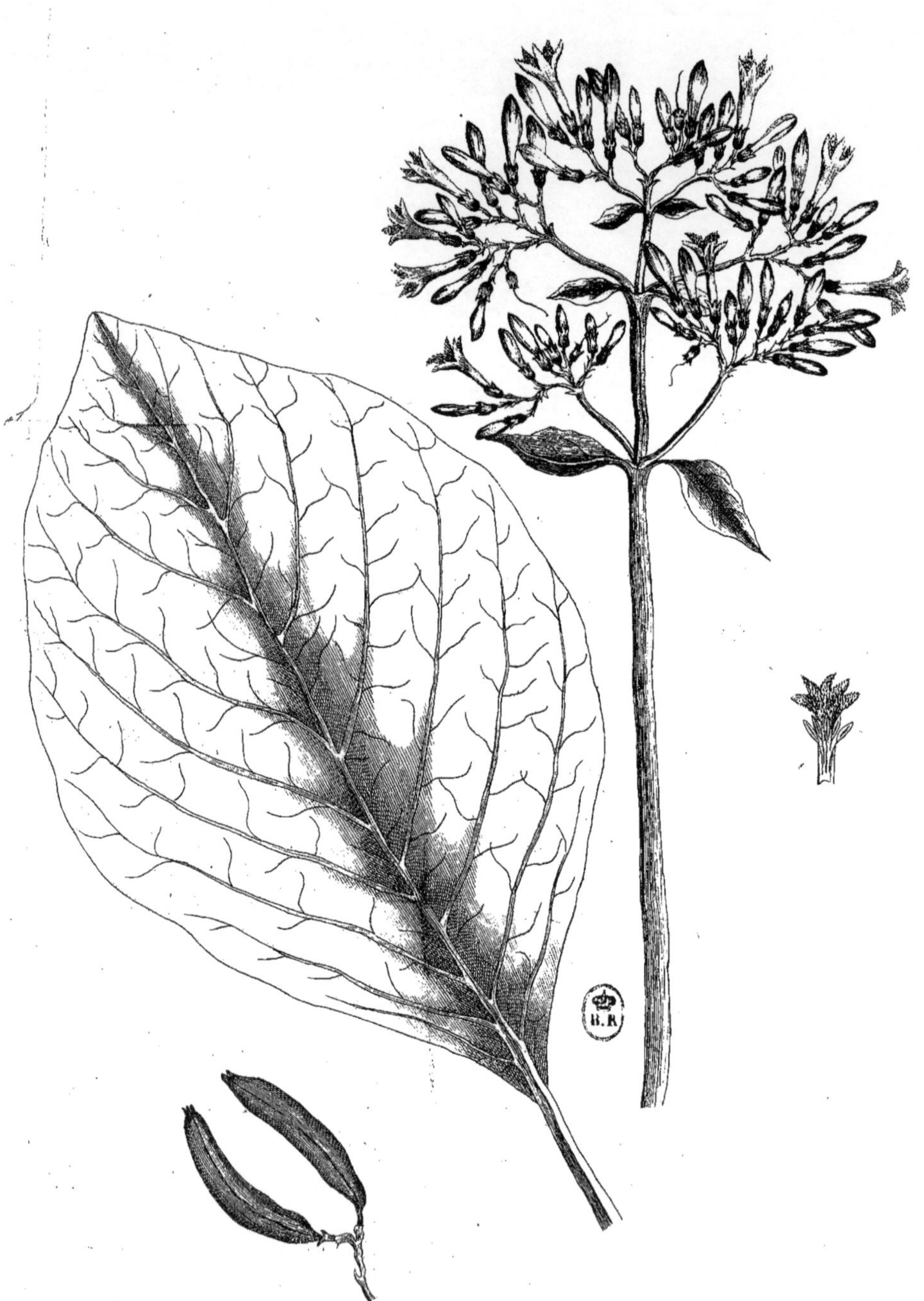

QUINQUINA Jaune.

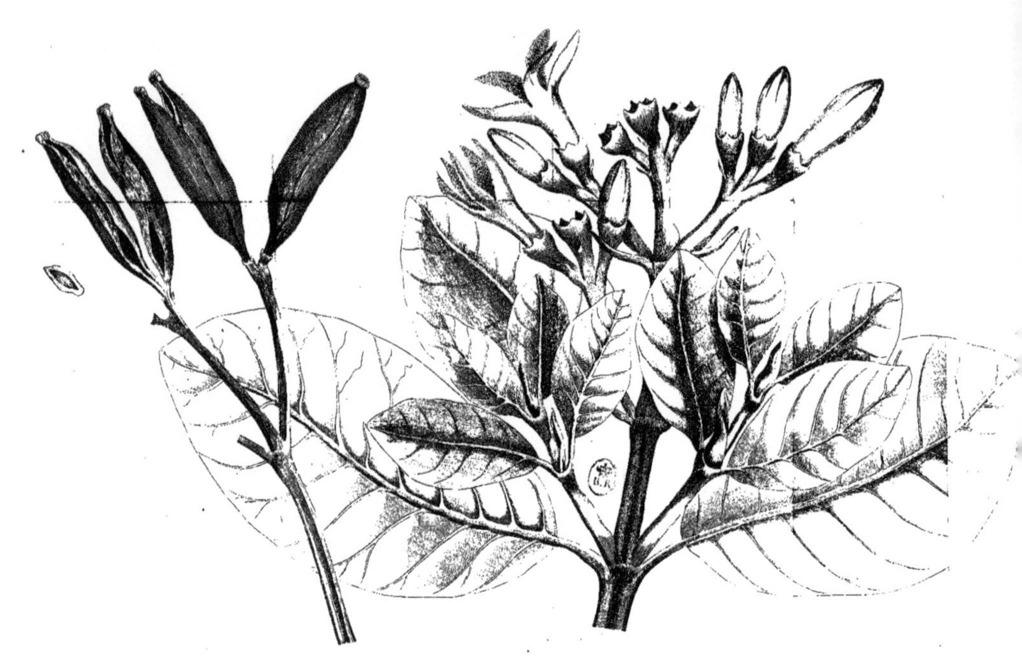

QUINQUINA Blanc.

www.ingramcontent.com/pod-product-compliance
Ingram Content Group UK Ltd.
Pitfield, Milton Keynes, MK11 3LW, UK
UKHW020152250726
13967UKWH00003B/1022

9 782012 855878